空军飞行学员医学选拔丛书

空军飞行学员医学选拔
外科－皮肤科分册

总主编　吉保民　邹志康

主　编　朱克顺　晋　亮　厉晓杰

科学出版社

北　京

内 容 简 介

　　本分册共分为 42 章，包括骨科、普外科及皮肤科相关航空医学选拔常见病症，侧重于疾病与航空环境相关的内容，主要包括疾病的定义与流行病学规律、发病原因、疾病发展规律与飞行人员医学选拔、诊断与鉴别诊断、体检方法及航空医学考虑等。通过图谱展示，对在飞行人员医学选拔过程中遇到的常见边缘问题给予了直观的建议。

　　本书主要供中国人民解放军空军及民航招收飞行学员医学选拔工作人员使用，也可作为航空医学专业的辅助教材。

图书在版编目 (CIP) 数据

　　空军飞行学员医学选拔·外科-皮肤科分册 / 吉保民，邹志康总主编，朱克顺，晋亮，厉晓杰主编. —北京：科学出版社，2020.6
　　ISBN 978-7-03-065320-8

　　Ⅰ. 空… Ⅱ. ①吉… ②邹… ③朱… ④晋… ⑤厉… Ⅲ. ①空军-飞行人员-外科-临床医学选拔②空军-飞行人员-皮肤病-临床医学选拔 Ⅳ. ① R82

　　中国版本图书馆 CIP 数据核字 (2020) 第 092361 号

责任编辑：肖　芳　梁紫岩　杨卫华 / 责任校对：张林红
责任印制：赵　博 / 封面设计：吴朝洪

科 学 出 版 社 出版
北京东黄城根北街 16 号
邮政编码：100717
http://www.sciencep.com
三河市春园印刷有限公司　印刷
科学出版社发行　各地新华书店经销
*
2020 年 6 月第　一　版　　开本：787×1092　1/16
2020 年 6 月第一次印刷　印张：13 1/2
字数：304 000
定价：128.00 元
（如有印装质量问题，我社负责调换）

丛书编委会名单

总主编 吉保民　邹志康

主　审 付国强　刘润国　郑巨军　马中立　王建昌

编　委 （以姓氏汉语拼音为序）

毕云鹏　蔡凤龙　陈雪涛　陈肇一　方传红

谷君辉　郝　英　黄美良　吉保民　贾辰龙

姜树强　晋　亮　李　滨　李　浩　李文平

厉晓杰　刘高华　刘建彬　刘庆元　刘淑萍

马晓莉　齐林嵩　奇铁男　茹海霞　史　伟

史久美　孙金杰　田　青　王　枫　王　剑

王　骁　王广云　王文辰　王雪峰　吴腾云

肖　冬　肖年军　肖晓光　杨庆红　袁超凡

张金龙　赵　辰　赵　琎　赵国政　周金立

朱　迪　朱克顺　邹志康

分册编委会名单

主　编　朱克顺　晋　亮　厉晓杰

副主编　李　浩

编　者　（以姓氏汉语拼音为序）

柴晓媛　陈晶晶　陈肇一　初　冬

杜俊杰　方　帆　黄　也　晋　亮

李　菲　李　浩　李　强　李松林

厉晓杰　刘　琳　刘　玮　牛建荣

王姗姗　王文辰　薛　静　严景民

杨庆琪　于化湖　袁超凡　云　晴

张　恒　周海洋　朱克顺

丛 书 序

飞行学员选拔是空军主体战斗力生成的基础性、源头性工作，其中医学选拔又是选拔工作中的基础性、关键性维度。空军招收飞行学员体格检查（简称招飞体检）系统数十名专家经过 3 年多艰苦努力和科研攻关，编写了这套"空军飞行学员医学选拔丛书"，这是近年来空军飞行学员医学选拔逐步从传统专家经验模式向现代科学精准模式转变的一个标志性成果，是国内外飞行学员医学选拔研究前沿的综合集成，是 60 多年来飞行学员医学选拔科技创新的全景展现。该丛书的出版和推广应用，为持续提升空军招收飞行学员综合素质奠定了技术基础。

近年来，国民综合身体素质的变化对空军招收飞行学员提出了新的挑战，如何精准评价优质生源身体适应性成为医学选拔的重要课题。"空军飞行学员医学选拔丛书"作为我国飞行学员医学选拔的首套专著，着眼于战斗力提升，适应新形势变化，注重传承与创新。该丛书归纳起来主要有以下五个特点：一是内容系统全面，构建了空军飞行学员医学选拔管理、人才培养、航空医学基础、前沿进展及各医学专业常见的 200 余种异常情况的完整体系，内容全面，重点突出，是各类从业人员必须掌握的专业知识与技能；二是科学依据充分，研究成果先后获得多项全军后勤科研重大课题、重点课题支持，主要内容来源于空军飞行学员前瞻性医学选拔与飞行适应性评价研究，中国、美国、韩国飞行学员医学选拔标准对照实证研究，飞行学员医学选拔综合评定关键技术系列研究，飞行学员医学选拔国内外大批量文献综述研究，飞行部队全系列机种调查研究及大规模专家咨询，循证依据级别很高；三是内容针对性强，着眼于降低飞行学员医学选拔漏诊率和误淘率，系统阐明医学选拔过程中面临的 200 余种异常情况，对每种异常情况的流行情况、诊断与鉴别诊断、预后判断、体检方法、航空医学考虑、边缘图谱进行了详细分析，完整解决了传统医学选拔中存在的主要问题；四是注重历史传承，鉴于飞行学员医学选拔工作对战斗力的直接影响，该丛书本着战斗力是唯一标准的原则，对 60 多年来飞行学员医学选拔过程中形成的有效做法、基本经验进行了归纳总结和系统展现，对现代医学研究结论尚不充分的内容依然延续了既往标准，确保内容的权威性和安全性；五是突出模式转变，着眼于未来作战发展形势，将精准选拔作为未来研究发展的主要方向，将高效训练作为医学选拔的出发点和着眼点，对青少年航空学校建设、抗荷体质训练、全样本多阶段精准选拔等进行了介绍，指出了下一步创新发展方向。

"空军飞行学员医学选拔丛书"是中国空军的开创性工作，提高招飞整体质量的重要系列专著。空军飞行学员选拔相关部门要自觉学习该丛书先进理论，掌握现代选拔知识，加大推广应用力度，努力将该丛书的先进理念、理论、技术和方法应用到飞行学员选拔实践中，破解制约招飞质量持续提升的重点、难点问题，积极推进中国空军飞行学员医学选拔从传统专家经验模式向现代科学精准模式转变，切实肩负起选准未来空军建设领军人、空军作战指挥员、能打胜仗战斗员的光荣使命。

李中华

2020 年 1 月

丛书前言

经过 60 多年的建设发展,空军飞行学员医学选拔工作取得了显著成绩,总结选拔经验,借鉴国外做法,经过 10 余次的研究修订,建立了比较全面的飞行学员医学选拔标准体系。但是,飞行学员医学选拔是一项系统工程,涉及医学、流行病学、航空医学、数理统计学等多学科专业理论,需要针对实际工作建立完善的理论、标准、技术、方法和操作规范体系,实现招飞标准、飞行学员标准和飞行人员标准体系之间的有机衔接。如果标准体系之外相关内容缺失,医学选拔质量将难以得到长期有效地控制,医学选拔边缘性问题处理尺度也就容易出现明显变化,一定程度上影响招飞质量的持续提升。因此,全面吸收国内外先进研究成果,系统研究中国空军飞行学员医学选拔经验,尽快形成具有中国特色的现代空军飞行学员医学选拔理论技术体系,是巩固国家空天安全的重要之举。

作为航空医学的重要领域,近年来以美国为代表的西方发达国家在飞行学员医学选拔领域的研究十分活跃。一是建立了涵盖招飞、飞行员选拔鉴定在内的分类特许标准指南,160 种选拔鉴定异常情况的依据、标准、原则十分明确,科学依据充分,并结合实际工作需求实时更新,最快 3 个月即更新一次,体现了飞行学员医学选拔工作的规范性和严肃性;二是现代医学研究成果及时在选拔鉴定中得到充分应用,现代脑功能成像技术、运动功能评估技术及循证医学研究成果都及时转化为医学选拔实践,有效扩大了优质生源,减少了误淘率、漏诊率;三是医学选拔鉴定理论研究有所突破,阐明并建立了 6 项飞行选拔鉴定的基本原则,明确了医学选拔鉴定中病史、体征、检验、检查及航空医学考虑的意义,对传统医学选拔标准进行了逐一阐述,推动了飞行员选拔鉴定工作从简单执行标准到综合运用临床医学、航空医学、流行病学、数理统计学等多学科理论的转变。

对医学选拔工作的变革和创新,既要考虑技术本身的准确性,也要考虑选拔实践的可行性。因循守旧不可取,照搬国外的做法也不可行。近年来,在医院的组织下空军飞行学员医学选拔中心开展了飞行学员前瞻性医学选拔与飞行适应性评价研究,飞行学员医学选拔综合评定关键技术研究,青少年航空学校航空医学干预关键技术研究,中、美、韩飞行学员医学选拔对照实证研究,积累了大量飞行学员医学选拔数据,对传统医学选拔存在的不足进行了系统调研分析,提出了推进传统经验医学选拔向现代精准医学选拔转变的策略,适应了空军精英飞行员队伍选拔、培养的发展趋势。集成近年来科学研究成果,形成具有我军特色的医学选拔专著,必将推动空军飞行学员选拔质量迈上一个新的台阶,同时对航空医学的发展也必将起到良好的推动和示范效应。

"空军飞行学员医学选拔丛书"历经 3 年多的时间编著完成,编委会的数十人付出了大量个人时间,无论是国外文献的整理,还是研究成果的梳理,工作量都非常大,丛书的编写倾注了编者大量的心血。在此，对大家表示衷心的感谢。对本丛书存在的不足，本着持续改进的精神，希望再版时进行改进。真诚希望本丛书的出版能够给医学选拔工作者、航空医学专业人员及相关机关领导干部以启发、帮助和提高，对我国空军飞行学员医学选拔迈向国际化有所帮助。

吉保民　邹志康

2020 年 1 月

前　言

　　飞行学员医学选拔学是航空医学专业重要的分支，主要任务是立足于航空医学和临床医学，对飞行学员选拔过程中出现的各种病症进行甄别，并根据航空医学相关理论知识进行综合分析及预后判断，最终从众多应试者中选拔出适合飞行的学员。回顾中国人民解放军航空医学发展历程，从无到有，逐渐发展壮大，建立了完善的研究、应用体系，医、教、研各个方面均取得了重大成果。

　　飞行学员医学选拔虽立足于航空医学和临床医学，但由于其特殊性，又与临床医学工作有着非常明显的区别。例如，飞行学员医学选拔工作面对的绝大部分应试者是健康人或具有非常轻微病症的人，从健康人中选拔出适合飞行的学员，与临床工作中疾病诊断是有着一定区别的；由于应试者数量大，体检持续时间短，体检选拔工作就需要通过最简单、最快速、最准确的方法筛选出合格人才；部分应试者出于某些目的，对自身病症刻意隐瞒，给体检选拔工作造成了困难。医学选拔工作必须同时依靠临床医学和航空医学，医学选拔需要对不同病症、不同严重程度的患者进行预后评估，没有临床医学和航空医学的支撑，这项工作是没有办法开展的。

　　外科与皮肤科是整个飞行学员医学选拔工作中重要的组成部分。多年来，因为外科或皮肤科病症而被淘汰的应征者数量仅次于眼科，居于第二位。本书阐述了外科与皮肤科体检中常见疾病，特别是对边缘问题的把握原则，结合文献阐述了疾病的预后与转归，基于临床实践及最新研究成果引入了一些新的检测方法和理论，对扁平足、膝内外翻、痔、银屑病等疾病的把握提供了科学的依据。

　　本书的编者是从事飞行学员医学选拔工作及在骨科、普外科、皮肤科、放射科等科室临床工作多年的骨干，在编写过程中认真总结自己的临床及体检工作实践经验，同时全面整理和收集了国内外相关文献资料，付出了辛勤的劳动。本书编写过程中，中国人民解放军空军各战区招飞体检队提出了宝贵的意见，为本书的顺利编写付出了努力。在此，向各位同志一并致以衷心的感谢！

　　本书可作为航空航天医学专业本科生和研究生的教材，也可作为招飞体检人员、航空医师、航空临床工作者及航空航天医学教学和科研工作者的重要参考书。本书对青少年航空学校医师、广大飞行人员等也具有参考价值。

　　由于编者的知识水平和实践经验有限，书中如有不妥之处，恳请各位读者批评指正。

朱克顺

2020 年 1 月

目　　录

第 1 章　总论 …………………………………………………… 1

第 2 章　人体测量 ……………………………………………… 5

第 3 章　斜颈 …………………………………………………… 10

第 4 章　骨折 …………………………………………………… 14

第 5 章　肩关节不稳定 ………………………………………… 21

第 6 章　肘关节脱位 …………………………………………… 25

第 7 章　扁平足 ………………………………………………… 27

第 8 章　膝内、外翻 …………………………………………… 34

第 9 章　脊柱侧凸 ……………………………………………… 37

第 10 章　臀肌挛缩症 …………………………………………… 44

第 11 章　掌腱膜挛缩症 ………………………………………… 47

第 12 章　髂胫束挛缩症 ………………………………………… 49

第 13 章　胫骨结节骨软骨炎 …………………………………… 52

第 14 章　膝关节疾病 …………………………………………… 54

第 15 章　足踇外翻 ……………………………………………… 65

第 16 章　下蹲功能不全 ………………………………………… 68

第 17 章　椎体畸形 ……………………………………………… 71

第 18 章　腰椎峡部裂与脊椎滑脱 ……………………………… 76

第 19 章　腰椎间盘突出 ………………………………………… 82

第 20 章　脊柱裂 ………………………………………………… 86

第 21 章　腰椎骶化 ……………………………………………… 89

第 22 章　颈椎异常 ……………………………………………… 92

第 23 章　单纯淋巴结肿大 ……………………………………… 97

第 24 章　疝疾病 ………………………………………………… 100

　　第一节　腹股沟疝 ………………………………………… 100

　　第二节　脐疝 ……………………………………………… 103

　　第三节　食管裂孔疝 ……………………………………… 104

第 25 章　甲状腺疾病 …………………………………………… 107

　　第一节　甲状腺肿 ………………………………………… 107

　　第二节　甲状腺腺瘤和囊肿 ……………………………… 109

　　第三节　甲状腺癌 ………………………………………… 111

第 26 章　乳腺疾病 ……………………………………………… 114

　　第一节　男子乳腺发育 …………………………………… 114

第二节　乳腺良性疾病 ………………………………………………… 116

第 27 章　肛门疾病 ………………………………………………………… 119

第一节　痔疮 …………………………………………………………… 120

第二节　肛周脓肿和肛瘘 …………………………………………… 123

第三节　肛裂 …………………………………………………………… 126

第 28 章　男性生殖系统疾病 ……………………………………………… 129

第一节　精索静脉曲张 ……………………………………………… 129

第二节　鞘膜积液 …………………………………………………… 132

第三节　隐睾 …………………………………………………………… 134

第 29 章　痤疮 ……………………………………………………………… 137

第 30 章　马拉色菌毛囊炎 ………………………………………………… 142

第 31 章　浅表真菌皮肤感染 ……………………………………………… 145

第 32 章　银屑病 …………………………………………………………… 150

第 33 章　湿疹 ……………………………………………………………… 157

第 34 章　慢性单纯性苔藓 ………………………………………………… 162

第 35 章　荨麻疹 …………………………………………………………… 165

第 36 章　色素痣 …………………………………………………………… 169

第 37 章　白癜风 …………………………………………………………… 173

第 38 章　瘢痕及瘢痕疙瘩 ………………………………………………… 178

第 39 章　腋臭 ……………………………………………………………… 182

第 40 章　斑秃 ……………………………………………………………… 185

第 41 章　毛发颜色改变 …………………………………………………… 189

第 42 章　鱼鳞病 …………………………………………………………… 192

参考文献 ……………………………………………………………………… 198

第1章

总　论

一、飞行员医学选拔外科选拔历史

第一次世界大战的第一年，英国伤亡飞行员中90%是由身体原因或操纵错误等造成的，其中60%是因身体存在缺陷，真正战死者仅占2%。这种情况促使英国成立了专门的飞行健康机构。

航空医学是医学科学的一个分支。它历来为各国军事部门所重视，是随着战争的需要、军用飞机的发展及飞行员军事训练的发展而发展起来的。

1903～1940年主要进行的是临床医学选拔。早在1910年俄国就开始了飞行体检的研究；美国在1918年建立了第一个航空医学机构——航空医学实验所。1919年俄国等30多个国家的医学界代表在罗马研究拟订了飞行人员医学检查标准。1941～1960年国际航空医学讨论会把飞行学员的选拔分为临床医学选拔、心理选拔和生理学要求三个部分。

现在执行的《中国人民解放军招收飞行学员体格检查标准》(以下简称《标准》)为中华人民共和国成立初期在总结中国人民解放军入伍体格检查标准基础上，结合当时我国青少年身高发育状况，同时参照部分外军对飞行人员体格检查条件的限定，逐步产生的外科体检标准，但是早期没有坐高及身高上限。1966～1996年，《标准》曾经六易其稿（表1-1），在应用中逐渐完善。

表 1-1　招飞标准历史回顾

时间	身高、坐高标准	颁发机关
1966年2月	15周岁、16周岁的应征青年，身高达156cm，下肢长达70cm合格；17周岁身高达157cm，下肢长达71cm合格；18岁身高达158mm，下肢长达72cm合格。而个别骨骼发育良好者，身高可降低1cm标准	国防部
1969年5月	身高达158cm，下肢长达72cm者合格	中国人民解放军总参谋部、总后勤部
1973年9月	16周岁身高达156cm，下肢长达70cm合格；17周岁身高达157cm，下肢长达71cm合格；18周岁身高达158cm，下肢长达72cm合格。而个别骨骼发育良好的16周岁、17周岁者，身高可降低1cm标准	中央军委

续表

时　间	身高、坐高标准	颁发机关
1982 年 2 月	16 周岁、17 周岁身高达 158cm，下肢长达 72cm 合格；18 周岁身高达 160cm，下肢长达 72cm 合格	国防部
1988 年 2 月	身高低于 165cm、高于 178cm，坐高高于 96cm 不合格，上肢长低于 79cm 不合格	中国人民解放军空军
1996 年 7 月	身高、坐高标准维持 1988 年标准	国防部

　　1986 年，十一航校飞行员弹射跳伞时发生了颅骨骨折。此类弹射伤亡事故也屡有报道。上述事件引起空军领导的高度重视，并责成有关方面调查。经过空军有关部门，特别是空四所等有关专家多方面、广泛和深入地调查，发现飞行员身材过高（坐高超限）是上述事故发生的主要原因。

　　由此，中国人民解放军空军于 1988 年确定了身高、坐高及肢体标准，即身高低于 165cm、高于 178cm，坐高高于 96cm 不合格，上肢长低于 79cm 不合格。2004 年，鉴于新机种逐渐装备，人群身高的普遍增高，为适应新情况，对空军招飞体检现行标准中的身高、坐高再次进行了调整，即男性身高低于 165cm、高于 185cm（女性 178cm），坐高高于 100cm 不合格。其他体格检查标准条款变化不大。

二、航空医学对飞行学员医学选拔外科部分的要求

　　随着高性能战斗机逐渐装备中国人民解放军，高机动性、高载荷等因素对飞行员提出了新的要求。飞行员不仅要具有更高的战术技能，还要具有更好的身体条件以应对高性能战斗机所带来的高载荷、高加速度等特殊条件。新式飞机的服役客观上增加了飞行人员罹患外科疾病的风险。例如，运输机、轰炸机续航时间延长，飞行员更易疲劳；歼击机、强击机高载荷下脊柱负荷增加，容易罹患退行性病变及脊柱骨折。而四肢形态异常则分别影响仪表、仪器操作及跳伞等救生活动。因此，如何选拔出具有良好身体素质、满足未来空军需求的合格飞行员，成为飞行学员医学选拔外科部分新的挑战。

　　从健康青年中选出体质优良、适宜飞行的群体是外科体检的最基本要求。由于本身的特殊性，外科选拔与临床工作截然不同，受检者绝大多数是健康青年，而且部分青年飞行愿望迫切，可能出现故意隐瞒病史、不配合体检的情况。因此，体检医师在询问病史时应注意方式方法，采取迂回隐蔽的方式探寻。同时要求体检医师具有深厚的临床基础和广泛的航空医学知识，才能做到精准选拔、合理淘汰。

三、招飞外科体检常规方法

　　招飞外科体检的一般原则是无自觉症状、无发展趋势的疾病或病症合格；有自觉症状、有发展趋势、功能受到影响的疾病或病症不合格；有影响飞行或日常飞行员训练的疾病

或病症不合格。外科检查牵涉的专业面广，其中骨科为体检中的重点检查项目。

外科体检时，头、颈、胸、脊柱、四肢关节到肛门、生殖器；皮肤、毛发、浅表淋巴结到内脏等都涉及。条款规定虽不多，却包含骨科、普外科、胸外科、泌尿外科、放射科、皮肤科、神经外科、肿瘤科等专科内容。

外科体检时，单凭问诊与视诊是远远不够的，还必须做多种专项检查，进行动态观察，才能发现更多的问题。例如，不走路就难以发现步态异常，不做弹跳、跑步、联合运动就很难发现某一关节的问题。又如，要评定动作是否灵敏、准确、协调、稳健有力，不做运动，检查也无法了解。

外科体检时，除常规测量身高、坐高、体重、握力外，必要时还要测量胸围、脊柱生理弯曲改变、骨盆倾斜、上下肢力线、肘膝内外翻、肘膝过伸、四肢肌肉粗细、下蹲不全和扁平足等。

由于招飞体检是从健康人群中挑选出适合飞行的人员，而不仅仅是排除患者进入飞行队伍，有些人员虽然在生理范围内，但是不适合飞行也不宜学习飞行。例如，两下肢不等长，上下肢长不达标准，骨盆明显倾斜，脊柱习惯性驼背和侧弯矫正不理想，肘、膝内外翻和过伸超过标准等，对于做一般工作无关紧要，但对于飞行来讲，就是一些重要问题。

四、外科体检站要求

（一）人员

外科体检站要求外科医师不得少于 5 人，1 名组长，4 名医师，还需要 2 名一般人员做人体测量检查和统计工作。

（二）场所

外科体检室需要宽敞明亮，室内通风，温度适宜；面积不少于 40m²，地面要铺地毯；要有门帘和窗帘；还要具备洗手条件和消毒设备。

（三）器材

人体体重计 1 台，身高坐高计 1 个，握力计 2 个，角度尺 2 个，吊线垂 1 个，钢卷尺 3 个，软皮尺 5 根，骨盆测量计 2 个，梯形尺 2 个，手电筒 2 个，肛门镜 2 个，探针 3 根，放大镜 1 个，分规 2 个，手套若干，液状石蜡 500ml，阅片灯 1 台，诊断床 1 张，照相机 1 台。

（四）体检流程

体检学员进入外科体检室后需要依次完成外科测量和体格检查，其中体格检查要求 2 名体检医师背对背对同一名学员完成检查。具体体检流程及项目见图 1-1。

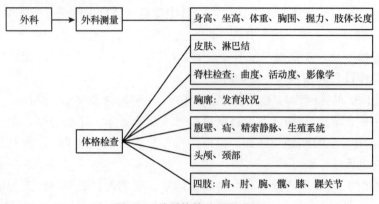

图 1-1　外科体检流程及项目

（五）病史询问及病案记录

1. 用肯定的语气询问何时有过慢性腰腿痛或关节痛史，发生的时间、原因、症状和程度，与劳动、运动和气候变化的关系，治疗经过和效果，对活动的影响等。

2. 用肯定的语气询问何时有过便血、脱肛或血尿史，有无相应的检查结果。

3. 用肯定的语气询问何时、何地有颅脑损伤、脊柱损伤、骨折或关节脱位等外伤史，在什么情况下发生的，受伤的部位和程度，治疗经过和效果，有无后遗症等。

4. 询问做过何种手术，手术的时间，治疗经过和效果，有无后遗症等。

5. 针对问诊情况进行相应记录，特别是对于飞行有影响的病史要详细记载。

（朱克顺）

第 2 章

人 体 测 量

一、人体测量概述

（一）人体测量的定义及意义

人体测量学是航空工效学研究的重要基础之一，航空工效学的最主要任务是使飞行员安全、高效、舒适地工作。从广义上讲，人体测量学是对不同种属、不同年龄、不同性别的人通过测量各部位尺寸来确定个体之间和群体之间的差别，并进行统计分析，用以研究人的形态特征，从而为工业设计、人机工程、工程设计、人类学研究、医学等提供人体基础数据。这些数据参数对工作空间设计、机器和设备设计及操纵装置设计等具有重要意义，并直接关系到如何合理布置工作地，保证合适的工作姿势，使操作者能安全、舒适、准确地工作，减少疲劳和提高工作效率。随着时代发展和社会进步，人体测量技术也在不断地发展和更新。

（二）人体测量方法的分类

1. 静态人体测量　是指被测者在静止状态下，固定标准化姿势（站或坐）下进行的一种测量方式，包括身高、眼距等几何尺寸与脂肪含量等体型数据。静态人体测量的数据用以设计工作区间的大小。目前，我国已经制订了相关的国家标准，如《GB 5703-2010 人体测量方法》《GB 3975-1983 人体测量术语》等，我国成年人静态测量项目在国家标准正文中规定立姿 40 项、坐姿 22 项。

静态人体测量相对简单方便，测量方法主要有两种：直接人体测量和间接人体测量。

（1）直接人体测量：也称传统人体尺寸测量或二维人体尺寸测量，就是采用传统的马丁人体测量仪（人体测高仪、直角规、弯角规、三脚平行规、测齿规、立方定颅器、平行定点仪、软卷尺等），直接在人体表面以解剖位置为起止点进行测量。其数据处理采用人工处理或人工输入与计算机处理相结合的方式。直接人体测量的优点是测点准确、测量数据精确、成本低廉，具有一定的适用性；缺点是测量费时、费力，测量结果受测量操作者技术水平和经验影响较大，所得数据处理容易出错，应用不灵活，缺乏足够的连续空间位置信息，难以重构出人体三维形态。

（2）间接人体测量：也称三维人体尺寸测量，就是利用三维形态测量的仪器设备，通过接触或非接触的方式，对人体的三维外形形态进行三维数字化测量。这种方法只需固定被试者的几个基准面（如冠状面、矢状面、水平面）、几个姿势（如立姿、坐姿等）和几个测点即可。常用的测点有头顶点、耳屏点、肩峰点、胸骨点、桡骨点、指尖点、髂前上棘点、大转子点、髌骨点、腘窝点、外踝点、内踝点等。测量的直接结果是人体表面特征点或点区的三维坐标数据。这些数据可以直接作为三维造型设计的依据，也可以经过后期的数据处理，提取出与传统二维人体尺寸测量相对应的直线长度、弧线（围线）长度、距离（高度）等具体项目的尺寸数据。它的重要意义在于将物体的立体信息转换为计算机能够直接处理的数字信号，实现了物体表面数字化。三维测量从仪器本体的原理来讲可分为手动接触式、手动非接触式、自动接触式、自动非接触式等。接触式三维人体尺寸测量是数字化扫描仪的扫描系统用探针感觉被测物体表面并记录接触点的位置；非接触式三维人体尺寸测量是近几年发展起来的，用各种光学技术检测被测物体表面点的位置以获取三维信息的输入。间接人体测量的优点是快捷、省时省力、精度高、信息量大、数据格式多、包含色彩信息；缺点是群体样本分型困难，摄录角度及影屏灰度和虚影直接影响测点的标定，进而影响数据的精确性，特别是对围长和弧长项目的影响更大。

2. 动态人体测量　是指被测者处于动作状态下所进行的人体尺寸测量。动态人体测量的重点是测量人在执行某种动作时的身体特征。其主要是研究人体运动肢体占用的空间，通常是对手、上肢、下肢、足所及的范围及各关节能达到的距离和能转动的角度进行测量，其被广泛应用于工业设计、航空航天等领域。与静态人体测量相比，动态人体测量比较复杂。在任何一种身体活动中，身体各部位的动作并不是独立的，而是协调一致的，具有连贯性和活动性，所以动态尺寸很难孤立地测量。目前有关动态人体测量尚在探索中。

（三）人体测量的条件

《GB 3975-1983 人体测量术语》和《GB 5703-2010 人体测量方法》对人体测量术语和人体测量方法进行了规定，适用于成年人和青少年用仪器进行的人体测量。

1. 人体测量姿势

（1）直立姿势（简称立姿）：指被测者挺胸直立，头部以眼耳平面定位，眼平视前方，肩部放松，上肢自然下垂，手伸直，手掌朝向体侧，手指轻帖大腿侧面，膝部自然伸直，左及右足后跟并拢而前端分开，两足大致成45°，体重均匀分布于两足。为确保立姿正确，被测者应使足后跟、臀部和背部在同一铅垂面上。

（2）坐姿：指被测者挺胸坐在被调节到腓骨头高度的平面上，头部以眼耳平面定位，眼平视前方，左股、右股大致平行，膝关节弯曲大致成直角，足平放在地面上，手轻放在股上。为确保坐姿正确，被测者臀部、后背部应在同一铅垂面上。

2. 人体测量基准面　人的肢体运动是绕一定的轴在一定的基本平面内进行的，这些轴都是以关节为中心的不可见轴，而基准面的定位是由三个互相垂直的轴（铅垂轴、纵轴和横轴）来决定的。根据研究人体运动与人体尺寸测量的需要，按照关节形态和运动规律而假设出三个相互垂直的基准面，即矢状面、冠状面和水平面。此外，在头部的定位中还要用到眼耳平面。主要测量基准面和基准轴见图2-1。

（1）矢状面：通过铅垂轴和纵轴的平面及其平行的所有平面都称为矢状面。

（2）正中矢状面：在矢状面中，把通过人体正中线的矢状面称为正中矢状面。正中矢状面将人体分成左右对称的两部分。

（3）冠状面：通过铅垂轴和横轴的平面及与其平行的所有平面都称为冠状面。冠状面将人体分成前后两部分。

（4）水平面：与矢状面及冠状面同时垂直的所有平面都称为水平面。水平面将人体分为上下两部分。

（5）眼耳平面：通过左右耳屏点及右眼眶下点的水平面称为眼耳平面（OAE）或法兰克福平面。

（6）支撑面：立姿时站立的地面或平台及坐姿时的椅平面称为支撑面。它应是水平、稳固和不可压缩的。

3. 人体测量方向

（1）头侧端与足侧端：在人体上下方向上，将上方称为头侧端，下方称为足侧端。

（2）内侧与外侧：在人体左右方向上，将靠近正中矢状面的方向称为内侧，远离正中矢状面的方向称为外侧。

（3）近位与远位：在四肢上，将靠近四肢附着的部位称为近位，远离四肢附着的部位称为远位。

（4）桡侧与尺侧：在上肢上，将桡骨侧称为桡侧，尺骨侧称为尺侧。

（5）胫侧与腓侧：在下肢上，将胫骨侧称为胫侧，腓骨侧称为腓侧。

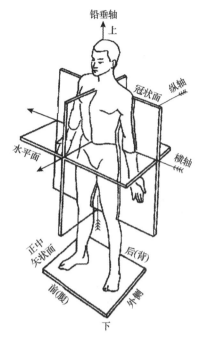

图 2-1 人体测量基准面和基准轴

4. 人体测量仪器　主要是马丁人体测量仪，主要包括人体测高仪、直角规、弯角规、三脚平行规、坐高椅、量足尺、软卷尺、角度计等。《GB/T 5704-2008 人体测量仪器》对人体测高仪、直角规、弯角规、三脚平行规等 4 种人体尺寸测量专用的仪器制订了标准。一些特殊测量项目还可用到测量锥、握棒、弧长尺、展开宽度仪等专用或辅助的测量器具。人体测量仪器要准确耐用、使用方便、刻度容易读出。为确保测量数据准确，所有人体测量仪器在使用前都要用标准量度加以校核。其在使用后要擦拭干净，涂油防锈，妥善保管。

5. 人体测量方法　人体测量应严格按照规定的测量姿势、测量方向和测量基准面进行。被测者应裸体或穿着尽量少的内衣，取立姿或坐姿，在呼气与吸气的间隔进行测量。测量次序为从头向下到足；从身体的前面，经过侧面，再到后面。凡左右对称的测量项目，均在右侧测量。测量时只许轻触测点，不可紧压皮肤，以免影响测量值的正确性。体部某些长度的测量，既可用直接测量法，也可用间接测量法——两种尺寸相减。但测量时必须注意，涉及各个测量点之间的相对位置在测量中不得移动。由于呼吸而使测量值有变化的测量项目，应在平静呼吸时进行测量。线性测量项目的测量值读数精度应为 1mm，体重的读数精度应为 0.5kg。

（四）人体测量中的主要统计指标

在对人体测量数据做统计处理时，通常使用三个统计量：平均值、标准差、百分位数。

1. 平均值　样本的测量数据集中趋向某一个值，该值称为平均值。平均值是描述测量数据位置特征的值，可用来衡量一定条件下的测量水平和概括地表现测量数据的集中情况。

2. 标准差　是表明一系列测量值对平均值的波动情况。标准差大，表明数据分布广，远离平均值；标准差小，表示数据接近平均值。通过标准偏差的数值可以衡量变量的变异程度和离散程度。

3. 百分位数　人体测量数据常以百分位数来表示人体尺寸等级，最常用的是以第 5 百分位数、第 50 百分位数、第 95 百分位数三种百分位数来表示。虽然人体尺寸并不完全是正态分布，但通常仍可使用正态分布曲线来计算。以人体测量尺寸为横坐标，以各值出现的频数为纵坐标，可做出相对频数正态分布曲线，以该曲线对应的变量从无限小进行积分，该曲线便转化为正态分布概率密度曲线。按照统计规律，任何一个测量项目（如身高）都有一个概率分布和累计概率，累计概率从 0 ～ 100% 有若干个百分比值，当从 0 到横坐标某一值的曲线面积占整个面积的 5% 时，该坐标值称为第 5 百分位数，其是指有 5% 的人群小于此人体尺寸数值。第 5 百分位数代表"小"身材。同理，第 95 百分位数是指有 95% 的人群小于此值，属"大"身材；第 50 百分位数是指大于和小于此人体尺寸的人群各占 50%，属"中"等身材。

二、我国飞行学员医学选拔人体测量标准回顾

在我国，《中国人民解放军招收飞行学员体格检查标准》从 1966 年制订后，只进行过七次修订和一次试行（表 2-1）；《中国人民解放军空军飞行学员体格检查标准》和《中国人民解放军空军飞行人员体格检查标准》在 1966 年制订后，只在 1983 年修订过一次，至今再无修订。

表 2-1　招收飞行学员体格检查标准回顾

时间	招收飞行学员体格检查标准	颁发机关
1966 年 2 月	15 周岁、16 周岁的应征青年，身高达 156cm 合格；17 周岁身高达 157cm 为合格；18 周岁身高达 158cm 合格。而个别骨骼发育良好者，身高可降低 1cm 标准	国防部
1969 年 5 月	身高达 158cm 为合格	中国人民解放军总参谋部、总后勤部
1973 年 9 月	16 周岁的应征青年，身高达 156cm 合格；17 周岁身高达 157cm 为合格；18 周岁身高达 158cm 为合格。而个别骨骼发育良好的 16 周岁、17 周岁者，身高可降低 1cm 标准	中央军委
1982 年 2 月	16 周岁、17 周岁身高达 158cm 为合格；18 周岁身高达 160cm 为合格	国防部
1988 年 2 月	身高低于 165cm、高于 178cm，坐高高于 96cm 不合格	中国人民解放军空军
1996 年 7 月	身高低于 165cm 或超过 178cm 的学员，下列情况合格：轰炸、运输机飞行学员和领航、通信、射击学员身高超过 178cm；女飞行学员身高低于 160cm，坐高超过 96cm，下列情况合格：轰炸、运输机飞行学员和领航、通信、射击学员坐高超过 96cm；下肢长低于 74cm，下列情况合格：轰炸、运输机飞行学员和领航、通信、射击学员下肢长不低于 75cm	国防部
2005 年 10 月	身高男性低于 165cm、高于 181cm，女性低于 165cm、高于 178cm 不合格。下列情况合格：未满 18 周岁骨骼具有发育能力，身高达到 164cm；轰炸、运输机和直升机飞行学员身高 165 ～ 185cm。坐高高于 96cm 不合格。轰炸、运输机和直升机飞行学员坐高不高于 100cm。上肢长低于 70cm 不合格。未满 18 周岁上肢长 69cm 合格。下肢长低于 74cm 不合格。未满 18 周岁下肢长 73cm 合格	中国人民解放军空军

三、飞行学员医学选拔人体测量方法

飞行学员医学选拔人体测量时男性必须裸体测量，女性可穿短裤。

1. 身高测量　受检者的枕部、胸椎、骶椎及两足跟要与身高计垂直接触。头要正，颈要直，双眼平视前方，下颌微收。将身高计的水平尺紧贴头顶，垂直指向标尺，测出身高读数。

2. 坐高测量　受检者坐于定高 40cm 的身高计座板上。躯干端正，头枕部、胸椎及骶椎与坐高计垂直接触，双眼平视前方，下颌微收，将身高计的水平尺紧贴头顶，垂直指向标尺，测出坐高读数。

3. 下肢长测量　测出身高及坐高后，用身高减去坐高即为下肢长。

4. 上肢长测量　受检者上肢向前平伸，手指伸直，掌心向下，测出肩峰外侧缘中点到中指末端的距离为上肢长。

四、人体测量与航空航天

（一）航天领域

目前各国都在提高航天技术，航天技术的发展已成为国家综合实力的表现形式。航天员的人体测量数据制约着飞船座舱结构布局，工作、活动空间和座椅尺寸的确定。例如，座椅与仪表板的距离、座椅的高度和角度、通道的尺寸、舱门的大小、扶手的位置及大小等的设计与航天员的坐高、上肢可及范围、肩宽、坐姿眼高、手长、手宽等参数有直接的联系。

（二）航空领域

飞行员人体测量数据是飞机座舱尺寸和布局、弹射座椅及安全通道、个体防护救生装具等产品设计的基本依据，尤其对战斗机弹射座椅的设计至关重要。飞行员人体测量可根据测量姿势分为立姿测量和坐姿测量。立姿测量数据既可用于代偿服、抗荷服、代偿背心等个体防护救生装备设计，也可以通过人体侧面样板应用于飞机门窗、过道、扶手等设计。坐姿测量数据主要用来确定坐姿作业空间设计，包括最大作业范围、正常范围、最佳范围及设备和控制器的分布位置、操纵控制台的高度等。根据数据应用的重要程度，也可将飞行员人体测量项目分为基础项目和推荐项目。基础项目是决定飞行员人体尺寸分布的主要测量项目，测量精度应从严把握；推荐项目对全面了解飞行员人体形态有辅助参考作用，精度把握适当放宽一般不会降低数据的使用效果。

飞行员人体测量数据不仅是飞机座舱布局设计的关键（如坐姿眼高决定仪表板的位置，手臂可及范围决定控制按键的位置，膝高决定座椅高度等），也是飞行学员转校分配的依据。只有充分利用飞行员的人体测量数据，合理分配至不同机种，才能充分地发挥飞行员和飞机系统整体效能，使飞行员更好地适合我国现役战机及新研战机座舱空间要求，真正达到人机配合的良好状态，同时也可减小飞行员因伤痛停飞的比例，保证飞行安全，为空军战斗力提供有力的保障。

凡与我国男性飞行员人体测量数据有关的国家军用标准的制订或修订，均要以飞行员人体测量数据为依据。因此，飞行员人体测量工作是实用性很强的基础性工作。

（刘　琳）

第3章

斜 颈

一、概述

（一）定义与流行病学规律

先天性斜颈，从发病机制上可分为先天性肌性斜颈和先天性骨性斜颈。前者是由于一侧胸锁乳突肌纤维化和挛缩而引起的，Coventry 曾统计了 7835 例新生儿，先天性肌性斜颈的发生率约为 0.4%。先天性骨性斜颈的原因为颈椎的半椎体畸形等先天性颈椎发育畸形，包括短颈畸形、颅底凹陷、半椎体畸形、寰枕融合及齿状突发育畸形，先天性骨性斜颈较为少见。

（二）发病原因

关于先天性斜颈的病因，目前仍存在争议。多数学者认为先天性肌性斜颈的发生可能是由于妊娠时胎儿胎位不正或子宫内压力异常阻碍一侧胸锁乳突肌的局部血液循环，从而导致该侧肌肉缺血、萎缩、发育不良，进而挛缩。也有学者认为其是出生时难产及使用产钳导致一侧胸锁乳突肌损伤、出血，进而导致瘢痕性挛缩所致。先天性骨性斜颈多认为是胚胎发育异常导致颈椎发育畸形所致，可与遗传因素有关。

（三）疾病发病规律与飞行学员医学选拔

临床工作与招飞工作中所见的先天性斜颈患者以肌性斜颈为主。新生儿在出生后可发现其头部向患侧歪斜，面部和下颌向健侧旋转，人为扳正后松手即恢复原状。在其胸锁乳突肌中下段肌腹内可触及质硬且韧的椭圆形肿块，在出生 2 个月左右肿块开始缩小，至 6 个月左右肿块可完全消失，此后胸锁乳突肌的乳突处及胸骨锁骨附着处可出现条索及挛缩。如不及时治疗，将出现进一步的斜颈畸形，并导致头颅和面部发育不对称。先天性斜颈可通过不同的治疗方法予以治疗和纠正，但治疗效果影响因素较多，如患儿年龄、斜颈程度、治疗方案的合理性等均可影响最终的治疗效果。目前的招飞标准允许轻度习惯性斜颈。在招飞体检工作中，应结合外观、肌肉功能、是否存在瘢痕粘连等因素进行综合评估。

二、诊断与鉴别诊断

（一）诊断

对于先天性肌性斜颈患者，患侧面部发育较小，颈部扭转，头枕部偏向患侧，下颌偏向健侧。长期未治疗的晚期患者，将出现颈部其他肌肉的相应挛缩，颈椎也将发生形态和结构上的改变，此时即使通过手术矫正了斜颈畸形，也难以恢复面部的正常状态。

对于先天性骨性斜颈患者，可有斜颈及面部不对称，但一般不会产生胸锁乳突肌的典型条索状挛缩带及肿块，X 线检查可明确诊断。

招飞体检工作中，尤其是招飞定选体检工作中，明显斜颈患者难以遇到，且多数患者已经过治疗，对斜颈的诊断以观察为主，注意头部位置，对比两侧胸锁乳突肌形态及肌力，必要时进行 X 线检查，鉴别肌性斜颈与骨性斜颈。对有手术史的患者，应询问病史，观察手术效果及术后恢复及组织粘连情况，根据多方面表现综合判定，最终给予合理体检结论。

（二）鉴别诊断

先天性斜颈主要需与以下疾病相鉴别。

1. 颈椎结核　可导致颈部活动受限、僵硬，并因颈部肌肉痉挛而可出现斜颈表现，但无胸锁乳突肌挛缩。X 线片及 CT 检查可见椎体破坏及椎体前脓肿表现。

2. 寰枢椎旋转固定性脱位　多由轻微的颈部外伤、上呼吸道感染或颈项部急性肌肉筋膜炎导致一侧颈项肌的肌肉痉挛，而出现斜颈。患者有颈部外伤史、上呼吸道感染史，体检时可见一侧肌肉痉挛和压痛，且无胸锁乳突肌挛缩的表现，有助于鉴别。

3. 眼肌异常及斜视　即眼源性斜颈，由于眼外肌的肌力不平衡而导致斜视，患者视物时需倾斜颈部以避免复视，眼科检查有助于鉴别，本病无胸锁乳突肌挛缩表现。

三、体检方法

嘱被检者自然站立，双眼平视前方，观察被检者头部是否扭转歪斜，面部是否对称，双眼是否歪斜，双肩是否等高。观察患者胸锁乳突肌是否对称，是否有胸锁乳突肌挛缩等表现。嘱被检者向一侧旋转头颈部，观察胸锁乳突肌形态，如有无挛缩，再向对侧旋转头颈部，对比两侧胸锁乳突肌形态。必要时可通过对抗动作评估胸锁乳突肌肌力。

必要时进行 X 线或 CT 检查，鉴别肌性斜颈与骨性斜颈，以及其他需鉴别的疾病。

四、航空医学考虑

骨性斜颈由先天性骨性畸形引起，如 Klippel-Feil 综合征、颅底凹陷、Down 综合征、寰枕畸形等骨性结构的先天性畸形均可表现出斜颈。骨性结构异常引起的斜颈可伴随多种不利于航空安全甚至不利于患者健康的症状和体征，如颈部活动受限、神经症状等，同时，此种畸形较难治疗或治疗效果不佳，因此，骨性斜颈患者不应被纳入飞行人员队伍中。

肌性斜颈，在诊断明确的情况下，可根据病情程度进行评估。轻度斜颈，头颈部轻度歪斜，且需仔细观察才能发现，不影响颈椎序列，不引起面部改变，相应肌肉无不对称，远期无进展。重度斜颈，头颈部明显歪斜，头面部不对称，双侧胸锁乳突肌不对称，患侧胸锁乳突肌挛缩，颈椎发生形态和结构上改变。国内有报道斜颈导致颈椎病的发生。轻度、重度斜颈的判断，应根据头颈部倾斜程度、头面部改变、胸锁乳突肌形态及颈椎改变综合判断。重度斜颈本身可影响装备穿戴、军事目标观察、颈部活动。其相关并发症中，面部改变影响军容，胸锁乳突肌挛缩影响颈部活动，相应颈椎改变可引起颈椎生物力学及形态改变，增加飞行过载时颈部骨折及颈椎病的发生风险，不利于飞行安全或影响飞行寿命。

肌性斜颈可治疗，且越早治疗预后越好。婴儿期（0.5岁以下）进行的非手术治疗，包括被动牵伸患侧胸锁乳突肌并轻柔按摩和热敷，部分患儿可治愈。儿童期和成人期通过非手术疗法治疗斜颈，几乎没有治愈的可能，因此，对于招飞初选和复选体检中筛查出的明显斜颈学员，嘱其通过对抗动作训练以期治愈，笔者认为该做法是缺乏依据的。对于婴儿期已获治愈的斜颈被检者，经体检未发现头颈部歪斜、胸锁乳突肌改变、面部改变，即可认为正常，对飞行安全不产生不利影响。对于儿童或成人斜颈患者，大多需要手术治疗，常用的手术方法是直视下切断患侧胸锁乳突肌的胸骨头及锁骨头，该术式会造成手术区域瘢痕形成及胸锁乳突肌粘连，患者术后可出现双侧胸锁乳突肌不对称，尤以向手术对侧转头时明显。对于斜颈术后被检者，应仔细检查对比双侧胸锁乳突肌形态与功能，并进行X线检查以观察颈椎是否受累，检查发现各功能无明显异常者对飞行安全影响较小。

五、图谱

图谱详见图3-1、图3-2。

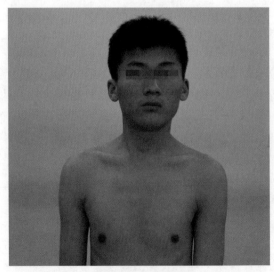

图 3-1 轻度肌性斜颈，斜颈程度不重，颜面部无明显不对称，双侧胸锁乳突肌无明显不对称及挛缩

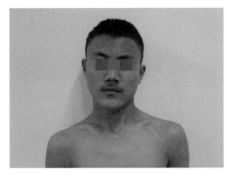
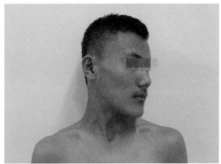
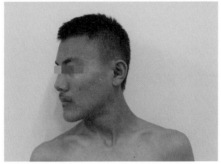

图 3-2　肌性斜颈，斜颈明显，左侧胸锁乳突肌挛缩，双侧胸锁乳突肌不对称，面部不对称，双肩不等高

（厉晓杰）

第4章

骨 折

一、概述

（一）骨折的分类与流行病学特点

骨折是一种骨科常见疾病，也是儿童、青少年的常见损伤。青少年骨折大部分由暴力作用引起，尤其体育运动和玩闹引起骨折多见；也存在少部分由积累性劳累引起的疲劳性骨折和由骨骼疾病引起的病理性骨折，临床工作中这两种较为少见。在招飞工作中，尤其是定选体检工作中，经过初选与复选的筛选，青少年病理性骨折更加少见。彭越曾进行单中心骨科急诊病种统计，其中青少年就诊人数占 17.33%，而骨折占 61.59%。青少年骨折患者中男女比例为 2.7 ∶ 1。骨折部位尤以上肢多见，约为骨折总数的 69.53%，上肢骨折中又以肱骨髁上骨折、桡骨远端骨折、前臂尺骨桡骨骨折多见。

（二）骨折的愈合及评判标准

骨折发生后，机体即开始骨折愈合过程。目前医学界普遍认为骨折愈合过程分为三个阶段。炎症期，为骨折愈合第一个阶段，伤后早期即开始，局部表现为炎症反应，包括血管扩张、渗出、水肿、炎症细胞聚集，血肿逐步机化为肉芽组织，骨痂开始形成。骨痂形成期，可分为软骨痂期和硬骨痂期，在这一时期血管长入，通过软骨内成骨过程逐渐形成新骨，这一过程一般需要 12 ～ 24 周。第三期为塑形改建期，再生骨通过不断的骨吸收和骨形成过程，根据力学原理及人体需要进行改建，逐步修复为正常骨结构，这一过程需要 1 ～ 2 年时间。

临床工作中，骨折愈合的评判主要为以下标准：①局部无压痛，无纵向叩击痛；②局部无异常活动；③X 线片显示骨折线模糊，有连续性骨痂通过骨折线；④功能测定，在解除外固定情况下，上肢能平举 1kg 达数分钟，下肢能连续徒手步行 3min，并不少于 30 步；⑤连续观察 2 周骨折处不变形，则观察的第 1 天即为临床愈合日期。②、④两项的测定必须慎重，以不发生变形或再骨折为原则。

（三）骨折与飞行人员医学选拔

在招飞体检工作中，骨折为常见病、多发病，最常见的为上肢骨折，其次为锁

14

骨骨折和下肢骨折。上肢骨折中，肘关节骨折最为多见，其次为指骨骨折或掌骨骨折；下肢骨折中以胫骨骨折和趾骨骨折或跖骨骨折多见。绝大多数骨折患者均在伤后进行了治疗，且以非手术治疗多见，少部分进行了开放内固定手术治疗，极少部分的患者未行正规治疗，且多见于指骨骨折患者。非手术治疗方法以石膏固定、夹板固定为多见。

根据骨折的程度和形态，骨折可分为不完全骨折和完全骨折，前者骨的完整性或连续性仅有部分被破坏或中断，如裂纹骨折和青枝骨折；后者骨的完整性或连续性全部被破坏或中断，根据骨折线的方向可继续分为横行骨折、斜行骨折、螺旋形骨折、粉碎性骨折等。根据骨折复位后是否稳定又可将骨折分为稳定性骨折和不稳定性骨折。稳定性骨折的骨折端经过适当外固定后不易发生移位，横行骨折、青枝骨折、裂纹骨折多属于此类；而不稳定性骨折容易发生移位，经过适当外固定后仍易发生移位，斜行骨折、螺旋形骨折和粉碎性骨折多属于此类。因此，骨折的发展规律因骨折种类不同而变化。对于青少年稳定性骨折，适当的石膏固定或夹板固定即可获得愈合，且骨折部位功能可不受影响。而不稳定性骨折，则多需要内固定手术治疗，若进行外固定治疗（石膏、夹板等），很可能会造成骨折不愈合或畸形愈合，进而影响骨折部位功能实现。

二、诊断与鉴别诊断

（一）诊断

由于受检者中骨折少见，而多见骨折史，因此招飞体检工作中，以骨折史诊断和评估为主。根据病史、X 线检查，骨折史不难诊断。

初选中可能会遇到骨折患者，在此将骨折临床诊断简述如下。骨折发生后可同时有全身表现和局部表现，全身表现包括休克和发热等，局部表现包括疼痛与压痛、局部肿胀与瘀斑、骨折部位功能障碍；另外有骨折专有体征出现，包括畸形、反常活动、骨擦音和骨擦感。通过 X 线、CT 或 MRI 检查可进一步协助确诊。

（二）鉴别诊断

1. 病理性骨折　多由骨骼疾病引起，如骨关节感染、骨肿瘤等，骨骼疾病可引起骨吸收增加、骨质破坏，骨折发生时并无外伤史或暴力作用史，可能仅为较小的应力即引发骨折，X 线检查可提供原发疾病相关影像学证据，可协助诊断。

2. 应力性骨折　又称疲劳性骨折或行军骨折，由骨骼长期受到非生理性应力所致，以趾骨、胫骨和桡骨多见，无明显外伤史，早期 X 线检查常为阴性，但活动后疼痛剧烈，CT 检查可见骨髓腔密度增高及局部软组织增厚，为早期诊断提供重要的依据。

三、检查方法

1. 问诊 招飞体检工作中，需要关注的是骨折的病因、治疗效果和患处功能。招飞体检工作中所涉及的多为骨折治疗后学员。因此，查体时首先应注意病史采集。由于学员存在隐瞒病史的可能，询问病史时应注意方式，使用预设发问方式，避免直接发问，如应询问"哪里骨折过"，避免直接询问"有没有骨折过"。对于有骨折病史的被检者，应继续询问骨折原因及治疗方法，并继续进行相关检查。

2. 一般检查 所有被检者均应进行，首先注意观察全身有无手术瘢痕，如果发现手术瘢痕，则询问手术时间与术式。

（1）手部检查：观察被检者双手，观察双手有无瘢痕，检查五指（尤其拇指）屈伸、内收、外展功能（注意检查拇指对掌功能），观察手部有无畸形，检查腕关节活动功能。必要时可行握拳尺偏试验检查桡骨茎突狭窄性腱鞘炎，腕关节尺侧挤压试验检查腕三角软骨损伤或尺骨茎突骨折。

（2）肘部检查：观察肘关节形态，如有无双侧不对称，有无肘过伸、肘外展，观察肘后三角形态，检查肘关节屈伸功能。正常肘关节伸直时，肱骨内上髁、肱骨外上髁和尺骨鹰嘴为一条直线，肘关节完全屈曲时，此三点形成等腰三角形（肘后三角）。正常情况下上臂与前臂间存在提携角（10°～15°），肘关节活动范围屈曲135°～150°，伸直0°，可有5°～10°过伸。

（3）肩部检查：嘱被检者立正，目视前方，观察双侧肩关节形态，是否对称，检查肩关节活动范围，肱二头肌肌腱是否有压痛。正常情况下肩部呈圆弧形，两侧对称。肩关节脱位或三角肌萎缩后弧度变平，呈"方肩"畸形。触诊锁骨，检查锁骨骨质是否连续，位置是否良好，锁骨喙突与肩峰和肱骨大结节形成的肩三角是否有改变。

（4）下肢检查：嘱被检者双足并拢，立正站立，观察下肢有无畸形，令其做下蹲动作，观察动作能否完成，动作是否连贯。

3. 特殊检查 对于有骨折病史或体检发现四肢功能异常疑似骨折者，应针对骨折部位进行详细检查，观察骨折部位是否遗留畸形，相应功能是否受到影响。因为需要内固定治疗的骨折本身可能造成周围肌腱、韧带等软组织损伤，内固定手术为开放手术，对软组织也具有一定破坏，所以内固定治疗的骨折更应该仔细谨慎地进行检查和评估。各部位骨折应注意检查项目如下。

（1）肩部骨折：肩部是否有疼痛，肩部活动是否异常（正常情况下外展80°～90°、内收20°～40°、前屈70°～90°、后伸40°、内旋45°～70°、外旋45°～60°、上举160°～180°），利用杜加征（Dugas sign）检查肩关节脱位及遗留畸形，利用疼痛弧（pain arc）试验检查肩周炎等。

（2）肘部：肘关节活动范围（屈曲135°～150°，伸直0°，可有5°～10°过伸），双肘形态，肘后三角形态、位置关系，前臂旋前及旋后范围。

（3）手部：有无畸形或瘢痕，手指及手掌各功能是否受限，握拳尺偏试验（Finkelstein sign）用于检查狭窄性腱鞘炎，腕关节尺侧挤压试验用于检查腕三角软骨损伤或尺骨茎突骨折。

（4）髋部：首先应注意步态，常需要站立、卧位和行走结合检查。先天性髋关节脱位的被检者多有内收肌挛缩，可以触及紧张的内收肌。当髋关节存在骨折或炎症时，轴向叩击足跟部或叩击大粗隆可引起髋关节疼痛。髋关节的活动范围正常为屈曲130°～140°，伸直0°，可有15°过伸，内收20°～30°，外展30°～45°，内旋40°～50°，外旋30°～40°。嘱被检者双足并拢下蹲，观察髋关节活动情况及有无弹响。"4"字试验（Patrick sign）用于检查骶髂关节和髋关节内有病变或内收肌有痉挛的被检者。托马斯征（Thomas sign）用于检查髋部病变和腰肌挛缩的被检者。单足独立试验（Trendelenburg sign）用于检查臀中肌、臀小肌麻痹，髋关节脱位及陈旧性股骨颈骨折等。Allis征（Allis sign）用于检查髋关节脱位、股骨或胫骨短缩。推拉试验（telescope test）用于检查先天性髋关节脱位。

（5）膝关节：嘱被检者以立正姿势站立，观察下肢形态，有无畸形、两侧不对称等。嘱被检者双足并拢下蹲，观察膝关节活动度及有无关节弹响。正常活动范围屈曲120°～150°，伸0°，过伸5°～10°。膝关节伸直时产生疼痛可考虑为关节面负重部位病变。如果最大屈曲时有胀痛，考虑关节内有积液或滑膜炎。侧方应力试验（Bohler test）检查内侧或外侧副韧带是否有损伤。抽屉试验（drawer test）检查前后交叉韧带损伤情况。麦氏征（McMurray sign）检查半月板是否存在病变。

对于骨折治疗后的被检者，仔细进行上述检查评估后，若发现阳性体征，应进行X线检查以进行协助诊断和评估；若未发现阳性体征，但为重要部位骨折，也应进行X线检查评估。对行内固定手术治疗的被检者，除仔细进行上述检查外，还应评估手术瘢痕对外观及功能的影响，并建议进行超声检查，排除软组织瘢痕及粘连形成。

四、航空医学考虑

骨折是青少年常见病，根据病因可分为暴力性骨折、疲劳性骨折和病理性骨折。由于青少年骨骼愈合能力强，多数骨折均能获得良好愈合。但是病理性骨折往往存在原发疾病对骨质破坏较为严重，骨髓炎、骨肿瘤等均可导致病理性骨折，原发疾病本身存在复发的风险，且由于骨质破坏较严重，容易遗留畸形，因此，病理性骨折应谨慎评估。我国高中生体育活动量有限，疲劳性骨折在高中生群体中也不多见。疲劳性骨折在形成机制上是活动量过大引起骨小梁骨折，而骨小梁骨折愈合的过程中继续的活动使之愈合不良，长时间的积累导致骨吸收较多，最终形成疲劳性骨折。在早期，疲劳性骨折在X线片上可无阳性表现，CT可见骨小梁改变。此种骨折发生位置比较集中，一般为跖骨、胫骨和桡骨，若治疗及时合理，预后较好，不影响军事训练和飞行安全。

对于暴力作用引发的骨折，严重程度和骨折部位不同，治疗效果也会有变化。一般来说，稳定性骨折多采用外固定（石膏或夹板等）方式进行治疗，预后一般较好；而不稳定性骨折根据病情多采用内固定开放手术治疗，也存在非手术治疗的情况，因骨折类型和严重程度不同，预后不确定。总体来说，非手术方法治疗不稳定性骨折存在骨折不愈合或畸形愈合的风险，而手术方法治疗虽减少了相应风险，但由于部分进行手术治疗的骨折较严重（如粉碎性骨折），部分情况下很难达到解剖复位。另外，手术治疗势必会对软组织造成干扰，增加韧带、肌腱受损和粘连的可能性；手术瘢痕的存在可能会影响军容或骨折部位肢体功能。因此，对于非手术方法治疗骨折的被检者，除常规检查外，应特别注意进行 X 线检查以评估骨折愈合情况，判断是否存在畸形愈合或未愈合。对于手术治疗骨折的被检者，除常规检查外，应评估手术瘢痕情况，了解是否影响军容或装备穿戴，是否造成挛缩影响骨折部位肢体功能，还应着重检查骨折部位肢体各项功能，检查肌腱、韧带等是否受损，进行 X 线检查以评估骨折愈合情况，必要时进行 B 超检查以观察有无软组织瘢痕粘连或深层肌腱、韧带损伤。

不同部位骨折对军事训练与飞行安全的影响是不同的。一般来说，骨干骨折影响较小，关节部位骨折影响较大。关节软骨覆盖于干骺端表面，穿过关节的骨折势必会对关节软骨造成损伤，而软骨组织很难再生，增加了创伤后关节炎发生的可能性，尤其是负重关节（如踝关节、膝关节）。有文献报道，胫骨平台骨折采用外固定治疗后发生创伤后关节炎的概率为 26.9%，采用开放手术内固定治疗后发生概率为 10.5%。因此，下肢穿过关节的骨折影响军事训练的完成，不利于飞行人员的培养。

招飞体检工作中上肢骨折较为多见，上肢骨折中以肘关节和手指骨折多见。因手部、肘部和肩部完成了上肢的运动功能，对于骨折部位功能的要求严格程度从主要到次要为手部、肘部和肩部，其中手部拇指功能最为重要，小指功能最少，招飞体检中对拇指、示指、中指、环指要求严格，明显畸形或功能受限均不应纳入飞行员队伍中。肘部骨折治疗后应恢复至正常形态，肘后三角无改变，肘部活动范围正常，双侧无明显不对称，X 线检查提示骨折愈合良好，无畸形愈合。肩部骨折治疗后应外观形态正常，双侧无明显不对称，肩关节活动范围正常，特殊检查无阳性表现，X 线检查显示骨折愈合良好，对位对线正常。

下肢大关节多为承重关节，对下肢骨折的评定应谨慎。髋关节脱位多由先天因素导致，常伴关节结构异常。先天性髋关节脱位治愈后无复发，髋部形态、功能无异常，特殊检查无异常，步态良好，下肢力线无异常，X 线检查提示无解剖结构异常可考虑综合评定。髋关节骨折，如骨折线影响关节软骨，会增加创伤后关节炎发生概率，同时大量活动后容易引发疼痛而影响军事训练，如骨折线未影响关节软骨，髋部形态、功能无异常，特殊检查无异常，步态良好，下肢力线无异常，X 线检查提示无解剖结构异常可考虑综合评定。膝关节骨折中，如骨折影响关节软骨，应谨慎评定，不建议纳入飞行员队伍。肱骨下端骨折或胫骨干骺端骨折等如未影响关节软骨，不伴有韧带、肌腱等损伤，X 线检查提示骨折愈合良好，下肢力线无明显异常，膝关节特殊检查未见异常，可认为对军事训练与飞行安全无明显不利影响。

五、图谱

图谱详见图 4-1 ～图 4-7。

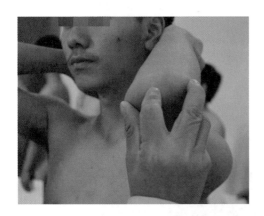

图 4-1 肘后三角异常

正常情况下，肘关节屈曲时，肱骨内侧髁、肱骨外侧髁和尺骨鹰嘴三点构成等腰三角形，三角的尖端指向远端，即为肘后三角。肘关节伸直时，三点位置关系变为一条直线。当发生肘关节脱位或肱骨内外侧髁骨折，以及其他可能改变三者位置关系的疾病时，三者等腰三角形关系改变。本例被检者肘关节屈曲时三者呈一条直线，说明三者位置关系异常。继续体检发现被检者有骨折史，患侧上肢屈曲功能受限

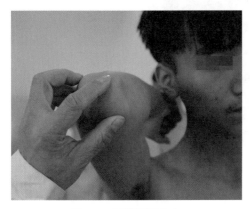

图 4-2 正常肘后三角

肘关节屈曲时，肱骨内侧髁、肱骨外侧髁和尺骨鹰嘴三点构成等腰三角形

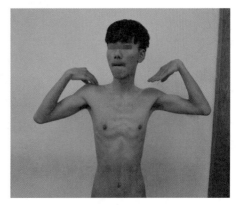

图 4-3 左肘关节屈曲受限

正常情况下肘关节活动范围为屈曲 135° ～ 150°，伸直 0°，可有 5° ～ 10° 过伸，该被检者有骨折史，骨折对位对线不良，遗留左肘关节屈曲功能受限

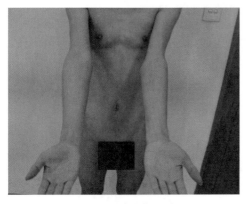

图 4-4 双肘关节不对称

该被检者左上肢有骨折史，骨折畸形愈合，遗留左肘关节外翻过大

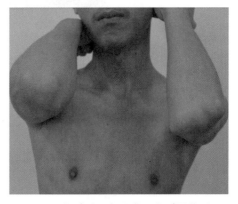

图 4-5 左肘后三角异常，左肘屈曲受限

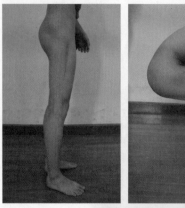
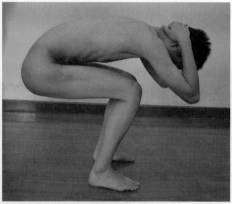
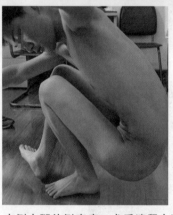

图 4-6　右股骨干骨折内固定术后，右侧大腿外侧瘢痕，术后遗留右下肢下蹲功能受限。外科检查发现阳性体征，由于功能受限明显，从功能角度出发可直接下外科结论，也可进一步进行影像学检查，完善相关检查

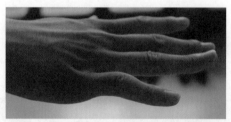

图 4-7　右手小指骨折畸形愈合，第 2 指间关节外展畸形，考虑小指功能较少，该畸形对手功能影响不显著，未做影像学评估

（李松林）

第5章

肩关节不稳定

一、概述

肩关节是全身活动度最大的关节，并且能够在活动中保持关节稳定。但是盂肱关节的过度活动可呈病理性而影响肩关节的功能并导致患者出现症状。不稳定是盂肱关节的常见问题，而且发生不稳定的情况差异很大，可以出现像肩关节脱位等明显的不稳定表现，也可出现不稳定表现不明显的半脱位。

肩关节不稳定可以分为多种类型，对盂肱关节分型的目的在于揭示肩关节不稳的病因及其自然病史的发展过程，同时可用于指导治疗和作为判断预后的指标。根据方向其可分为前方、后方、下方和多方向关节不稳定，根据程度其可分为脱位和半脱位。不同类型的肩关节不稳定获得的预后和疾病转归也是不同的。

大多数的盂肱关节不稳定是前方不稳定，临床表现包括明显的前方脱位及肩关节半脱位。盂肱关节是全身最容易发生脱位的关节，而其中绝大部分为前脱位。招飞体检中所见肩关节不稳定也以肩关节前脱位和肩关节前方半脱位史为主，我们在本章主要讨论肩关节前脱位和前方半脱位。

二、诊断与鉴别诊断

（一）诊断

1. 症状

（1）肩关节前脱位：一般较为严重的创伤常合并急性肩关节前脱位，损伤的机制是外力迫使肩关节外展、过伸和外旋，导致前关节囊、盂肱韧带和肩袖受到过度的应力，从而肱骨头向前方脱出关节盂。对于运动员而言，肩关节前脱位常发生在摔跤、篮球运动的争抢等接触动作中，对于一般人而言，车祸和坠落等创伤性因素是导致肩关节前脱位的主要因素。

一般患者常感觉肩关节"脱环"并伴随盂肱关节的极度疼痛和畸形。肩关节前脱位最常见的类型是喙突下脱位，肱骨头脱位于肩盂的前方和下方。锁骨下脱位时，肱骨头位于喙突内侧和锁骨的下缘。严重的创伤还可导致肩关节的胸腔内脱位，肱骨头脱位于肋骨和胸腔之间，因而引起肺部及神经、血管损伤等并发症的可能性很大，通常可根据X线表现判断肩关节前脱位的类型。

（2）肩关节前方半脱位：肩关节前方半脱位的临床表现不是很明显，与具有明确病史的肩关节前脱位畸形不同，肩关节半脱位的患者常不能清晰回忆肩关节不稳定的发展过程，且病史、体征及X线表现均不是很明确。

（3）复发性肩关节前脱位：创伤性肩关节前脱位患者发生复发性肩关节前脱位的可能性大，后者是前者的常见并发症，首次脱位造成的解剖结构损伤和异常是后续脱位的主要原因。对于非手术治疗的患者，肩关节再脱位的发生率与肩关节制动的时间和方法无关，而与初次发生脱位的年龄有关。复发性肩关节前脱位的发生机制与初次脱位的机制相同，但所需的外力明显减小，典型的机制为处于外展、外旋、过伸的肩关节受到间接的外力作用而造成脱位。一些日常生活中常见的动作，如打喷嚏、睡觉、穿衣等，均可导致脱位出现。

（4）复发性肩关节前方半脱位：慢性复发性肩关节前方半脱位的诊断较为困难，大部分患者的主诉为肩关节疼痛，一部分患者可能在某一次特定的创伤后出现复发性肩关节前方半脱位，而另一部分患者可能在重复进行某项活动后逐渐出现肩关节不稳定的症状。有时患者可出现明显的肱骨头滑进、滑出关节盂的感觉，另外也可出现麻木和指尖针刺感等一过性的神经症状。通常主诉某种特定活动后或上肢处于某一特定姿势时出现肩关节疼痛。复发性肩关节前方半脱位可发展为完全脱位。

2. 查体　对肩关节的查体应系统全面，需要常规的视诊、触诊、动诊、量诊，以及肌力的测定和神经、血管的检查。肩关节前方不稳定的相关特殊检查包括恐惧试验、复位试验、抽屉试验、陷凹征。

（1）恐惧试验：是检查肩关节前方不稳定最常用的方法。坐位进行的恐惧试验称为Crank试验：将患肢外展90°，一只手握住患者肘部以下使肩关节外旋，另一只手的拇指顶住肱骨头向前，其余4个手指在前方保护肱骨头防止出现意外的脱位。此试验的阳性表现为患肢达到一定的外旋角度后，患者感觉到即将脱位的危险而出现反射性的保护性肌肉收缩来抵抗肩关节进一步外旋，同时出现惧怕脱位的忧虑表情。

仰卧位进行的恐惧试验称为Fulcrum试验，方法与坐位时相同。仰卧位时肌肉更为放松，较坐位更易引起恐惧感。

（2）复位试验：通常在仰卧位恐惧试验后进行，当患者出现"恐惧"现象后，检查者用手压住肱骨近端施以向后的外力，若患者感觉"恐惧"减轻并可进一步外旋上肢，为复位试验阳性。

（3）抽屉试验：检查时患者处于坐位，检查者一只手固定患侧的肩胛骨，另一只手的拇指和示指把持住肱骨头。首先将肱骨头稳定至肩盂中心，然后对其施以前后向的应力，体会肱骨头相对于肩盂的活动度，注意双侧对比。

（4）陷凹征：检查时患者处于坐位，牵引患肢向下，观察并触摸肩峰下是否出现凹陷，双侧对比。陷凹征是肩关节不稳定患者的常规检查，可反映下方关节囊的松弛程度。

3. 辅助检查

（1）X线检查：可见构成肩关节的肩胛骨、肩盂和肱骨头的两关节面失去正常平行的关系。肩关节半脱位时关节间隙上宽下窄，肱骨头下移，尚有一半的肱骨头对向肩盂。肩关节前脱位最多见，其中以喙突下脱位尤为常见。X 线正位片可见肱骨头与肩盂和肩胛颈重叠，位于喙突下 0.5 ～ 1.0cm 处。肱骨头呈外旋位，肱骨干轻度外展。X 线检查对肩关节前脱位和复发性肩关节前脱位具有明确价值，而肩关节前方半脱位和复发性肩关节前方半脱位 X 线表现可不明显。

（2）CT 检查：对于部分 X 线检查无明显表现的肩关节不稳定患者，可行肩关节 CT 检查，以明确肩关节各骨性结构之间关系，从而明确诊断。

（二）鉴别诊断

肩周炎：好发年龄为 50 岁左右，女性发病率略高于男性，是一种肩关节囊及其周围韧带、肌腱和滑囊的慢性炎症。其以肩部逐渐产生疼痛，肩关节活动功能受限而且日益加重等表现为主，达到某种程度后逐渐缓解，直至最后完全复原。如果本病得不到有效的治疗，有可能严重影响肩关节的功能活动。肩关节可有广泛压痛，并向颈部及肘部放射，还可出现不同程度的三角肌萎缩。某些情况下肩周炎与复发性肩关节前方半脱位症状相似，但肩周炎为自限性疾病，可自行恢复，抗炎镇痛治疗多有效，体格检查可表现为肩关节活动受限及疼痛弧阳性，肩关节不稳定的特殊检查多阴性。而复发性肩关节前方半脱位患者可有创伤史或在重复进行某项活动后逐渐出现症状，有时患者可出现明显的肱骨头滑进、滑出关节盂的感觉，通常主诉是某种特定活动后或上肢处于某一特定姿势时出现的肩关节疼痛。X 线检查肩周炎无阳性表现，而复发性肩关节前方半脱位可有阳性表现。

三、体检方法

（一）问诊

由于招飞体检工作中，所见肩关节不稳定患者多为非急性期患者，因此对被检者病史、致伤原因、症状、治疗方法、复发情况等的询问对病情的诊断和评估具有重要作用。

（二）一般检查

嘱被检者立正，目视前方，观察双侧肩关节形态，是否对称，观察三角肌、肩胛肌群是否萎缩，两侧是否对称。检查肩关节活动范围，肱二头肌肌腱是否有压痛。正常情况下肩的外形呈圆弧形，两侧对称。肩关节脱位或三角肌萎缩后弧度变平，呈"方肩"畸形。检查肩部是否有疼痛，肩部活动是否异常（正常情况下外展 80° ～ 90°、内收 20° ～ 40°、前屈 70° ～ 90°、后伸 40°、内旋 45° ～ 70°、外旋 45° ～ 60°、上举 160° ～ 180°）。

（三）特殊检查

特殊检查包括恐惧试验、复位试验、陷凹征、抽屉试验，另外，杜加征（Dugas sign）可用于检查肩关节脱位及遗留畸形，疼痛弧试验（painful arc test）用于检查肩周炎等，以上特殊检查对肩关节不稳定的诊断和鉴别诊断具有重要意义。

（四）辅助检查

X 线检查可明确部分肩关节前方不稳定患者，对于部分不明确的患者，可行肩关节

CT 检查以明确诊断。

四、航空医学考虑

肩关节是全身活动度最大的关节，承载着上肢的重要功能。同时肩关节也是全身最容易发生不稳定的关节，创伤性因素或运动损伤等均可引起肩关节不稳定。其中肩关节前方不稳定是最常见的肩关节不稳定类型。

肩关节是上肢活动的重要节点，在运动时连接上肢与躯干，投掷、支撑等各种上肢动作都需要肩关节具有良好的屈伸、内外旋和展收功能。肩关节疼痛或不稳定对上肢功能的完成产生了不利影响，从而必然影响军事训练的完成，同时对飞行器操纵动作和飞行安全也产生了影响。

轻度单纯肩关节前脱位和轻度肩关节前方半脱位如治疗及时，经过一定时间的制动和非手术治疗可恢复良好，对肩关节各项功能无明显影响。而重度肩关节脱位常伴有其他结构的合并损伤，此时非手术治疗常不能达到理想效果，手术治疗有可能使肩关节功能不能达到完全恢复。肩关节脱位可引起肩袖损伤、臂丛神经损伤等多种并发症，招飞体检中应注意肩关节脱位并发症的评估。

损伤较重或非手术治疗效果欠佳的肩关节前脱位可引发复发性肩关节前脱位，即习惯性肩关节前脱位，严重时日常的轻微动作均能使肩关节脱位，这种情况显然不能胜任飞行工作。

招飞体检工作中，对肩关节不稳定的鉴定应结合临床，谨慎评估。肩关节是否疼痛、是否遗留肌肉萎缩和关节畸形、肩关节各项运动功能是否受限都是考量的重点。

五、图谱

图谱详见图 5-1、图 5-2。

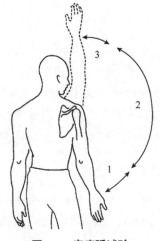

图 5-1　疼痛弧试验

冈上肌腱有病损时，肩外展 60°～120° 有疼痛感，
此范围以外无疼痛，可以用作肩周炎的检查判定

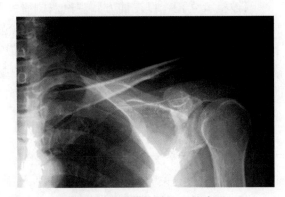

图 5-2　肩关节前脱位 X 线表现

（初　冬　薛　静）

第6章

肘关节脱位

一、概述

肘关节脱位在儿童中少见，可在接近发育成熟的青少年中发生。根据北京积水潭医院的统计，14周岁以下人群肘关节脱位发病率为0.9%。肘关节脱位的合并损伤较多，如肱骨内上髁骨折、尺骨鹰嘴骨折和冠状突骨折等。即使其不合并其他骨折，肘部软组织损伤也通常较为严重，可以发生侧方韧带和关节囊撕裂，严重者可因肘前血管被挤压或牵拉而导致前臂缺血改变。儿童及青少年时期发生的肘关节脱位是一种严重的损伤。

大部分患者为后侧脱位或后外侧脱位，多为肘伸直位前臂旋后摔伤所致。应力沿前臂传导至尺骨滑车切迹和冠状突，由于关节面的倾斜和肘关节提携角的作用后纵向应力转变为外翻力而致使内侧副韧带断裂或肱骨内上髁撕脱骨折。而前脱位及侧方脱位临床少见，多数为直接暴力打击所致。

肘关节脱位可引起广泛软组织损伤，其并发症也较其他肘关节损伤发生率高。脱位可能引起血管损伤，具体可能伤及肱动静脉及侧支循环血管。脱位还可能引起神经牵拉，如治疗不及时，可能出现神经损伤的相关症状。广泛的肘部软组织损伤发生后，复位不及时及不适当的强力被迫活动均可造成肘部异位骨化甚至发展为骨化性肌炎。

二、诊断

肘关节全方位肿胀、压痛，处于半屈曲位，肘关节的检查会加重疼痛，根据X线检查可以明确诊断。合并损伤的诊断很重要，可影响肘关节脱位治疗的最终结果。例如，尺骨冠状突骨折是肘关节后脱位很容易并发的损伤，后外侧脱位时内侧副韧带断裂和肱骨内上髁骨折是常见损伤。如果不注意处理合并损伤，则会对肘关节功能产生明显影响。鉴别诊断包括肱骨远端全骺分离、肱骨髁上骨折等，X线检查有助于鉴别。

应用手法复位、石膏固定等非手术治疗措施多可成功获得闭合复位，而对于肘关节脱位更重要的是其合并损伤的诊断和治疗。

招飞体检中，偶见有肘关节脱位史的被检者，而无肘关节脱位急性期患者。对肘关节脱位的诊断主要依靠被检者叙述病史，对肘关节脱位的评估主要为其恢复情况和肘关节功能评估。

三、体检方法

1. 问诊　查体时首先应注意病史采集。询问有无肘部外伤史及肘关节脱位史等，对于有病史的被检者，应继续询问治疗方法等细节，并继续进行相关检查。

2. 一般检查　观察肘关节形态，有无双侧不对称，有无肘过伸、肘外展，观察肘后三角形态，检查肘关节屈伸功能和前臂旋前、旋后范围。正常肘关节伸直时，肱骨内上髁、肱骨外上髁和尺骨鹰嘴为一条直线，肘关节完全屈曲时，此三点形成等腰三角形（肘后三角）。正常情况下上臂与前臂间存在提携角（10°～15°），肘关节活动范围为屈曲135°～150°，伸直0°，可有5°～10°过伸。

3. 辅助检查　应用X线检查肘关节骨性结构位置关系有无异常，是否存在合并骨折，如存在则评估合并骨折的恢复情况。

四、航空医学考虑

肘关节脱位发生率不高，可发生于接近发育成熟的青少年时期，是一种较为严重的损伤。肘关节脱位本身多可获得闭合复位，重要的是其容易并发多种软组织损伤，如治疗不及时，并发症可造成较为严重后果。

招飞体检中对肘关节脱位的评估主要在于治疗效果和肘关节功能恢复情况。检查时应以外科检查为主，结合放射线检查，对肘关节脱位恢复情况和肘关节功能做出正确评估。如无合并损伤，肘关节可闭合复位，如合并损伤，根据损伤的类型不同，进行相关评估（如合并骨折，应行X线检查以评估骨折恢复情况及肘关节各部分位置关系；如合并神经损伤，应请神经科会诊，协助评估神经功能恢复情况）。

肘关节功能在上肢功能中占有重要地位，完好的肘关节功能是进行军事训练和完成飞行动作的基础。肘关节的功能评估主要集中在肘关节外观、屈伸功能、肘后三角形态、前臂旋前旋后运动及X线检查各骨性结构形态和位置关系等。对于肘关节脱位患者，如无合并损伤并达到闭合复位，肘关节检查未见异常，可进一步检查其运动功能（如进行俯卧撑动作），如合并骨折并进行手术治疗，或合并其他损伤并留有后遗症，应在检查肘关节功能和患肢神经功能后，对其做出合理评估。

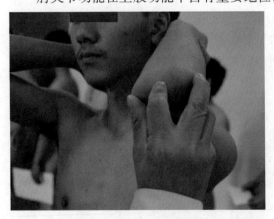

图 6-1　肘后三角异常外观

正常肘后三角由肱骨内侧髁、肱骨外侧髁和尺骨鹰嘴三点构成，肘关节屈曲时此三点形成等腰三角形，三角的尖端指向远端。肘关节伸直时，三点位置关系变为一条直线。当发生肘关节脱位时三者的等腰三角形关系改变（本例被检者为骨折所致，仅展示出异常的肘后三角外观）

五、图谱

图谱详见图6-1。

（李松林　厉晓杰）

第7章

扁 平 足

一、概述

足弓是人类经过长期进化，为适应站立与直立行走而产生的特有结构，足弓对站立的稳定性具有重要作用，同时足弓的存在能缓解人在运动时对脊柱与大脑的冲击。由于人所处的生活环境与生活方式的不同，正常人足弓的高低不同。扁平足是一种常见的足部畸形，对 3 ~ 12 岁青少年扁平足发生率的研究发现，12 岁儿童扁平足发生率男性为 32.0%，女性为 22.2%。

需要指出的是，扁平足并不等于扁平足症，扁平足只是对足弓消失这一现象的表述，而扁平足症指的是大量活动后足部疼痛，长期如此而引起一系列并发症的疾病。足弓高低并不是评判扁平足症的标准，足弓低并不是产生扁平足症的原因，扁平足症的真正发病原因在于某些因素导致足骨形态异常、韧带挛缩、肌肉萎缩或慢性劳损。扁平足症对生产劳动、体育锻炼等均产生不利影响，对于飞行等特殊行业，尤其要避免。实际上，扁平足症患者仅占扁平足人群的一小部分，扁平足症影响运动功能，而有研究表示扁平足患者（非扁平足症）与足弓正常者在军事训练中并无明显区别。

足弓是由骨骼、韧带与筋膜、肌肉共同形成的，三者共同作用使足在正常情况下形成两个不同方向的足弓，即纵弓与横弓。足骨除籽骨与跟骨外均为上宽下窄形态，足骨的堆砌自然形成一个弓状结构。纵弓分为内纵弓和外纵弓，前者较高，后者较低。前者的后臂由跟骨和距骨构成，前臂由第 1 楔骨、第 2 楔骨、第 3 楔骨和第 1 跖骨、第 2 跖骨、第 3 跖骨构成，顶点在舟骨。外纵弓的后臂仅为跟骨，前臂由第 4 跖骨及第 5 跖骨构成，顶点为骰骨，外纵弓一般为扁平状，负重时消失。足弓的维持除必须具有相应骨性结构外，韧带与筋膜也具有非常重要的作用。足骨之间由许多长短不等的韧带、筋膜紧密连接，主要包括跟舟韧带、跖韧带、三角韧带和跖筋膜。跟舟韧带的主要作用为支持距骨头，防止其下陷和内倾；跖韧带对维持外纵弓有重要作用；三角韧带有维持踝关节和防止跟骨外翻的作用；跖筋膜能维持足纵弓结构。足部的肌肉是维持和巩固足弓的动力结构。足部肌肉分为内在肌和外在肌，前者功能已经退化。主要的外在肌为胫前肌，具有上提足内缘、足底内翻的作用，但也可以使前足上提，不利于维持足弓，但它与其他肌肉平衡则能起到维持足弓的作用。胫后肌的主要功能是使舟骨紧抱距骨头，加强跟舟韧带，防止距骨下降和内倾。腓骨长短肌可使足外翻，同时使前足向外、向下和向后。拇长屈肌能防止距骨下陷和内倾，但是作用不大。小腿三头肌肌腱下移为跟腱，收缩时使跟骨后部上提，跟骨前端向跖侧倾斜，极不利于足弓的维持。

扁平足症的病因很多，基本可以总结为以下几类。

首先是遗传因素，出生后即有扁平足和力线不佳的患者，一般没有症状，只有扁平足程度加重或某些诱发因素促使的情况下才出现症状，并且逐渐加重，最终使足部出现骨性关节炎，影响关节活动。这种情况多数具有家族史，因此，在招飞体检中，询问扁平足家族史有时对综合评估也具有一定意义。

先天性畸形也是导致扁平足症的重要因素。舟状骨结节畸形增大、副舟骨或舟状骨结节骨骺分离等骨性畸形均可影响胫骨后肌的支持力和跟舟韧带的稳定性。足部 X 线检查可协助评估先天性骨性畸形对扁平足症的影响。

后天性或劳损性因素是诱发扁平足症的重要因素。飞行学员军事训练强度较大，随访中也发现有经过大强度训练后扁平足发展为扁平足症的病例。因此，后天性或劳损性因素应该是招飞体检中应该重点关注、谨慎评估的扁平足症发病病因。即使足弓和力线正常，但足内在肌、外在肌软弱，也会引发扁平足症。能够引起足内在肌、外在肌无力的因素有全身营养不良；体重突然增加；站立或行走姿势不良，足尖向外（外八字脚）；跟腱短缩，足跟不能着地等。在上述情况下，踝部扭伤、突然过度负重或长途跋涉等临时因素的刺激可引起足部疼痛水肿，经过适当休息、理疗后可恢复，但如果处理不当，可出现腓骨长肌痉挛，足外展、外翻畸形，足内收、内翻活动减少。

二、诊断与检查方法

临床上，扁平足症是指具有大量活动后足部疼痛、足弓异常、肌肉萎缩、韧带挛缩等症状的疾病。扁平足症根据不同的特点可以分为多种，但在招飞体检工作中，扁平足与扁平足症的鉴别及对扁平足未来转归的评估才是重点。

扁平足症患者具有活动后足部疼痛、肿胀的症状，这对扁平足症与扁平足的区别具有重要意义。招飞体检工作中，由于被检者主观防范或刻意隐瞒病史，往往难以通过简单询问获得真实病史资料。这就需要注意问病史的方式及采用其他方法协助诊断。首先采取预设式提问，避免直接询问足部疼痛病史，而要采取类似"脚什么时候痛"的预设式提问方式。另外，需对被检者讲清楚扁平足症对运动的影响、发展规律及其对身体健康的危害，讲明飞行人员军事训练强度大，要求被检者对自己所述病史保证真实，并进行书面保证。

扁平足症患者站立时均具有以下体征：足弓下陷或消失，足内缘不直，前足外展，跟骨、舟骨结节突出，内踝突出加大，外踝突出变小，足跟变宽，跟底外翻，跟腱止点外移。足部有压痛，如出现在舟骨结节下，表示三角韧带和距舟跖侧韧带受到牵拉；如出现在跟骨结节，表示趾短屈肌和跖腱膜受到牵拉；压痛在跟骨外侧，表示软组织因外翻受到挤压。

站立位下肢力线向内偏移是扁平足症者的又一特点。下肢力线应通过髌骨中线和踝关节中线向下止于第 1 跖骨间隙及第 2 跖骨间隙，扁平足症患者多向内侧移位。

　　国内学者对扁平足及扁平足症的判定有多种看法，回俊岭等认为一般常用三种测量方法来判定扁平足的严重程度，即比值法、三线法、X线侧位片法。比值法与三线法是以足印法为基础进行测量的。足印法是被测者赤足，先踏上浸有 3% 三氯化铁溶液（或其他可靠染料）的脱脂棉，再直立站在事先用 3% 亚铁氰化钾溶液浸透并烘干的试纸上，则足印呈蓝色（或采用简便方法使足立于其他可靠染料后站立于白色试纸上）。

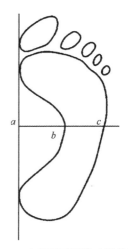

　　比值法如图 7-1 所示，取足内侧缘最突出两点连线作为基线，足内侧最凹陷点 b 向基线作垂线相交于 a 点，并反向延长与足外侧缘相交于 c 点，测量 ab 和 bc 距离，根据 ab/bc 的数值来确定扁平足的程度。通常比值法可将扁平足分为 6 型：Ⅰ型（1：0）为拱形足弓；Ⅱ型[（3～1.5）：1]为正常足弓；Ⅲ型（1：1）为临界型足弓；Ⅳ型（1：1.5）为轻度扁平足，Ⅴ型（1：2）为中度扁平足；Ⅵ型（1：3或 0：1）为重度扁平足。

图 7-1　扁平足测量法（比值法）

　　三线法是以足印内缘最突出部位连线为第 1 线，以足跟后缘中点至第 3 趾中心点连线为第 2 线，第 1 线及第 2 线夹角的分角线为第 3 线（图 7-2）。该法也可将扁平足分为轻度、中度、重度三度：足内缘在第 2 线及第 3 线之间者为轻度；在第 1 线及第 3 线之间者为中度；越过第 1 线者为重度扁平足。

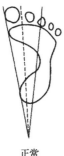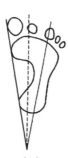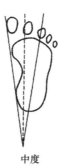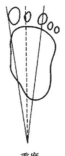

正常　　　　　　轻度　　　　　　中度　　　　　　重度

图 7-2　扁平足测量法（三线法）

　　X线侧位片法是受检者赤足直立负重位下拍摄侧位片，首先测量 3 个主要数据（图 7-3），即内侧足弓角（第 1 跖骨头下缘—舟距关节下方—跟骨结节下方，即图 7-3 所示 3—1—2）、外侧足弓角（第 5 跖骨头下缘—跟骰关节间隙下方—跟骨结节下方，即图 7-3 所示 4—5—2）、足弓高度（足舟骨下极到水平面距离，图 7-3 所示 6—7）。通过上述内外侧足纵弓角度及足弓高度来评价扁平足的严重程度，它与比值法、三线法对比如表 7-1 所示。研究显示，在重度扁平足的检出率上，比值法高于三线法，而中度则相反，轻度两者无差别；X线侧位片法测得内外纵弓角随

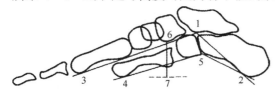

图 7-3　扁平足测量法（X 线侧位片法）

扁平足加重而增加，足弓高度随扁平足加重而减小。但这3种方法都无法判断各型扁平足与扁平足症的关系。

表7-1　X线侧位片法测量结果与比值法、三线法的对比

方法	类型	内侧足弓角（°）	外侧足弓角（°）	足弓高度（cm）
比值法	轻度	126.25±4.21	146.39±4.23	4.84±0.68
	中度	127.95±5.18	147.13±3.64	4.57±0.46
	重度	129.70±5.75	150.15±4.99	4.44±0.59
三线法	轻度	126.95±4.39	146.39±4.23	4.67±0.88
	中度	128.72±5.64	148.28±4.78	4.57±0.63
	重度	133.00±2.65	152.57±5.13	4.3±0.88

国外有研究表示，通过X线检查测量一些客观指标以评判扁平足症，Alastair等除了测量内外侧纵弓角和足弓高度外，大多还测量以下角度（图7-4）：①距骨－第1跖骨角（lateral talo-first metatarsal angle，TFM角）；②距骨－跟骨角；③跖骨角；④跟骨结节角（calcaneal pitch angle，CP角）。取线原则为距骨、第1跖骨取长轴线，跟骨取最下端与跟骨结节的连线，再取足底水平线为基线，4个角度即由这4条线的夹角构成。

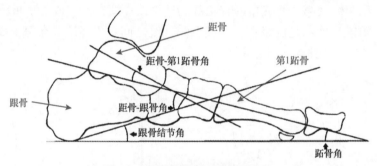

图7-4　足弓其他角度的测量方法

Younger等对普通人群中的扁平足症患者足弓各角度测量后与正常人进行相关性分析研究,结果显示TFM角对有症状的扁平足患者最有意义,其角度值与正常相比有显著差异；Pehlivan等也进行了类似研究，但测试者全部为有扁平足的现役军人，且受检者扁平足有无症状均已提前了解，结果表明TFM角仍然是区分有无症状扁平足的最重要依据，而其次为跟骨结节角（CP角）（图7-4）。结合TFM角和CP角就可以区分有症状和无症状的扁平足，其研究有统计学意义（表7-2）。文章结论提示，TFM角超过13.00°±2.89°且CP角低于10.84°±2.49°为有症状的扁平足。

表7-2　有无症状扁平足者的比较（$P < 0.05$ 时有统计学意义）

	有症状扁平足	无症状扁平足	P（卡方）	P（非参数）	P（逻辑回归）
例数	32（57%）	24（43%）	0.28		
TFM角	13.00°±2.89°	8.04°±2.56°		< 0.001	0.001
CP角	10.84°±2.49°	12.45°±3.71°		0.041	0.06

对于难以评估的扁平足患者，应结合 X 线检查。首先应排除足骨畸形患者，另外应参考上述指标，评价扁平足症的发生与发展规律。

三、航空医学考虑

招飞体检工作对扁平足的考量主要针对是否能适应高强度军事训练。鉴于飞行人员军事训练强度，扁平足症患者显然不能胜任，而有研究显示扁平足者在高强度训练中的表现并不比正常人差，因此必须筛除扁平足症患者，保留合格的扁平足者，同时对扁平足者进行客观评估，以期体检通过的扁平足者不会发展或极少发展为扁平足症患者。

扁平足症患者区别于扁平足者的首要特点在于具有活动后足部疼痛症状，而症状的采集主要依靠询问病史。招飞工作中难以保证病史完全真实，因此，在仔细询问病史的同时，还要通过客观指标对扁平足者进行评估，剔除扁平足症患者及极有可能发展为扁平足症的重度扁平足者。

对扁平足症患者进行筛除所依靠的主要客观指标包括足弓下陷或消失、足内缘不直、前足外展、跟骨和舟骨结节突出、内踝突出加大、外踝突出变小、足跟变宽、跟底外翻、跟腱止点外移。其中最突出的表现为足外翻。

另外，下肢力线内移也是扁平足症患者的重要表现。下肢力线的改变可能会导致运动后足部疼痛，并加重足部畸形。足外翻和下肢力线改变是招飞体检中常用来进行评估的重要指标。

对于未表现出足部疼痛症状的重度扁平足者，评估其在大量训练后是否产生症状，筛除有可能产生症状的扁平足者对提高成飞率具有重要意义。而对将来发展的评估，应注重后天性和劳损性因素的影响。即使足弓和下肢力线正常，足内在肌和足外在肌较弱，也会引发扁平足症。足外在肌主要包括胫前肌、胫后肌和腓骨长短肌等，对这些肌肉力量的评估对将来足弓的维持具有重要意义。具体检查可通过提踵试验、前足横向挤压试验等实现。

有研究通过负重位足侧位片 X 线检查测量 TFM 角和 CP 角的数值作为评估扁平足症的客观指标。较多研究均表明，TFM 角是鉴别扁平足者是否存在症状最有意义的测量指标，并提出 TFM 角超过 $13.00° \pm 2.89°$ 提示有症状可能性大。目前在实际招飞体检工作中，通过询问病史、足部体格检查，并结合 X 线足弓侧位片检查测量 TFM 角、CP 角等角度，综合评价扁平足分度，并对发生症状可能性做出临床评估。2017年高考后定选体检中通过以上方案综合评估扁平足，有效提高了准确率，降低了误淘率。

四、图谱

图谱详见图 7-5 ～图 7-9。

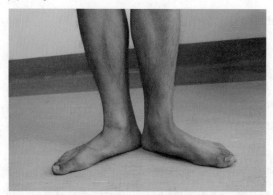

图 7-5　轻度扁平足，双足足弓稍塌陷，但未完全消失

临床上扁平足症患者均为重度扁平足，而重度扁平足者并不一定为扁平足症患者，轻度扁平足者发生扁平足症的概率较小；
双足侧位片提示左足 TFM 角 6°，右足 TFM 角 8°

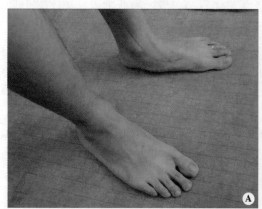 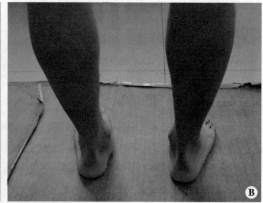

图 7-6　左足重度扁平足

外观可见左足足弓完全消失，足内缘不直，距骨、舟骨结节突出，内踝突出加大，外踝突出变小，足跟变宽，跟腱止点外移，
足跟外翻明显，TFM 角左侧 20°，临床评估发生扁平足症概率大

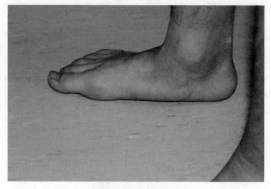

图 7-7　扁平足

未见明显足跟外翻，下肢力线尚可（图片未展示），扁平足程度较图 7-6 轻，被检者未诉足痛病史，右足 TFM 角 11°，临床
上发展为扁平足症的概率较图 7-6 中被检者小

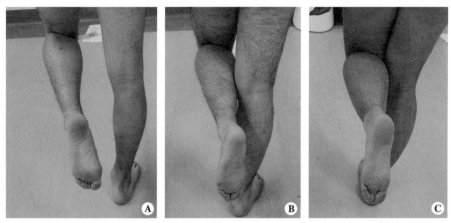

图 7-8　左起依次为正常足弓、重度扁平足和轻度扁平足

外观可见足弓明显，为正常足弓（A）；足弓消失，比值法和三线法评估为重度，TFM 角 14°（B）；右侧足弓未完全塌陷（C）

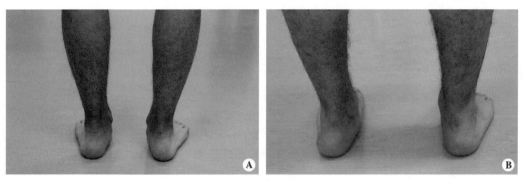

图 7-9　双足重度扁平足

外观可见双足弓完全消失，比值法与三线法测量均显示为重度扁平足，足跟外翻明显，下肢力线差，TFM 角左侧 22°，右侧 20°，临床评估发生扁平足症可能性较大

（厉晓杰　袁超凡）

第8章

膝内、外翻

一、概述

膝内、外翻是下肢较常见的畸形之一，膝内翻是指双下肢自然站立，两内踝相碰，而两膝不能靠拢的下肢畸形；膝外翻是指双下肢自然站立，两膝相碰，两内踝分离不能靠拢的下肢畸形。其好发于儿童、青少年，发病率各地区差异较大，一般寒冷地区高于温热地区。

儿童时期绝大多数的膝内、外翻是生理性的，随着儿童骨骼的发育会得到自然矫正。儿童下肢发育过程中从出生时膝内翻开始，逐步经历膝外翻过程，最终于 6～7 岁接近成年人，存在 5° 左右外翻角。

膝内、外翻发病原因很多，至少 40 多种疾病可继发膝内、外翻，如佝偻病、脊髓灰质炎、骨骺损伤、骨折及其他导致胫骨或股骨发育异常的疾病。儿童及青少年时期的膝内、外翻多数为生理性，经过骨骼肌肉发育可自行矫正。儿童时期具有病理性基础的轻度膝内、外翻在治疗原发病的基础上多可通过非手术治疗矫正；严重的膝内、外翻通过手术治疗，多可改善。成年人膝内、外翻的治疗手段较为局限，严重膝内、外翻如不进行治疗，可明显改变下肢力线，致使发生骨关节炎的概率大增。对飞行人员而言，关于膝内、外翻的要求主要为满足高强度军事训练和飞行安全。严重膝内、外翻患者下肢力线改变，平时活动量即可显著增加骨关节炎发病概率，对于高强度军事训练更加不能胜任，同时由于膝关节畸形，对于飞行员逃生和跳伞安全等产生一定程度的不利影响。而轻微的膝内、外翻，经评估发现对运动功能无显著影响，则基本满足飞行人员的要求。

二、诊断

膝内、外翻的诊断多以目视为主，膝内、外翻的程度通过测量两膝内侧和两内踝之间距离进行评估。临床工作与招飞工作关注重点不同，临床上通过目视发现明显膝内、外翻的情况，经过 X 线检查等确认确实存在较重的下肢畸形，而目视不明显的往往不需要治疗，也非临床工作关注重点。招飞体检工作中，往往需要评估那些不需要治疗的膝内、外翻被检者是否适于军事训练和飞行安全。招飞体检工作中，仅依靠目视与简单测量往往难以准确评估膝内、外翻严重程度及对军事训练的影响。

因此，招飞体检中，对膝内、外翻的诊断与评估需要辅助 X 线检查。前期体检工作发现有目视结果与 X 线检查结果存在偏差的情况存在，目视膝内、外翻较为明显，而 X 线检查发现下肢内外翻角度无明显异常。通过双下肢 X 线检查可测量下肢胫股角，目前医疗界对膝内、外翻的诊断和严重程度的划分多以胫股角为标准，认为胫股内侧角＜ 182° 为膝内翻，182° ～ 184° 为正常，＞ 184° 为膝外翻。

下肢力线是评估下肢形态与功能的又一重要指标。下肢力线是指从髂前上棘到第 1 跖骨及第 2 跖骨之间的连线，正常情况下应经过髌骨中点。较严重的膝内、外翻被检者可有下肢力线的偏移。下肢力线的改变可使膝关节两侧受力不均，长时间活动或高强度军事训练可增加关节磨损，进而导致骨关节炎的发生。

步态也是应该考量的指标之一。正常行走时，若存在较明显的步态不良且不能纠正，则多数情况下有器质性因素的存在。

三、体检方法

令被检者双下肢自然站立，两内踝（膝）相碰，观察两膝（内踝）能否靠拢，如不能靠拢，则测量两膝内侧和两内踝之间距离。

对需要评估的被检者，测量双下肢力线，观察是否有下肢力线的改变。

令被检者自然行走，观察其步态，以确认是否存在步态不良。

必要时进行双下肢全长 X 线检查，测量胫股角及下肢力线，进行综合评估。

膝内、外翻应以目视和步态检查进行筛查，对需要评估的被检者进行下肢力线测量和下肢 X 线检查。胫股角测量：胫股角是胫骨中轴和股骨中轴的夹角，目前医疗界对膝内、外翻的诊断和严重程度的划分多以胫股角为标准，认为胫股内侧角＜ 182° 为膝内翻，182° ～ 184° 为正常，＞ 184° 为膝外翻。

四、航空医学考虑

对飞行人员而言，膝内、外翻可能主要影响高强度军事训练的完成和飞行安全。严重的膝内、外翻可改变下肢力线（骨性标志测量和 X 线测量均可发现改变），长期活动和军事训练可使膝关节两侧受力不均，造成一侧磨损较严重，进而演变为骨性关节炎，严重影响军事训练的完成。而轻度的膝内、外翻，下肢力线可无改变，大量活动或军事训练后骨性关节炎发病率可与正常人无明显差异。

同时，严重的膝内、外翻患者因下肢力线改变，跳伞落地时冲击力传导发生异常，可能造成软骨、韧带、肌腱等损伤。

膝内、外翻的评估，应结合两膝及两内踝距离、下肢力线、胫股角和步态进行综合考量。

五、图谱

图谱详见图 8-1 ～ 图 8-6。

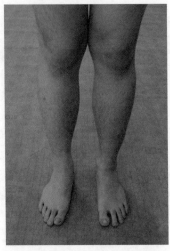

图 8-1　膝外翻，即双膝并拢后两内踝不能并拢的情况，俗称"X 形腿"

对膝外翻的评估除直接测量双膝并拢后两内踝距离外，还可拍摄下肢全长 X 线片，测量胫股角和下肢力线，以排除软组织对直接测距结果的影响，并能更加科学准确地评估膝外翻对下肢运动功能的影响

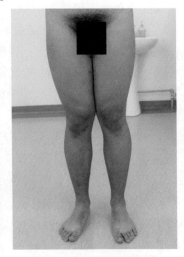

图 8-2　膝外翻，较严重

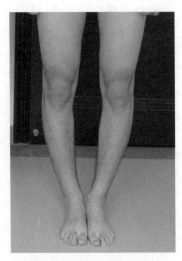

图 8-3　膝内翻，即两内踝并拢后两膝内侧不能并拢的表现，俗称"O 形腿"

对膝内翻的评估除直接测量两内踝并拢后两膝内侧距离外，还可拍摄下肢全长 X 线片，测量胫股角和下肢力线，以排除软组织对直接测距结果的影响，并能更加科学准确地评估膝内翻对下肢运动功能的影响

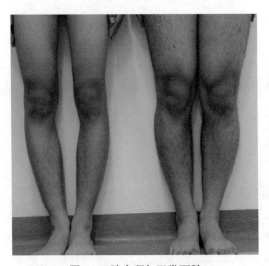

图 8-4　膝内翻与正常下肢

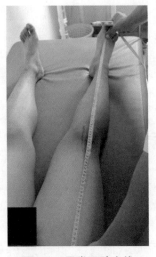

图 8-5　异常下肢力线

下肢力线的测量有多种方法，可以通过 X 线测量，也可通过骨性标志测量，骨性标志测量是指从髂前上棘到第 1 跖骨及第 2 跖骨之间的连线，正常情况下应经过髌骨中点。较严重的膝内、外翻被检者，可有下肢力线的偏移

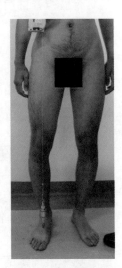

图 8-6　正常下肢力线

从髂前上棘到第 1 跖骨及第 2 跖骨之间的连线，经过髌骨中点

（厉晓杰）

第9章

脊柱侧凸

一、概述

脊柱侧凸，又称脊柱侧弯，是一种较常见的脊柱畸形。正常人的脊柱冠状位投影为一条直线，并且躯干两侧对称；矢状位投影应为"S"形曲线，4个生理弯曲从上到下分别为颈曲、胸曲、腰曲和骶曲，4个生理弯曲的分界椎体分别为 $C_7 \sim T_1$（颈曲与胸曲交界）、胸腰结合部（胸曲与腰曲交界）和 L_4 椎体（腰曲与骶曲交界）。临床上将脊柱冠状位投影偏离身体中线向侧方弯曲的情况称为脊柱侧凸。

根据病因，脊柱侧凸可分为先天性脊柱侧凸、退变性脊柱侧凸、特发性脊柱侧凸、神经肌肉性脊柱侧凸。招飞体检中脊柱侧凸被检者多为特发性脊柱侧凸，对特发性脊柱侧凸的多数研究中，都将脊柱 X 线片上弯曲＞10° 作为侧凸的标准。Shand 和 Eisberg 回顾 50 000 例胸部 X 线片发现 1.9% 存在＞10° 的侧凸；≥20° 的侧凸在人群中约 0.5%。Duhaime 在 14 886 例中发现有 1.1% 存在侧凸。Inoue 报道日本的脊柱侧凸发病率为 1.37%。Dommisse 发现南非＞10° 以上侧凸的学生占 1.66%。在我国，青岛大学医学部对 4770 名中学生进行普查发现 10° 以上侧凸患者为 2.0%；北京协和医院对北京市 21 759 名学生筛查发现 1.06% 学生有 10° 以上侧凸。以上结果可以发现，在校学生群体中特发性脊柱侧凸发病率较为恒定，在 1% ～ 2%。

特发性脊柱侧凸的发病原因至今没有定论。其可能的原因包括结缔组织异常、内分泌失调、肌肉力量不对称、生长不对称等。Hadley-Miller 的研究发现，侧凸的发生与基因有关。

正常脊柱在冠状位上左右两侧的负荷相当，出现侧凸后，凹侧受压力增大，凸侧受牵张力，在这种异常受力的作用下，可出现椎体或椎间盘的楔形变，进而加重畸形。患者由于受力不均衡，常表现为凸侧肩部高于凹侧，而凹侧的髂嵴较为突出。患者可以出现脊柱冠状位的失衡，表现为经过枕后粗隆的垂线与臀中皱襞不重合。

对于骨骼尚未发育成熟的青少年，影响侧凸自然病程的主要有两方面因素，即脊柱的生长潜能和侧凸本身的相关因素。侧凸本身的因素包括侧凸的类型和大小，双弯比单弯容易加重，侧凸角度越大病情越容易进展。生长潜能方面主要与年龄、性别等有关。

Lonstein 和 Carlson 报道，较年轻的、尚未发育并且有较大角度的患者病情进展的风险较大。脊柱侧凸是否会加重可以用生长潜能来衡量，侧凸随年龄增长其进展的危险性与生长潜能成正比。Lonstein 等研究结果表明，如侧凸角度 < 20°，发育不成熟患者即 Risser 征分级 0 ～ 1 级弯度进展的概率为 22%，成熟患者进展概率仅为 1.6%；如侧凸角度介于 20° ～ 29°，发育不成熟患者弯度进展的概率为 68%，相对成熟患者即 Risser 征分级 2 ～ 4 级进展概率仅为 23%（Risser 征分级方法如图 9-1 所示，即拍摄骨盆平片，观察髂骨嵴骨骺成熟程度，将髂前上棘到髂后上棘的总长度分为 4 段。由前向后数，前 1/4 有骨骺出现时为 1 级，前 1/2 有骨骺生长时为 2 级，3/4 为 3 级，全长为 4 级，骨骺完全闭合者为 5 级）。流行病学还提示青少年特发性脊柱侧凸的进展与性别、弯度、骨骼成熟度等多种因素关系密切，而约 3% 的患者侧凸会自然好转，75% 的患者需要治疗干预。

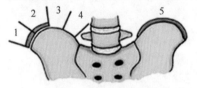

图 9-1　Risser 征分级

二、诊断与鉴别诊断

外科医师可以通过直视下骨骼肌肉的不对称来发现脊柱异常，如果从前面观察有双肩不等高或后面观察有双侧骶棘肌不对称，可怀疑脊柱侧凸。根据招飞体检工作经验，骶棘肌不对称者多数情况下存在脊柱侧凸，少数情况脊柱曲度正常，这些情况的双侧骶棘肌不对称多由姿势异常引起，脊柱结构并无异常。也存在双侧骶棘肌无明显不对称的脊柱侧凸患者。

对于脊柱侧凸，脊柱全长正侧位平片可进行诊断，同时可以测量相关角度，评估侧凸程度。国际脊柱侧凸研究学会对脊柱侧凸作了具体的定义：采用 Cobb 法测量直立位脊柱正位 X 线片，Cobb 角 > 10° 即可诊断为脊柱侧凸。

有研究表明，Cobb 角和年龄是对脊柱活动性影响最大的因素，Cobb 角每增加 10°，则脊柱的柔韧性会降低 10%，而年龄每增长 10 岁脊柱的柔韧性会降低 5%。轻度的脊柱侧凸通常没有明显的不适，外观上也观察不到明显的躯体畸形。较重的脊柱侧凸则会影响生长发育，使身体变形，严重者可致胸廓畸形而影响心肺功能、继发脊髓或神经根受压而造成瘫痪、引起椎骨楔形变或椎间盘退变而产生局部疼痛，另外脊柱侧凸对患者本身而言有可能因形体上的异常而导致心理疾病，造成悲观心理，严重降低工作和生活质量。

脊柱侧凸是脊柱病变的一种表现，有很多原因可以导致脊柱侧凸，各有其独自特点。脊柱侧凸按照病因可以分为功能性或器质性两种，或称非结构性脊柱侧凸和结构性脊柱侧凸。

非结构性脊柱侧凸是指脊柱弯曲但不伴有结构性改变，通常可经过支具矫形治疗而使畸形改善甚至消失，常见的原因有以下几种：①姿势性侧凸；②腰部病变所致，如椎间盘突出症、肿瘤；③双下肢不等长、骨盆倾斜；④髋关节挛缩引起；⑤炎症刺激（如阑尾炎）；⑥癔症性侧凸。

非结构性脊柱侧凸一旦原因去除，大多可恢复正常，但长期存在者，也可发展成结构性脊柱侧凸。一般这种患者在平卧时侧凸常可自行消失，X 线片显示脊椎序列正常。

结构性脊柱侧凸有以下具体类型。

1. 特发性青少年脊柱侧凸　最常见，占总数的 75%～85%，发病原因不清楚。

2. 先天性脊柱侧凸　是由于脊柱在胚胎时期出现脊椎的分节不完全、一侧有骨桥或一侧椎体发育不完全或混合有上述两种因素，造成脊柱两侧生长不对称，从而引起脊柱侧凸，常合并其他畸形，包括脊髓畸形、先天性心脏病、先天性泌尿系统畸形等。一般在 X 线片上即可发现脊椎发育畸形，如多发或单发半椎、楔形变、蝴蝶椎、椎体融合等或合并肋骨融合或缺如、短小。

（1）形成不良型：①先天性半椎体；②先天性楔形椎。

（2）分节不良型：阻滞椎。

（3）混合型：同时合并上述两种类型。

3. 神经肌肉性脊柱侧凸　可分为神经源性和肌源性，是由神经或肌肉方面的疾病导致肌力不平衡，特别是脊柱旁肌左右不对称所造成的侧凸。常见的原因有脊髓灰质炎后遗症、脑瘫、脊髓空洞症、进行性肌萎缩症等。

4. 神经纤维瘤病合并脊柱侧凸

5. 间质病变所致脊柱侧凸　如马方综合征、先天性多关节挛缩症等。

6. 后天获得性脊柱侧凸　如强直性脊柱炎、脊柱骨折、脊柱结核、脓胸及胸廓成形术等胸部手术引起的脊柱侧凸。

7. 其他原因　如代谢性、营养性或内分泌原因引起的脊柱侧凸。

Théroux 等研究认为，背痛是脊柱侧凸的常见症状，将近 50% 的脊柱侧凸患者自诉有背痛，而这其中又有将近 50% 的患者发生疼痛的部位主要是在腰部，单纯性胸椎侧凸要比单纯性腰椎侧凸产生背痛的概率小 50%，但他们的研究否认背痛或腰痛与 Cobb 角的大小有直接关系。胸椎侧凸产生不良影响比同等程度的腰椎侧凸小可由两者的结构特点推知，胸椎有肋骨支撑，其侧向活动度非常有限，而腰椎各项活动度都明显较大，且负载体重的负荷更大，其侧凸理应产生更大的影响。脊柱侧凸畸形的进展期大多在 10～16 岁，早期发现并治疗非常重要，常规的治疗目的在于预防其进展，保持脊柱在良好的矫正位，改善畸形，尽可能地恢复身体平衡，尽可能地使结构性脊柱侧凸伸直，从而改善心肺功能。总之密切观察侧凸的进展是基础，治疗的原则主要依靠矫形支具和手术。矫形支具作为治疗脊柱侧凸最重要的非手术疗法应用于临床已有近 400 年的历史，它能有效地控制早期脊柱侧凸的进展、避免手术或减轻手术患者侧凸的严重程度；其他非手术疗法还包括体操疗法、牵引疗法、推拿手法和电刺激疗法等。有学者认为，Cobb 角≤15° 的情况下畸形加重的可能性小，不需要特殊治疗；Cobb 角介于 20°～40° 者需要支具矫形外固定，支具治疗脊柱侧凸效果最好的角度是 Cobb 角介于 20°～29°；骨骼发育成熟后脊柱侧凸 Cobb 角小于 30° 者极少进展，且不影响正常工作生活；若 Cobb 角＞40° 则应该结合临床考虑手术治疗。手术治疗主要是通过脊柱内固定系统对侧凸部位进行冠状面、矢状面及轴状面综合矫正，防止畸形发展。

三、体检方法

脊柱侧凸可通过视诊进行筛查，即令被检者立正站立，观察双肩是否等高。嘱被检者弯腰 30°，观察双侧骶棘肌是否对称；嘱被检者后仰 30°，观察脊柱有无明显畸形。

对于可疑侧凸的被检者，行脊柱 X 线检查，观察是否存在结构性侧凸，并测量相关角度。Cobb 角是衡量脊柱侧凸角度的一个较常用标准，指一个弯曲范围内上弯曲最顶端和下弯曲最底端的两个椎体下缘所成角度。Cobb 角度的测量步骤如下（图 9-2）。

（1）确定侧凸的上下端椎。上下端椎是指侧凸中向脊柱侧凸的凹侧倾斜度最大的椎体。脊柱侧凸的凸侧椎间隙较宽，而在凹侧椎间隙开始变宽的第一个椎体被认为不属于该弯曲的一部分，因此其相邻的一个椎体被认为是该弯曲的端椎。

（2）在上端椎的椎体上缘画一横线，同样在下端椎椎体的下缘画一横线。对此两横线各做一垂直线。

（3）此两垂直线的交角就是 Cobb 角。对于较大的侧凸，上述两横线的直接交角也等同于 Cobb 角。侧凸的角度由此而测得。

上面讲述的是 Cobb 角的基本测量方法，适用于大多数情况，而更简洁的方法是直接采用计算机软件进行测量，目前的 X 线摄片系统完成摄片后，图像自动转入计算机进行读片，而计算机大多自带测量 Cobb 角的软件：首先选择量角器（蓝色箭头），然后找到上端椎的椎体上缘画一横线（红色箭头），以及下端椎的椎体下缘画一横线（绿色箭头），这时两线的夹角自动显示如图 9-3 所示的 31.9°（黄色箭头）。这种方法效率更高，避免了手工测量，是目前的首选方法。

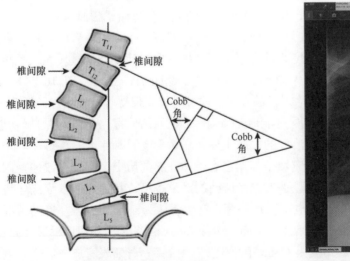

图 9-2　Cobb 角的测量　　　　　图 9-3　计算机自带软件测量 Cobb 角

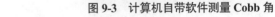

四、航空医学考虑

脊柱侧凸在我国青少年中并非少见。严重的结构性脊柱侧凸可影响多个系统，首先是骨骼系统，严重脊柱侧凸改变脊柱冠状位正常受力，凹侧与凸侧受力异常，不仅影响骨骼的发育，同时可加重畸形的发展，机体为达到平衡会在侧凸的近端或远端进行代偿性弯曲，修正其力线，重新达到冠状位的平衡。其次会影响心血管和呼吸系统，侧凸凹侧周围肌肉和韧带挛缩，肋间隙变窄，影响胸廓形态，进而影响心肺功能。Nilsonne 和 Lundgren 报道 113 例患者 50 年随访结果，其中 46 例死亡，死亡平均年龄为 46.6 岁，45 岁以后死亡率增加，为正常人 1 倍，其中 60% 死于心肺疾病。最后是影响心理，脊柱侧凸对患者本身而言有可能因形体上的异常而导致心理疾病，造成悲观心理，严重降低工作和生活质量。

但是，在招飞体检工作中，青少年被检者少见外观明显畸形的脊柱侧凸。对于非结构性侧凸，应找到原因，去除原发疾病（注意原发疾病的诊断，部分原发疾病并不适合飞行），多数情况可自行矫正或减小侧凸角度。对于结构性侧凸，也要区分其类别，除特发性脊柱侧凸外，其他类型多伴有较严重的原发疾病，脊柱侧凸仅为原发疾病的一种表现或并发症，这些类型应仔细甄别。对于特发性脊柱侧凸由于多数被检者并无外观上的明显异常，航空医学需要考虑的主要为脊柱力线与侧凸发展可能性。非结构性侧凸，发病原因上，多数为没有重视学习良好坐姿所致。而随着高考的结束及个人的重视，这类侧凸都有可能得到恢复或减小侧凸角度。飞行员培训的第一站——中国人民解放军空军航空大学的军事训练也非常注重军人仪态、军姿训练，体能训练也由体育专业教师指导，这对脊柱侧凸的矫正都有积极意义。对于结构性侧凸，规定适宜角度范围对脊柱力线把握及侧凸发展趋势具有重要意义。有报道对侧凸进展危险性与侧凸角度联系进行研究，结果如表 9-1 所示。

表 9-1 对侧凸进展危险性与侧凸角度的联系

Risser 征	5° ~ 19° 侧凸	20° ~ 29° 侧凸
0 ~ 1 级	22%	68%
2 ~ 4 级	1.6%	23%

引自 Rothman-Simeone. The Spine. 5th ed. Chapter 33，P516

以上数据提示，通过控制 Cobb 角和 Risser 征，可以将侧凸发展危险性降到可接受的范围。

横向比较，美国空军招收飞行学员对脊柱侧凸的标准如下：胸椎侧凸 Cobb 角 < 25°、腰椎侧凸 Cobb 角 < 20° 均可入选。笔者从中国人民解放军空军总医院空勤科了解到的情况也说明近 10 年以来因为脊柱侧凸而影响飞行甚至停飞的飞行员很少，这些情况都说明年轻人的脊柱侧凸 Cobb 角在 20° 以内可能对飞行训练产生的负面影响非常有限。

五、图谱

图谱详见图 9-14 ～图 9-9。

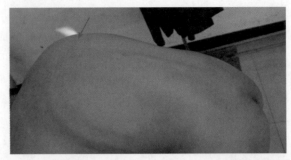

图 9-4　双侧骶棘肌明显不对称，箭头所指侧骶棘肌较高

骶棘肌不对称可以为生理性也可以为病理性，生理性骶棘肌不对称多由姿势不良引起，而病理性骶棘肌不对称多由脊柱侧凸引起。姿势不良也可引起轻度脊柱侧凸，但多可自行纠正。而轻度脊柱侧凸的患者，骶棘肌不一定呈现不对称表现。鉴于上述原因，外科检查所见骶棘肌不对称者 X 线检查不一定有阳性发现，而 X 线检查存在脊柱侧凸者，外科检查也不一定有阳性发现

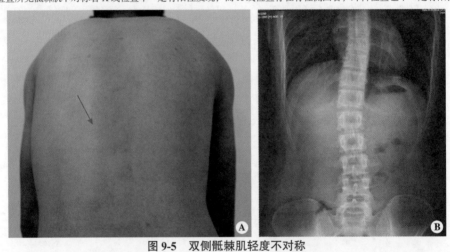

图 9-5　双侧骶棘肌轻度不对称

箭头所指侧骶棘肌较高（A）；X 线显示轻度脊柱侧凸，胸腰段脊柱侧凸（B）

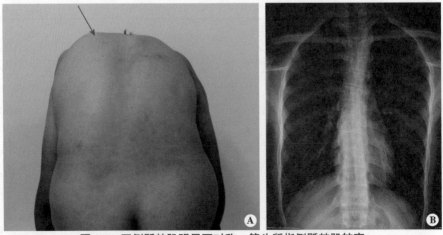

图 9-6　双侧骶棘肌明显不对称，箭头所指侧骶棘肌较高

X 线检查提示胸椎侧凸18°。外科检查的双侧骶棘肌不对称与 X 线检查的脊柱侧凸虽无明显对应关系，但是外科体检中明显双侧骶棘肌不对称者，X 线检查多有阳性发现

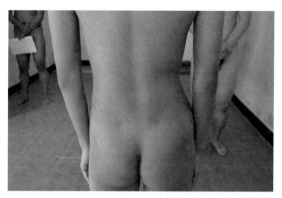

图 9-7 骨盆倾斜，脊柱侧凸。两侧髂嵴不等高，脊柱侧凸

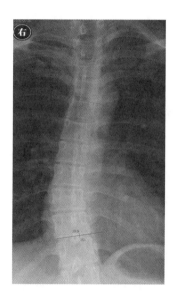

图 9-8 胸椎侧凸较重

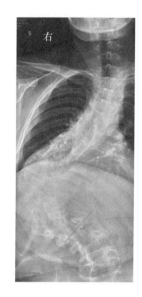

图 9-9 严重脊柱侧凸

此种程度的脊柱侧凸在招飞体检中没有发现，在临床中此种脊柱侧凸多为先天性因素引起，具有遗传相关性，且外形特征明显，X 线检查可见"S"形侧凸，严重者可伴有心肺功能异常，易于诊断鉴别

（杜俊杰　袁超凡）

第10章

臀肌挛缩症

一、概述

臀肌挛缩症多为臀部肌内注射引起，本章仅介绍注射性臀肌挛缩症。注射性臀肌挛缩症，最早称为注射性臀大肌挛缩症，随后期研究继续深入，发现并非仅臀大肌受累，臀中肌和臀小肌也可受累，因此目前称为注射性臀肌挛缩症。

注射性臀肌挛缩症是一种医源性疾病，多发生于儿童期，是由反复多次的臀部肌内注射引起的。临床上，臀肌挛缩症的患者多因患儿家长发现其步态特殊、双膝不能靠拢而就诊。接受臀部肌内注射频率最高的年龄为出生至 5 岁，平均为 1.5 岁，发现臀肌挛缩的年龄为 1 ~ 11 岁，平均为 4.9 岁。注射药物 68.3% 为青霉素，52% 的患者同时接受两种或两种以上抗生素肌内注射，臀肌肌内注射次数与臀肌挛缩的发生成正比。

肌内注射药物对肌肉是一种刺激，反复多次注射药物可引起肌肉组织局部炎症反应，进而发生机化、纤维组织增生，最后形成纤维挛缩带。注射性臀肌挛缩症的症状与体征主要是由臀大肌上半部分肌肉组织发生纤维化瘢痕所引起，肌肉组织完全被瘢痕组织替代，纤维挛缩带与肌肉组织界限不清。除臀大肌外，臀中肌和臀小肌也可能发生相同病理变化。

注射性臀肌挛缩症根据纤维组织增生与肌肉组织破坏的程度不同，症状体征也不尽相同。挛缩较轻的患者，可仅在外观上表现出臀部肌肉凹陷，而臀部肌肉力量和功能不受影响。挛缩较重的患者，臀部肌肉明显凹陷，且步态、髋关节功能等出现不同程度异常。

二、诊断与鉴别诊断

（一）诊断

臀肌挛缩症可有以下临床表现。

1. 步态异常，特别是跑步时，双下肢呈轻度外旋、外展，由于曲髋受限，步幅减小，呈现"跳步征"。

2. 站立时，双下肢不能完全靠拢，轻度外旋，由于臀大肌上部肌肉挛缩，肌肉容积缩小，呈现"尖臀征"。

3. 坐位时，双膝分开不能跷"二郎腿"。

4. 下蹲时体征有两种表现：一部分表现为在下蹲过程中，当髋关节屈曲接近 90° 时，曲髋受限，不能完全下蹲，出现"双膝划圈征"；另外一部分表现为下蹲时双髋呈外展外旋位，双膝分开，出现"蛙腿征"。

5. 髋部弹响，屈伸髋关节时，股骨大粗隆附近会有弹响出现。

6. 臀部可以触及与臀大肌纤维走向相同的挛缩带，髋关节内旋内收时比较明显。

7. X 线检查可见"假性双髋外翻"。

（二）鉴别诊断

髂胫束发育不良：髂胫束发育不良患者也可出现"双膝划圈征"、髋弹响和跷腿困难等。但是髂胫束发育不良患者病变部位在大腿外侧的髂胫束，并不影响臀部肌肉形态和功能，因此不会出现臀部挛缩带，且髋关节外展、内收等功能正常，无"尖臀征""跳步征"，严重的情况下可能出现"蛙腿征"。

招飞体检中臀肌挛缩者少见，即使有，也少有严重到以上症状全部具有的程度。招飞体检中轻度的臀肌挛缩可仅表现为臀部肌肉形态异常，而髋关节功能不受影响。重度臀肌挛缩的外观畸形明显，功能也受到影响。

三、体检方法

令被检者自然站立，观察被检者双臀形态有无凹陷畸形等，以及有无"尖臀征"。

令被检者双足并拢，双手向前平举，连续下蹲，观察被检者下蹲功能，双膝关节能否并拢，有无"双膝划圈征"和"蛙腿征"。

令被检者自然状态下来回行走，观察被检者步态有无异常。

对发现异常者进一步检查髋关节外展、内收、外旋、内旋功能等，触诊臀部有无挛缩带，必要时进行 X 线检查，排除髋部疾病，并协助诊断。

四、航空医学考虑

随着肌内注射针剂成分的改进，目前注射性臀肌挛缩发病率有所下降。在招飞体检工作中少见臀肌挛缩被检者，即使遇到，也多以轻度为主。

臀肌为非暴露部位，因此关于臀肌挛缩的航空医学考虑主要集中在军事体能训练和航空安全的评估上。在停止臀部肌内注射后，成人臀肌挛缩并无进展，因此臀肌挛缩的把握，应以评估下肢运动功能为主。

严重的臀肌挛缩，除具有外观的畸形外，还伴有髋关节活动的障碍、髋关节屈曲和外展受限、难以完成下蹲等动作、步态异常等。不仅不能完成部分军事动作，日常生活也受影响，因此重度的臀肌挛缩患者不能纳入飞行员队伍中。对于髋关节各种活动不受影响、臀部无明显挛缩带及下蹲检查、步态检查等均与常人无异者，即使臀部外观稍差，也不应因此轻易淘汰。

五、图谱

图谱详见图 10-1、图 10-2。

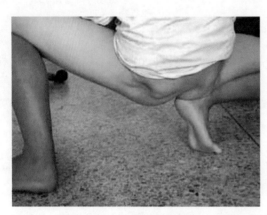

图 10-1　臀肌挛缩症，臀肌挛缩明显，下蹲功能
受限

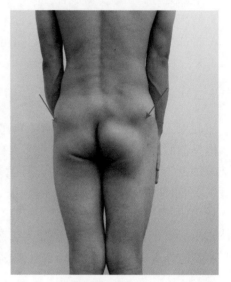

图 10-2　轻度臀肌挛缩，可见臀肌凹陷
（箭头示）

经检查髋关节屈伸、外展、内收功能未见明显功
能受限，下蹲功能无异常

（杜俊杰　厉晓杰）

第 11 章

掌腱膜挛缩症

一、概述

掌腱膜挛缩症，是一种原因不明、进行性的掌腱膜挛缩。对掌腱膜挛缩症的流行病学调查国内研究较少。北京积水潭医院胡溱等调查 50 例掌腱膜挛缩症的患者发现，平均发病年龄为 56.7 岁，以中老年居多，男性占绝大多数，病变部位双侧占 56%，但不对称。病变多累及手掌尺侧，小指、环指受累多见，其次为中指，拇指、示指少见。

掌腱膜挛缩症的发病原因目前并无确切说法。McFarlane 对世界 12 个地区 108 名医师报道的 1227 例掌腱膜挛缩症患者进行流行病学调查，发现该病发病具有地区和种族聚集性，中国该病少见。Luck 报道掌腱膜挛缩症患者有阳性家族史者占 23.4%，McFarlane 报道有 27%，因此，有学者认为该病与遗传因素有关。也有学者认为本病与手部小血管病变有关。

掌腱膜挛缩时，部分或全部腱膜因瘢痕组织增生而增厚，致使掌指关节、近端指间关节发生屈曲挛缩，手掌皮肤出现硬结皱褶。增生最明显处多位于远侧掌横纹，发病往往从环指相对的远侧掌横纹开始。由于掌腱膜至皮肤的短纤维增殖、挛缩，皮下脂肪、汗腺、血管、淋巴管等被挤压以至消失，在表皮和掌腱膜之间形成一坚韧的团块或条索，使皮肤明显凸出。

二、诊断

发病早期，在环指掌指关节平面掌侧皮肤出现小结节，皮肤增厚，皮下逐渐形成挛缩带。远侧掌横纹附近产生皮肤皱褶，并呈现月牙状凹陷。病变发展后，出现掌指关节和近侧指间关节屈曲挛缩，而远侧指间关节很少受累。病变皮肤失去弹性，变厚，与深面掌腱膜紧密粘连。约 50% 的患者为双侧，病程进展大多缓慢，有的患者发展较快。

三、体检方法

令被检者伸直双手，检查双手及五指是否存在畸形，观察手掌有无条索状凸起。检查被检者双手及五指屈伸、内收、外展、对掌等功能，观察被检者手指功能是否受限。

四、航空医学考虑

掌腱膜挛缩对飞行人员的影响包括对军容的影响和手指伸直受限对军事训练及飞行动作完成和航空安全的影响。第一，掌腱膜挛缩影响手指伸直功能，且手掌掌侧可见硬性条索，影响军容，不能完成敬礼等动作。第二，掌腱膜挛缩累及手指，以小指、环指居多，中指次之，拇指与示指很少；严重掌腱膜挛缩的患者可影响军事训练（如俯卧撑动作）的完成。第三，由于部分手指活动受限，飞行中需要手指操控的指令难以完成，对飞行安全造成不利影响。

轻度的掌腱膜挛缩症可能仅轻度影响手指功能，但是由于掌腱膜挛缩症具有缓慢发展的特点，且好发年龄为中老年，年轻的被检者仍具有较大的发展风险，因此，对于掌腱膜挛缩症的患者，建议谨慎评估。

五、图谱

图谱详见图 11-1、图 11-2。

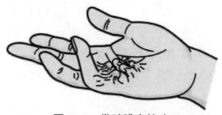

图 11-1 掌腱膜挛缩症

掌腱膜挛缩时，部分或全部腱膜因瘢痕组织增生而增厚，致使掌指关节、近端指间关节发生屈曲挛缩，手掌皮肤出现硬结皱褶。增生最明显处，多位于远侧掌横纹处，发病往往从环指相对的远侧掌横纹开始

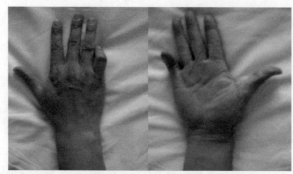

图 11-2 掌腱膜挛缩症，小指伸直受限。小指所对远侧掌横纹处可有皮肤挛缩带出现

（厉晓杰）

第 12 章

髂胫束挛缩症

一、概述

（一）髂胫束与髂胫束挛缩症

髂胫束是包绕大腿的深筋膜——阔筋膜的外侧增厚部分。其起自髂嵴前份的外侧缘，其上分为两层，包裹阔筋膜张肌，并与之紧密结合不宜分离。下部的纵向纤维明显增厚呈扁带状，后缘与臀大肌肌腱相延续。髂胫束下端附着于胫骨外侧髁、腓骨头和膝关节囊。

髂胫束挛缩症是指髂胫束由某些原因导致的紧张影响髋关节活动及产生髂胫束与关节囊摩擦的情况，国内发病率没有记载。

（二）病因、发病机制与发展规律

髂胫束挛缩症的发病原因多种多样，目前没有一种确定的说法。多种因素可以导致髂胫束挛缩，如髂胫束发育问题、膝外翻、足内翻及双下肢不等长等。

髂胫束位于大腿外侧，在髋关节活动时，髂胫束在大粗隆外侧有向前向后的滑动。患肢向前迈步摆动时，髂胫束向前至大粗隆前方，站立支撑时向大粗隆后方滑动，如髂胫束挛缩，则其在大粗隆滑动中出现响声及弹动。

由于髂胫束的位置，其挛缩可使髋关节处于内收位而外旋功能受限，因此，产生下蹲时两膝不能并拢及不能跷"二郎腿"等表现。

髂胫束从髂嵴一直延续到膝关节胫骨外侧髁、腓骨头和膝关节囊。髂胫束挛缩时，长期运动（如跑步）的情况下，髂胫束与股骨外上髁摩擦，导致韧带或滑囊炎症的发生，从而引起膝关节外侧疼痛（俗称"跑步膝"）。

髂胫束发育不良或髂胫束挛缩：并没有报道称其挛缩程度可继续进展，而运动前注意髂胫束的拉伸可以一定程度上预防其并发症的发生。

二、诊断与鉴别诊断

（一）诊断

髂胫束挛缩症可根据其症状、体征和辅助检查表现进行诊断。

1. 症状　本病可以表现出弹响髋，弹响髋多出现在走路或下蹲过程中，每次髋关节的一个活动周期或数个活动周期即出现一次，严重时伴有酸痛，以致不能快走。患者可因弹响髋而就诊，也可为医师检查时发现弹响髋。

2. 体征

（1）髋部弹跳感：患者下蹲或走路时，检查者双手置于大粗隆处，可触及髂胫束在此处有弹跳并产生弹响。

（2）髋关节功能受限与跷腿不能：由于髂胫束挛缩的牵拉，髋关节部分活动受限，表现为下蹲时双膝不能并拢，出现"划圈征"。患者坐位时，不能完成跷腿动作。

（3）Ober 征：患者侧卧，患侧在上，检查者以右手握住患者小腿近膝部，先屈髋，而后外展并稍后伸，再将该肢体放下，即使之内收，如不能内收，则为 Ober 征阳性。髂胫束挛缩症患者 Ober 征多阳性。

3. 辅助检查　以往髂胫束挛缩的诊断主要依靠外科的相关检查，温建文等研究发现，超声下发现髂胫束挛缩症患侧的髂胫束均有不同程度的增厚，为 2.6 ~ 6.1mm，平均为（3.66±0.74）mm，内部正常纹理消失，呈粗条带状不均匀回声，结合部呈团块状或结节状不均匀回声。髂胫束与结合部在动态超声检查中呈挛缩状紧贴大转子滑过，滑过瞬间明显增厚。他们得出结论，高频超声可直接、准确、清晰地显示挛缩的髂胫束和结合部，并能动态地观察挛缩组织的活动情况，是诊断髂胫束挛缩症或不典型臀肌挛缩症的重要筛查手段之一。

（二）鉴别诊断

臀肌挛缩症：臀肌挛缩症也可表现为髋关节弹响、"双膝划圈"及跷腿不能，临床工作中也有误诊病例。臀肌挛缩症是因臀肌发生纤维挛缩而影响臀部肌肉功能，多伴有臀部肌肉外观异常，超声检查可有助于诊断。

三、体检方法

问诊：询问被检者行走时有无髋部疼痛，注意提问方式。

听诊：令被检者双足并拢，双手向前平伸，连续下蹲，注意髋关节附近有无弹响。

触诊：令被检者双足并拢，双手向前平伸，连续下蹲，注意髋关节附近有无弹跳感。

动诊：令被检者双足并拢，双手向前平伸，连续下蹲，注意膝关节能否并拢，是否有"双膝划圈征"；令被检者坐位跷"二郎腿"，观察能否完成上述动作。

辅助检查：超声检查，协助诊断髂胫束是否存在挛缩。

四、航空医学考虑

髂胫束挛缩症对飞行人员的影响主要表现在其对髋关节功能的影响和并发症上。髂胫束挛缩对髋关节内收和下蹲功能产生不利影响，同时，严重髂胫束挛缩是髂胫束摩擦综合征的诱发原因，多次活动（如跑步）可因髂胫束与股骨外上髁的摩擦而出现膝关节外侧疼痛，从而对军事训练产生不利影响。对髂胫束挛缩症患者的评估应注重其对关节功能的影响和并发症发生风险上。

轻度髂胫束挛缩，并不一定具有全部症状和体征，可仅有髋关节弹响，无明显"双膝划圈征"和跷腿困难，或同时存在轻度的跷腿困难和"双膝划圈征"，此种表现说明髂胫束挛缩并无特别严重，对关节功能的影响不明显，发生并发症的概率较低。

重度髂胫束挛缩，可明显影响髋关节功能，存在明显下蹲困难、"双膝划圈征"和跷腿困难，身体灵活性和协调性受到明显影响，同时，由于髂胫束挛缩严重，发生膝关节外侧疼痛的可能性也较高。

对于髂胫束挛缩的评估，应着眼于飞行人员培养实际需要和飞行安全考量，切实做到不误淘、不漏诊。

五、图谱

图谱详见图 12-1 ~ 图 12-3。

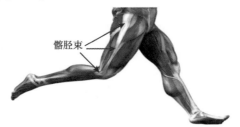

图 12-1 髂胫束的解剖位置示意图

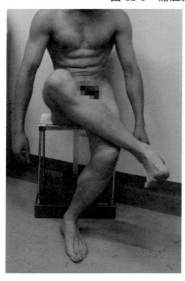

图 12-2 跷腿困难，患者坐位时，不依靠双手辅助，难以完成跷腿动作

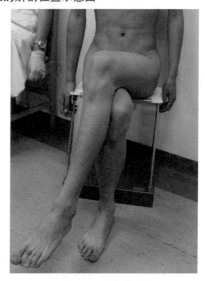

图 12-3 正常跷腿动作

（厉晓杰）

第13章

胫骨结节骨软骨炎

一、概述

胫骨结节骨软骨炎为胫骨结节骨化失常所致，常见于 10 ~ 15 岁男孩，一侧多见，双侧发病约为30%。患者多喜欢剧烈运动，尤其是踢球。在军队中，步兵胫骨结节骨软骨炎发病率为2.6%。青少年时期是易患年龄段，频繁屈伸下肢及训练过度可增加其发病率。

胫骨结节骨软骨炎好发于骨骺未闭合前的青少年期，病情常持续 2 ~ 3 年，骨骺完全骨化后才停止发展。胫骨结节是股四头肌通过髌骨和髌韧带附着于胫骨的骨骺。在胫骨结节尚未与胫骨完全融合，而股四头肌发育较快时，肌肉收缩使胫骨结节撕脱，影响血液循环，胫骨结节发生缺血性坏死。其表现为股四头肌腱附着胫骨处肿胀、肥厚、充血，因局部发生缺血改变，坏死与新生骨交替出现，胫骨结节不整齐，最后修复。

二、诊断

本病主要临床表现为膝部疼痛，行走时明显，上下楼梯或爬山时加重，查体可见一侧或双侧胫骨结节上端前方局限性肿胀，压痛明显，晚期胫骨结节肥大凸起，股四头肌对抗运动时加重。

X线检查提示胫骨结节骨骺呈舌状，骨骺骨质致密或骨骺边缘不规则，附近软组织肥厚或见骨骺碎裂与骨干分离。

黄菊芬等研究表明，超声能发现胫骨结节骨骺的改变，同时对髌腱炎、韧带撕裂等膝关节软组织损伤有辅助诊断作用，超声可以了解X线检查无法得到的重要信息，对X线检查起到补充作用。

三、体检方法

问诊：首先询问被检者有无膝部疼痛病史，询问病史时注意提问的方式方法。

视诊：令被检者站立，观察双侧胫骨结节上端前方有无肿胀。

触诊：令被检者站立，按压双侧胫骨结节上端前方，询问被检者有无压痛。令被检者来回走动，并进行上下台阶运动，询问膝部是否疼痛。

辅助检查：进行X线检查及超声检查，评估胫骨结节骨骺情况。

四、航空医学考虑

胫骨结节骨软骨炎对飞行人员培养及飞行安全的影响主要在于其膝部疼痛症状及可能遗留股四头肌及胫骨畸形问题。

轻度胫骨结节骨软骨炎可表现为膝部轻度疼痛，胫骨结节上端前方局限性肿胀，X线表现为骨骺骨质致密或骨骺边缘不规则；或仅表现为胫骨结节上端前方稍肿胀，可无明显疼痛症状，X线检查可无明显异常表现。对于轻度胫骨结节骨软骨炎，治疗以减少运动量为主，可以自愈，根据病情的轻重，可采取制动治疗或不制动治疗，骨骺愈合后，本病可停止发展。轻度胫骨结节骨软骨炎处于急性期时应控制运动量，膝部疼痛等均可影响军事训练的进行。非急性期，尤其是骨骺愈合后，本病不会进展，预后较好。

重度胫骨结节骨软骨炎，可表现为膝部明显疼痛，胫骨结节上端前方肿胀明显，X线表现为胫骨结节附近软组织肥厚、骨骺碎裂与骨干分离。急性期时应给予患肢制动，若局部疼痛严重，则卧床休息。该病急性期过后，可能遗留过大胫骨结节，待骨骺愈合后，可手术切除过大胫骨结节。重度胫骨结节骨软骨炎急性期存在膝部明显疼痛，治疗时制动等可影响军事训练。骨折愈合后，可能遗留过大胫骨结节，但也不会进展，预后尚可。

五、图谱

图谱详见图 13-1 ～图 13-3。

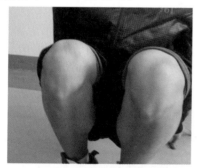

图 13-1 胫骨结节骨软骨炎，胫前区硬性隆起
患者多为运动较多者，可有胫前区疼痛或疼痛史，控制运动量后疼痛多可自行消失

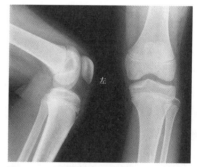

图 13-2 胫骨结节骨软骨炎，X 线检查提示胫骨结节与胫骨干未完全分离

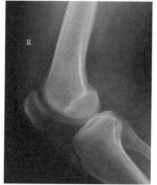

图 13-3 胫骨结节骨软骨炎，X 线检查提示胫骨结节与胫骨干基本分离

（厉晓杰）

第 14 章

膝关节疾病

膝关节疾病是发生于膝关节的一系列疾病的总称，是指膝关节内及其周围的重要软组织发生功能紊乱而出现症状的疾病。早期由于诊断技术的限制，常采用"关节内紊乱"的说法，随着技术的提高，目前已经能够明确一些膝部疾病。但是，仍然存在一些疾病所表现的症状尚不能确定其部位和性质，明显的改变是水肿和关节周围肿胀，这些情况仍称为"关节内紊乱"。目前明确的常见膝关节疾病包括半月板损伤与疾病、髌骨关节疾病等。

一、膝关节构成及功能

膝关节是人体最大的滑膜关节（又称滑车关节），也是重要的承重关节。其主要由以下结构构成：骨性结构，包括股骨下端、胫骨上端和髌骨；关节周围肌肉、肌腱结构；关节外的韧带结构；关节内的半月板和交叉韧带。这些结构保持关节上下连接，具有生理上需要的静力与动力稳定性。其中任何一种结构受到损伤都会影响膝关节的稳定。

股骨下端为向两侧和前后扩展的股骨髁。外侧髁仅有屈伸活动，内侧髁除屈伸活动外，还可进行外展、内收和旋转活动。在股骨两髁之间有深凹的髁间凹，前交叉韧带附着于外侧髁内侧面的后部，而后交叉韧带附着于内侧髁外侧面的前部。

胫骨上端为宽厚的胫骨髁，胫骨两髁关节面与半月板相连接。胫骨两髁之间存在髁间隆起，由内、外侧两个结节构成，其前后部各有一凹陷，是膝交叉韧带及半月板附着处。站立位正面X线片上，股骨干长轴与胫骨干长轴在膝关节相交，形成6°～9°的生理外翻角。从髋关节中点到踝关节中点的连线为下肢负重轴线，理论上该线应该穿过膝关节的中点。

髌骨前面粗糙，被股四头肌肌腱膜包围，后面被软骨覆盖。髌骨具有保护股四头肌和髌骨力线、增强股四头肌伸膝力及增加膝关节旋转度等功能。

膝关节周围肌肉是支持和影响膝关节功能的重要动力结构。膝关节内侧、外侧均有强大的支持结构，分别为内侧副韧带和外侧副韧带。内侧副韧带、半膜肌、鹅足囊及后关节囊的腘斜韧带部分为内侧关节囊外的稳定结构。外侧副韧带可防止小腿旋转、内收、外展及过度伸直。膝交叉韧带位于股骨髁部内凹陷处，是关节内滑膜外结构，分为前后两条。前交叉韧带起于胫骨上端髁间隆起的前部偏外凹陷处及外侧半月板前角，向上后外呈扇形止于股骨外侧髁内侧面的后部。后交叉韧带起于胫骨上端髁间隆起的后部，下端起点延伸到胫骨上端的后面。膝交叉韧带的主要功能是维持膝关节在各个方向上的稳定性,前交叉韧带能防止胫骨在股骨上向前移位,或股骨向后移位,同时防止膝关节过度伸直,限制内外旋和内外翻活动;后交叉韧带能防止胫骨向后移位,限制过伸、旋转及侧方活动。

半月板为股骨髁和胫骨髁之间的纤维软骨垫,切面为三角形,外侧缘较厚,附着于关节囊的内侧面,也借助冠状韧带疏松地附着于胫骨平台的边缘,内缘锐利,游离于关节腔内。半月板对膝关节的正常功能有重要的作用,可以作为关节的填充物,使股骨髁和胫骨髁的外形相适应。

膝关节是全身所有关节中最容易受损伤的关节,在招飞体检工作中,膝关节不同程度的受损并不少见,因此膝关节损伤的评估及膝关节疾病的诊断对科学招飞具有重要意义。

二、半月板损伤

(一)概述

半月板损伤是膝部最常见的损伤之一,多见于青壮年,男性多于女性。国外报道内外侧半月板损伤比例为(4～5):1,国内报道相反,比例为1:25。半月板承受膝关节部分应力,具有一定移动性,随膝关节的运动而改变其位置与形态。最易受损伤的姿势是膝关节由屈曲位向伸直位运动,同时伴有旋转。除外力之外,半月板自身的改变也是破裂的重要原因。半月板损伤可发生于外侧、内侧或内外两侧,我国以外侧半月板损伤多见,可能与我国外侧盘状软骨多发有关。

(二)诊断

半月板损伤多见于青壮年,病史和临床检查对半月板损伤的诊断具有重要意义。

1.症状 50%以上的病例有膝关节"扭伤"史,伴有膝关节肿胀、疼痛和功能障碍。疼痛是最常见的表现,多局限于半月板损伤侧。部分患者感觉关节内有响声和撕裂感,膝关节不能完全伸直。肿胀可见于绝大多数情况,损伤初期肿胀严重,随后肿胀逐渐消退。但是即使没有积液和肿胀史,也应慎重考虑半月板损伤。半月板损伤也可导致膝关节功能障碍,可以因半月板嵌顿和突然疼痛,出现膝关节松动或膝软。膝关节屈曲位负荷增加时(如下楼梯或走平路),出现弹拨。半月板的部分撕裂可以导致"交锁"现象,即膝关节突然不能伸直,但可屈曲,经过旋转摆动患膝,可恢复。

2.体征 肿胀、压痛和股四头肌萎缩是常见体征。

特殊体征包括被动过屈过伸痛,做过伸试验时,一手托足跟,另一手置于胫骨上端前方向后压,过屈试验是一手持踝部,用力后推,使足跟尽量靠近臀部。

麦氏征试验(McMurray test),又称旋转挤压试验,是检查半月板有无损伤的常用试验。检查时将膝关节充分屈曲,外展外旋小腿或内收内旋小腿,如出现疼痛、弹动感或"咔嗒"声,分别提示外侧和内侧半月板存在损伤的可能,发生在膝关节近全屈位为后角损伤,发生在膝关节接近伸直位为前角损伤。该试验阳性，弹响位于间隙是半月板撕裂的辅助证据，但是该试验阴性也不能排除撕裂可能。

研磨试验（Apley test），患者仰卧位屈膝90°，通过胫骨长轴保持压力下，左右旋转胫骨，如患者有研磨感，有时伴有疼痛，则表示半月板损伤。

侧方挤压试验，令患者患侧膝关节伸直，检查者立于患侧，两手分别放置于患膝、小腿下端相对侧，向相反方向加压，如被挤压关节间隙有疼痛，则可能存在半月板损伤。

3. 辅助检查

（1）X线检查：对半月板损伤的诊断价值在于以下方面。①除外骨软骨损伤、剥脱性骨软骨炎、游离体、骨折、肿瘤等情况；②检查骨性关节炎的严重程度。

（2）MRI检查：膝关节MRI检查可有效地检出半月板损伤的情况。但是由于MRI检查费用高、操作烦琐、消耗时间长，招飞体检工作中应谨慎选择。

（三）体检方法

招飞体检工作需要面对检查对象多、检查时间有限的问题，因此需要对检查操作进行流程化、简化和优化。

首先询问被检者膝关节损伤病史，是否存在关节疼痛、肿胀等症状，目前是否存在膝部疼痛、肿胀、功能异常等症状，注意提问方式方法。对于症状阳性被检者，继续询问相关病史细节。

观察膝关节外观和形态，如有无关节畸形、瘢痕等。令被检者双手向前平举，双足并拢连续下蹲，检查膝关节活动度及膝关节运动时是否存在疼痛、交锁、弹响等症状。对于有弹响的被检者，鉴别弹响性质是生理性（活动后消失者多为生理性）还是病理性。

对病史阳性、膝关节一般检查存在异常的被检者，继续进行膝关节特殊检查，包括被动过屈过伸试验、麦氏征试验、研磨试验和侧方挤压试验。

必要时进行X线检查，排除骨性病变等。如果尚不能确诊，进行膝关节MRI检查，可确诊。

（四）航空医学考虑

半月板对膝关节的功能具有不可替代的作用，同时由于其本身特点，又很容易受到损伤。外侧缘较厚，附着于关节囊的内侧面，也借助冠状韧带疏松地附着于胫骨平台的边缘，内缘锐利，游离于关节腔内。半月板体部没有血管，其营养主要依靠吸收关节液中的营养成分，无血管区的体部随年龄增长而逐渐增大，因此成人体部的损伤也因此不能修复。

半月板可以作为填充物，使股骨髁和胫骨髁的外形更加适应，减少了股骨和胫骨的直接相撞，防止关节囊和滑膜在屈伸运动中撞击，保持了膝关节的稳定性。半月板损伤后的疼痛、肿胀及膝关节功能受损对军事训练的完成造成了不利的影响。半月板损伤非急性期时，由于成人体部半月板损伤不能恢复，半月板损伤依然存在，对膝关节功能和稳定性的不利影响可持续，在大强度的军事训练的情况下，半月板损伤可增加膝关节疼痛、关节软骨磨损等的概率，因此，半月板损伤成为飞行人员军事训练的不利因素。

半月板损伤的患者可在某些动作下，由于半月板嵌顿引发疼痛，引起股四头肌反射性抑制，从而引起膝关节功能的突发缺失，这给飞行安全造成了隐患。

因此，半月板损伤对飞行人员军事训练和飞行安全均造成了不同程度的负面影响，在招飞体检工作中需要认真甄别。

（五）图谱

图谱详见图 14-1 ~ 图 14-4。

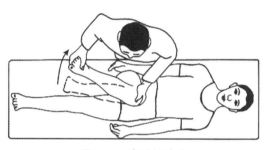

图 14-1　麦氏征试验

检查时将膝关节充分屈曲，外展外旋小腿或内收内旋小腿，如出现疼痛、弹动感或"咔嗒"声，分别提示外侧和内侧半月板存在损伤的可能，发生在膝关节近全屈位为后角损伤，发生在膝关节接近伸直位为前角损伤。该试验阳性、弹响位于间隙是半月板撕裂的辅助证据，但是该试验阴性也不能排除撕裂可能

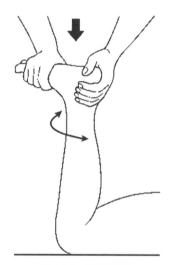

图 14-2　研磨试验

患者仰卧位屈膝 90°，通过胫骨长轴保持压力下，左右旋转胫骨，如患者有研磨感，有时伴有疼痛，则表示半月板损伤

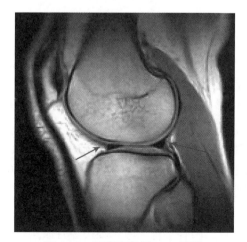

图 14-3　正常半月板 MRI 表现

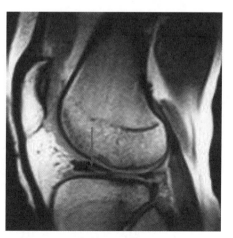

图 14-4　外侧半月板损伤 MRI 表现

三、半月板疾病

（一）概述

半月板疾病，包括半月板囊肿、盘状软骨等。半月板囊肿好发于男性青壮年，形成原因说法不一，创伤造成半月板组织内挫伤和积血，随年龄增长发生的退变造成局部坏死，半月板组织内形成的滑膜细胞包涵体或组织化生细胞分泌黏液，滑膜细胞经纤维软骨的微小撕裂进入半月板内，这些因素均可能导致半月板囊肿的发生。囊肿的存在和增大，损害了半月板的活动性，增加了半月板撕裂的概率。

盘状软骨是指半月板形态异常，不同地区和种族之间发病率差异很大，有些国外报道发病率不足 1%，而我国、韩国和日本发病率很高，占半月板手术的 26% ～ 50%，男性多于女性，发病多为青壮年。具体病因不清。

（二）诊断

1. 半月板囊肿　半月板囊肿患者表现出的主要症状是膝关节的慢性疼痛，活动时加重。多数患者在关节间隙可见明显的肿块，伸膝时较为明显。X 线检查有时可见骨性压迹。甄景琴等研究认为，高频超声对囊性病变有高敏感性和高准确性的特点，能对囊肿做出准确判断，可作为半月板囊肿的检查手段。膝关节 MRI 检查可有效地检出半月板囊肿的情况。但是由于 MRI 检查费用高、操作烦琐、消耗时间长，招飞体检工作中应谨慎选择。

2. 盘状软骨　盘状软骨较正常半月板宽大而厚，表面不光滑，边缘附着坚固，因而在膝关节内活动受限，在膝关节活动中极易受伤、发生磨损。盘状软骨出现症状多见于青壮年。主要体征如下。

（1）关节弹拨：是膝关节盘状软骨的特异性体征，出现率高达 95%，对诊断有决定性意义。具体检查方法为卧床屈伸膝关节，可以出现清晰的响声，伸膝比屈膝更加明显，并可见关节跳动、小腿旋转。关节弹拨并不一定伴有疼痛。做关节弹拨时，由于宽厚的盘状软骨被股骨髁挤压，屈膝时可用手触知或见到盘状软骨向前突出，伸膝时软骨缩回，或向腘窝突出，此为盘状软骨独有征象，可借此同半月板损伤鉴别。

（2）重力试验：膝关节侧方重力试验对盘状软骨诊断也具有重要价值。检查方法如下：患者取侧卧位，患侧在下，小腿悬于床边，做屈伸膝关节活动，出现明显的弹响，改另一侧侧卧，使膝内侧朝向床面，再做屈膝关节动作，不出现弹响或弹响变小，为重力试验阳性。

（3）持续性关节交锁：仅有 40% 的患者有交锁病史，且发生部位恒定，能自行解锁。但是如果盘状软骨磨损或纵向破裂，阻止股骨髁的活动，造成的交锁，由于盘状软骨宽且厚，因此不易解除。

（4）其他：盘状软骨患者，膝关节内疼痛发生率为 100%，关节间隙可有压痛，20% 的患者膝关节活动受限，20% 的患者过伸过屈痛，75% 的患者有关节间隙压痛，90% 的患者麦氏征试验阳性，60% ～ 65% 的患者研磨试验和侧方挤压试验阳性。

3. 辅助检查

（1）膝关节 X 线检查可见患侧关节间隙增宽，胫骨平台和股骨髁边缘骨质增生。

（2）CT 检查可显示盘状软骨的形态及受损伤情况，MRI 可显示膝关节结构的各个层次。

（三）体检方法

本病体验方法同半月板损伤体检方法。

（四）航空医学考虑

半月板对膝关节的作用无可替代，而本身特点使其容易受损，且不易修复。

半月板囊肿本身会导致膝关节慢性疼痛，同时半月板囊肿增加了半月板撕裂的风险，两者均对军事训练的完成造成了不利的影响。

盘状软骨不一定都有症状，症状出现多见于青壮年，但儿童不罕见。盘状软骨患者几乎均出现关节内疼痛，有些情况下出现关节功能受损，对军事训练造成不利影响。

因此，半月板疾病对飞行人员军事训练和飞行安全均造成了不同程度的负面影响，在招飞体检工作中需要认真甄别。

（五）图谱

图谱详见图 14-5 ~ 图 14-7。

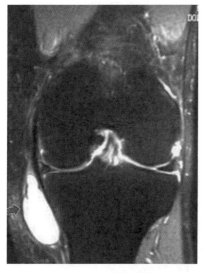

图 14-5 半月板囊肿

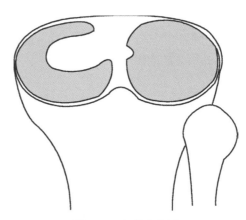

图 14-6 盘状半月板

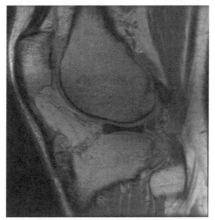

图 14-7 盘状半月板 MRI 表现

四、前交叉韧带损伤

（一）概述

前交叉韧带损伤比后交叉韧带损伤多见，敖英芳等于 1991 ～ 1993 年对 6810 名运动员进行了运动创伤流行病学调查，其中前交叉韧带损伤 32 例，总发病率为 0.47%。Lipscomb 和 Anderson 报道青少年前交叉韧带发病率为 3.4%，McCarroll 等报道该病发病率为 3.3%。Fetto 和 Marshail 报道前交叉韧带损伤的 223 例患者中，62% 为复合伤，38%为单纯性前交叉韧带损伤。

前交叉韧带损伤多为膝关节强力过伸或强力外展导致的。对于前交叉韧带损伤的部位根据 Kennedy 统计 50 例患者，发现韧带中段损伤占 72%，股骨髁部附着损伤占 18%，胫骨附着点损伤占 4%，不明部位占 6%。前交叉韧带损伤导致膝关节前向不稳定，且前交叉韧带损伤多合并内侧副韧带损伤及半月板损伤。国内北京大学第三医院报道，1984 ～ 1999 年在 419 例前交叉韧带损伤的患者中，急性内侧半月板损伤为 31.1%，如不重建前交叉韧带，慢性期内侧半月板损伤概率明显增加，可达 78.8%。

（二）诊断

1. 症状　强力外伤时部分患者可闻及关节内撕裂声，随即膝关节软弱无力、关节疼痛剧烈、迅速肿胀、关节内积血、关节功能障碍。陈旧性损伤的患者可出现股四头肌萎缩、打软腿或错动感、运动能力下降。

2. 体征

（1）Lachman 试验：患者平卧，屈膝 15° ～ 20°，足置于床上，检查者一手抓住患者的股骨下端，另一手抓住胫骨上端做相反方向的前后推动。如果有超过健侧的前后移动，则为阳性。

（2）轴移试验

1）MacIntosh 轴移试验：患者取仰卧位，膝关节伸直，检查者一手拇指顶在被检查者肢体的腓骨头后方向前施力，其余四指放在股骨远端前外侧向后内侧施力使膝关节外展，另一手持足保持胫骨内旋外展，膝关节由伸直向屈曲活动，当屈膝 20° ～ 40° 时，出现胫骨外侧髁向前半脱位，继续屈膝则自行复位为阳性。

2）Slocum 轴移试验：患者取半侧卧位，被检查肢体在上，被检查足内侧紧贴检查台，膝关节伸直，检查者站立于患者背侧，双手拇指分别顶在关节线两端后侧，示指放在关节线两端的前侧，双手同时施加外翻推力，在 25° ～ 45° 有脱位和复位为阳性。

3. 辅助检查

（1）膝关节 X 线检查：可显示胫骨髁间隆凸撕裂骨折，内外翻应力检查时，可见一侧关节间隙加宽。

（2）膝关节 MRI 检查：在急性期对前交叉韧带损伤确诊率可达 95%，但是慢性期体征明确，MRI 检查没有必要。

（3）膝关节高频超声：张素萍等报道高频超声可作为测量膝关节前交叉韧带厚径的

常规方法，以此协助诊断前交叉韧带损伤。

（三）检查方法

首先询问被检者是否存在膝关节外伤史，目前是否存在膝部疼痛、肿胀、功能异常等症状，注意提问方式方法。对于症状阳性的被检者，继续询问相关病史细节。

观察膝关节外观和形态，如有无关节畸形、瘢痕等，观察双腿股四头肌形态，有无萎缩。令被检者双手向前平举，双足并拢连续下蹲，检查膝关节活动度，膝关节运动时是否存在疼痛、弹响等症状。对于有弹响的被检者，鉴别弹响性质是生理性（活动后消失者多为生理性）还是病理性。

病史阳性、膝关节一般检查存在异常的被检者，继续进行膝关节特殊检查，包括 Lachman 试验、MacIntosh 轴移试验和 Slocum 轴移试验。

必要时进行 X 线检查，排除骨性病变等。进行膝关节超声检查，如尚不能确诊，进行膝关节 MRI 检查，可确诊。

（四）航空医学考虑

前交叉韧带有稳定膝关节的作用，对膝关节功能的实现有非常重要的作用。

前交叉韧带损伤急性期表现为膝部剧烈疼痛、肿胀、膝关节功能受限等，易于诊断。在招飞体检工作中前交叉韧带损伤患者少见，急性期患者尤其罕见。由于前交叉韧带的作用较为重要，且韧带损伤后对膝关节及附属结构的影响较大，即使陈旧性前交叉韧带损伤的患者，也应予以充分关注和正确评估。

陈旧性前交叉韧带损伤的患者可出现股四头肌萎缩、打软腿或错动感、运动能力下降，对军事训练和飞行安全产生不利影响。

对陈旧性前交叉韧带损伤的评估除可根据症状和体征外，超声等辅助检查可协助评估前交叉韧带的厚度等和评估陈旧性损伤的恢复情况及对膝关节功能的影响等。

（五）图谱

图谱详见图 14-8。

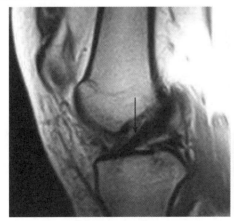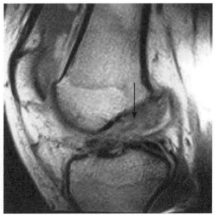

图 14-8 正常的前交叉韧带（左）和损伤的前交叉韧带（右）

五、后交叉韧带损伤

（一）概述

后交叉韧带损伤，相比于前交叉韧带损伤较为少见，这是因为后交叉韧带是膝关节中最强大的韧带。后交叉韧带损伤占所有膝关节韧带损伤的 3% ~ 20%。其中 30% 为单独损伤，70% 为合并其他韧带损伤。后交叉韧带的功能主要为限制胫骨后移，同时控制外旋及内外翻。后交叉韧带损伤以意外伤居多，其中以交通伤为主。后交叉韧带损伤的患者多需接受后交叉韧带重建手术治疗。

后交叉韧带整体长度和横截面积为前交叉韧带的 1.5 倍，胫骨及股骨附丽区面积约为韧带中段横截面的 3 倍，这使得其解剖重建非常困难。

目前，对于单纯性后交叉韧带损伤的预后及转归尚没有明确结论，但是多数人的共识是单纯性后交叉韧带损伤与复合性后交叉韧带损伤具有显著不同的特点。对于单纯性后交叉韧带损伤，非手术治疗预后较好，由于可以通过股四头肌得到较好的代偿，患者通常可以恢复良好的日常生活功能，如经过适当的恢复甚至可以使运动员恢复到原有的竞技运动水平。一部分病例可以继发髌股关节及内侧室的退行性改变。

对于后交叉韧带复合性损伤，非手术治疗预后较差，这种复合性韧带损伤不仅使患膝出现明显的多向不稳定，还可以改变膝关节生理运动轴，患者耐受度差，关节继发改变严重，通常需要手术治疗。

（二）诊断

1. **病史**　采集病史时应关注以下几项重要信息。受伤机制：有助于判断损伤的类型、严重程度和预后。患者主诉与伤前运动水平：单纯性后交叉韧带损伤患者的主诉与前交叉韧带损伤患者明显不同，患者很少主诉关节不稳或交锁；复合性后交叉韧带损伤的患者可以主诉不稳定。急性期患者通常主诉膝关节肿痛，不能负重。陈旧损伤的患者最常见主诉是疼痛，以长距离行走及下楼梯为著，疼痛部位集中在髌骨后方及内侧间室区域，其他主诉还包括伸膝负重期受限及下楼梯不稳。

2. **查体**

（1）一般检查：观察胫前区软组织表现，其他还包括步态、关节活动度及神经血管的检查。复合性后交叉韧带损伤患者可出现典型的患膝内翻步态。

（2）专项检查

1）后抽屉试验：是确诊后交叉韧带损伤最准确的试验，这项试验最重要的是判断胫骨平台的正确起始点位置，由于后交叉韧带损伤时胫骨平台受重力影响总是处于后沉位置，因此检查者容易做出前抽屉试验阳性的错误判断，所以检查之前一定要首先确认胫骨平台是否处于中立位置，如果胫骨平台处于后沉位置，应首先令其恢复中立位置，然后再做前后抽屉试验。

2）台阶征：膝关节屈曲 90° 时所做的检查，检查者用拇指指腹沿股骨内髁向下滑动，可触及胫骨内侧平台前缘向前方突出约 1cm，即为正常状态下的台阶征。该试验是判断胫骨后沉的敏感试验，可根据台阶的大小判断胫骨后沉的距离。另外台阶征还可用于判断胫骨中立位置，特别是在做后抽屉试验之前，首先要确认胫骨是否处于中立位，此时需要判断台阶征是否正常，防止将后交叉韧带损伤误诊为前交叉韧带损伤。

3）后向 Lachman 试验：主要用于前交叉韧带损伤的诊断，但也用于急性期后交叉带损伤的诊断。

3. 辅助检查

（1）X 线检查：观察后交叉韧带胫骨附丽点撕脱骨折，腓骨头撕脱骨折表明为后交叉韧带损伤。

（2）高频超声：陈君洁等报道，高频超声能较清晰地显示膝关节交叉韧带的轮廓和结构，能更好地发现韧带损伤断裂情况。高频超声对后交叉韧带损伤的敏感性、特异性和准确性分别为 92%、91% 和 91%。

（3）MRI 检查：具有很高的灵敏性和特异性，有报道统计接近 100%。

（三）体检方法

首先询问被检者是否存在膝关节外伤史，如存在，询问受伤机制，目前是否存在膝部疼痛、肿胀、功能异常等症状，注意提问方式方法。对于症状阳性的被检者，继续询问相关病史细节。

观察膝关节外观和形态，如有无关节畸形、瘢痕等，观察胫前区软组织表现，观察双下肢股四头肌形态，有无萎缩，观察被检者步态。令被检者双手向前平举，双足并拢连续下蹲，检查膝关节活动度，膝关节运动时是否存在疼痛、弹响等症状。对于有弹响的被检者，鉴别弹响性质是生理性（活动后消失者多为生理性）还是病理性。

对于病史阳性、膝关节一般检查存在异常的被检者，继续进行膝关节特殊检查，包括后抽屉试验、台阶征检查、后向 Lachman 试验等。

必要时进行 X 线检查，以判断是否存在后交叉韧带胫骨附丽点撕脱骨折。进行膝关节超声检查，如尚不能确诊，进行膝关节 MRI 检查，可确诊。

（四）航空医学考虑

后交叉韧带与前交叉韧带一样，对膝关节的稳定具有重要的作用。但由于其解剖学特性，后交叉韧带损伤较前交叉韧带损伤更为少见。

后交叉韧带损伤的恢复与预后由于损伤的类型和程度不同而有很大变化。单纯性后交叉韧带损伤非手术治疗预后较好，由于可以通过股四头肌得到较好的代偿，患者通常可以恢复良好的日常生活功能，如经过适当的恢复甚至可以使运动员恢复到原有的竞技运动水平。而后交叉韧带复合性损伤的患者非手术治疗预后较差，这种复合性韧带损伤不仅使患膝出现明显的多向不稳定，还可以改变膝关节生理运动轴，患者耐受度差，关节继发改变严重，通常需要接受手术治疗。

由于飞行人员的选拔与培训的特殊要求，对膝关节的运动功能要求不能仅满足日常生活，还应达到运动员水平。因此，后交叉韧带损伤患者的筛选，应仅限于单纯性后交叉韧带损伤且恢复良好，能达到竞技运动水平的情况。

在具体的招飞体检工作中，对后交叉韧带损伤的检查与评估应采用多学科联合的方式，即外科通过一般检查和专项检查筛查出可疑病例，然后经过放射科与超声科的协助诊断，最后进行确诊，并对损伤恢复程度和膝关节功能有合理的评估。

（五）图谱

图谱详见图 14-9。

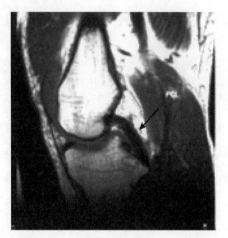

图 14-9　正常后交叉韧带 MRI 表现

（初　冬　薛　静）

第 15 章

足踇外翻

一、概述

拇趾向外侧过度倾斜称为足踇外翻，畸形形成后，难以自行矫形，局部疼痛逐渐加重，影响穿鞋，步行困难。随着年龄增加，踇外翻患病率有增加趋势，65 岁老年人患病率为 12% ～ 56%，女性多发，男女之比为 1 ∶（15 ～ 19）。

踇外翻的发生与先天性因素有关，温建民等对 491 例踇外翻患者的统计发现，69.48% 的踇外翻患者有明确家族史。Lake 认为第 1 跖骨内翻是畸形的主要原因。临床发现很多患者第 1 楔骨呈内侧窄的楔形，致使第 1 跖骨向内倾斜。踇外翻发生后，肌肉的弓弦状作用必产生推跖骨向内翻的力量。穿高跟尖头鞋是踇外翻形成的主要因素之一，尖头鞋的前部为三角形，穿高跟鞋站立时，足尖被迫塞入窄小的三角形区域，外在力量的压迫促使踇外翻的发生。骨关节炎症，尤其是类风湿关节炎，常因关节破坏形成向外半脱位，呈踇外翻畸形。

由于踇收肌紧张劳损，足横弓变平，第 2 及第 3 跖骨头向跖侧端塌陷，负重、摩擦致使该处皮肤增厚形成胼胝。拇趾向外翻，挤压第 2 趾，将第 2 趾抬起与拇趾重叠，使第 2 跖趾关节过伸，近端指间关节屈曲，成为锤状趾，突出于拇趾与第 3 趾背侧，近端趾间关节背侧受鞋面摩擦、挤压，也产生胼胝、疼痛。第 1 跖趾关节处于半脱位的位置，在长时间不正常的应力作用下，逐渐出现骨关节炎、关节间隙变窄、骨质变硬，加重疼痛。

踇外翻常见症状为踇囊炎、疼痛，正常人拇趾长轴与第 1 跖骨长轴形成夹角，外形测量为 5°～ 25°，称为生理性拇趾外翻角。此外翻角至何种程度才能诊断踇外翻尚无明确标准。有学者认为，临床上此角度超过 25°，挤压第 2 趾，第 1 跖骨头处有踇囊炎、疼痛者才诊断为踇外翻。

疼痛是踇外翻的主要症状，疼痛主要来自第 1 跖骨头内侧，步行时疼痛加重。畸形与疼痛并不成正比，有的畸形很明显但没有疼痛，第 2 及第 3 趾锤状趾及其胼胝痛也是重要体征。

二、诊断

本病有拇趾异常外翻导致局部疼痛及穿鞋、行走受限等临床表现，X 线检查表现为踇跖趾关节半脱位，第 1 跖骨头内侧增生骨赘，第 1 跖骨内翻。锤状趾及胼胝，并非每例患者必有。早期拇趾可被动纠正至正常位置，后期因为关节囊与肌肉挛缩，不能扳回正常位置，并发踇跖趾骨关节炎时已为晚期。

根据临床表现和 X 线片表现，踇外翻可分为三期：早期，拇趾轻度外翻畸形，踇囊炎轻微，疼痛不严重，X 线片可显示踇跖趾关节向外半脱位，不合并锤状趾；中期，拇趾明显外翻畸形，踇囊炎疼痛较严重，X 线片可见拇趾近节基底，自跖骨头向外侧半脱位，因拇趾向外挤压第 2 趾，该趾可发生锤状趾畸形，抑制跖骨头下陷，并发跖骨头部胼胝；晚期，除踇囊炎疼痛外，患者还可有跖趾关节肿胀疼痛，X 线片可见跖趾关节有骨关节炎表现。

三、体检方法

对踇外翻的诊断比较简单，主要依靠问诊、视诊和辅助检查。

问诊：询问被检者踇跖趾关节处有无疼痛，穿鞋时有无摩擦，第 2 趾有无疼痛等。

视诊：令被检者自然站立，观察双足拇趾形态，观察第 2 及第 3 跖骨头有无胼胝，第 2 趾形态是否为锤状趾，趾背是否有胼胝。

辅助检查：拍摄 X 线片，测量第 1 跖骨长轴与拇趾长轴之间的夹角，协助诊断，同时观察跖趾关节是否稳定、是否存在半脱位、跖趾关节是否有退行性改变等。

四、航空医学考虑

踇外翻是一种与多种因素相关的拇趾形态异常疾病，不同程度的踇外翻对飞行人员的影响也不尽相同。

踇外翻影响航空人员培养与飞行安全的主要原因在于它可能影响装备的穿戴，疼痛症状影响训练和飞行安全，以及疾病发展对足部功能的影响。

轻度踇外翻，可仅有拇趾稍外翻，不伴有跖趾关节脱位、踇囊炎、疼痛等，如注意不穿高跟尖头鞋，继续发展的可能性较小。这种程度的踇外翻对军事训练和飞行安全无特殊影响。

重度踇外翻，除形态上拇趾明显外翻外，常影响装备的穿戴，发生踇囊炎、疼痛的患者还影响步行，从而对军事训练造成不利影响。其容易引起第 2 及第 3 跖骨头胼胝和第 2 趾趾背胼胝，造成疼痛，影响军事训练。本病可伴有跖趾关节半脱位，如继续发展，最终导致足部关节炎，影响活动。

对踇外翻的筛选，除着眼于外观形态外，还应注重其临床表现和 X 线检查表现，综合多种因素进行科学评估。

五、图谱

图谱详见图 15-1、图 15-2。

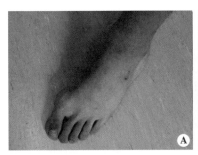 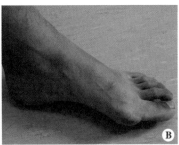

图 15-1　足踇外翻，畸形不严重，但踇跖趾关节处皮肤磨损，有踇囊炎、疼痛

踇外翻畸形程度和是否发生疼痛并无直接关系，评估踇外翻时除注重畸形程度外还应注意是否有踇囊炎、疼痛

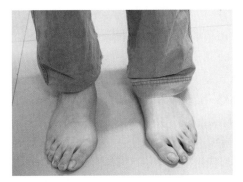

图 15-2　双足踇外翻，右足第 2 趾锤状趾畸形

踇外翻畸形严重时，拇趾翻入第 2 趾下，第 2 趾呈锤状趾畸形，第 2 趾趾间关节皮肤易磨损

（厉晓杰）

第16章

下蹲功能不全

一、概述

下肢的下蹲运动是多个关节、多个组织共同作用的结果。一个或多个功能单位出现异常，均有可能导致下蹲功能受限。例如，严重臀肌挛缩时，臀大肌挛缩带牵拉下肢，患者出现"蛙腿征"，难以完成双膝并拢下蹲动作。而在髂胫束挛缩等情况下，患者也会出现类似臀大肌挛缩的症状，出现"双膝划圈"、跷腿困难等，也不能完成双膝并拢下蹲动作。在招飞体检中，此种类型的下蹲功能受限因为有具体的病因，会将其划分到相应疾病下，下蹲功能不全特指没有上述原发疾病而出现双膝双足并拢不能完成下蹲动作的情况，其中下蹲功能的评判标准如下：屈膝超过 90° 为功能可，不超过 90° 为功能差。招飞体检工作中把双足并拢不能完全下蹲，但双足张开与肩同宽时能完全下蹲的情况称为轻度下蹲功能不全；两种情况下均不能完全下蹲的情况称为重度下蹲功能不全。

下蹲功能不全在没有特定病因的情况下，多数为功能性，由肌腱拉伸不足等引起。在进行专门针对跟腱的拉伸训练后，下蹲功能多可改善。下蹲功能不全在招飞体检中并不少见，但多以轻度为主。在三级招飞体制下，下蹲功能不全的被检者可有数月的锻炼观察期。根据观察发现，多数重度下蹲功能不全可改善，而轻度下蹲功能不全多可训练至下蹲功能基本正常。

但是存在极少下蹲功能不全是由器质性病变引起的情况，如踝关节病变，有研究证实，踝关节功能障碍可以导致下蹲不全，在 4～14 岁儿童中检出率为 9.4%，并且检出率随年龄的增长而呈增高趋势。但是，42.6% 下蹲功能不全的患者复查时可恢复正常。利用 X 线进行辅助检查时，下蹲功能不全者并不全表现出踝关节阳性表现，X 线检查阳性率仅为 21.5%，且其中仅有 12.3% 者可用 X 线检查结果来解释下蹲功能不全的原因。这提示 X 线检查并不能有效地辅助诊断踝关节所致下蹲功能不全，同时也提示踝关节病变所致下蹲功能不全更多是因为软组织病变。

跟腱疾病也是可能引起下蹲功能不全的一种器质性疾病。跟腱挛缩可导致跟腱缩短，其是致使下蹲功能受限的一种跟腱疾病。跟腱挛缩致病原因较多，如踝关节骨折、跟腱炎症与损伤、长期制动等，其使跟腱长度改变、柔韧性及活动性丧失，挛缩的跟腱失去了原有的肌腱弹性结构，代之以致密结缔组织。严重的跟腱挛缩会使患者下地活动时足跟不能着地，踝关节背屈受限。

二、诊断与体检方法

招飞体检工作中，下蹲功能不全的诊断通过动态诊断实现，即要求被检者双足并拢、双膝夹紧、双手向前平伸、连续下蹲，膝关节屈曲 90° 以上时，认为下蹲功能良好。如果以上情况下不能下蹲，令被检者双足张开与肩同宽，双脚尖向前，继续上述动作，膝关节如能屈曲 90° 以上，则判定为轻度下蹲功能不全。如果不能完成下蹲动作，则判定为重度下蹲功能不全。

多数下蹲功能不全的情况可以通过锻炼改善，但是应排除器质性疾病导致的下蹲功能不全的情况。

跟腱挛缩导致的下蹲功能不全，多有骨折、跟腱断裂、神经损伤和跟腱长期制动病史。跟腱挛缩患者早期表现为踝关节活动至最大范围时出现明显的被动运动的阻力和（或）疼痛，挛缩加重后，关节活动范围可逐渐变小。

跟腱挛缩多表现为尖足内翻畸形，踝关节在膝关节伸展时背屈不能达到 0°，表现出严重的步行障碍。

如患者有骨折史，可行 X 线检查评估骨折情况。但对于无骨折病史的跟腱挛缩患者，X 线检查多无阳性表现。超声检查可以评估跟腱的长度和厚度，可以作为一种快捷、准确、有效的检查方法，适合在招飞体检工作中推广。

三、航空医学考虑

临床上，单纯下蹲功能不全并不能算一种疾病，仅仅是一种临床表现。下蹲功能不全者日常生活基本不受影响和大部分工作均能胜任。但是对于飞行员这一特殊岗位，就应进行谨慎评估。

下蹲动作是军事训练中的常见动作，飞行人员军事训练对其要求更为严格。同时，除地面训练外，安全逃生和跳伞落地动作等特殊训练要求飞行人员应具备良好的下蹲功能以减少受伤的发生。

单纯的下蹲功能不全多由跟腱长度较短引起，在没有原发疾病的前提下，跟腱拉伸训练可协助拉长跟腱，改善下蹲功能。招飞体检工作中，初检和复检中轻度下蹲功能不全者经过锻炼多可在定选中获得较大改善，招飞定选体检中重度下蹲功能不全被检者少见也与此有关。

但是重度下蹲功能不全者，需要排除器质性病变。跟腱病变可导致下蹲功能不全，严重者可使踝关节背屈受限，影响日常生活。踝关节骨折、跟腱损伤、神经受损等使跟腱长期制动的疾病可能导致跟腱挛缩，询问被检者病史可有利于诊断。借助超声检查，可了解跟腱形态和结构，从而协助诊断。

由于下蹲功能不全多可锻炼至满意程度，在招飞体检工作中对其把握较其他疾病有所放松，但需要注意的是一些器质性病变也可以表现为下蹲功能不全，而这些器质性疾病不利于飞行，是需要严格甄别的，因此招飞体检工作对下蹲功能不全的把握还需谨慎。

四、图谱

图谱详见图 16-1、图 16-2。

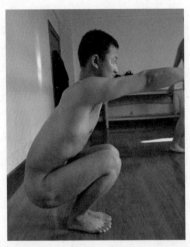

图 16-1 下蹲功能正常，双足并拢，膝关节可屈曲 **90°** 以上

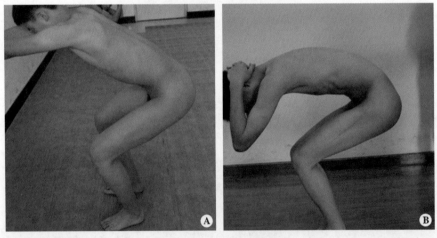

图 16-2 重度下蹲功能不全，被检者双足并拢不能完成下蹲动作，双足分开与肩同宽后也不能屈膝达 **90°** 以上，因此评判为重度下蹲功能不全。经询问病史，无骨折、跟腱损伤等病史，踝关节活动未见明显异常，不考虑器质性病变

（厉晓杰）

第17章

椎体畸形

一、概述

椎体畸形是指由先天性发育异常或后天病变所致脊椎椎体形态结构发生改变的现象。

较少见的椎体畸形包括蝴蝶椎、半椎体融合等先天发育异常所致的畸形（图 17-1 ～图 17-4），这类椎体畸形好发于颈胸椎，因其发病率极低而致临床诊治的病例非常少，相关的流行病学及其发展特点罕有文献报道。较常见的椎体畸形是椎体的楔形变（图 17-5 ～图 17-8），多发生于胸腰椎，最常见于 T_{12}、L_1 椎体；并非所有椎体楔形变均为病理性表现，部分楔形变可为正常变异，而其他大部分都有一定的病理基础。有研究表明，正常变异的椎体楔形变高度差一般不超过 5mm，个别能达到 7mm，而有病理基础的楔形变高度差大多（约 76%）超过 7mm。

椎体楔形变的病因主要包括脊椎压缩性骨折、脊椎肿瘤、骨质疏松、脊柱感染性病变（如结核）及青少年特发性脊柱后凸畸形（Scheuermann 病，图 17-9），在这其中脊柱压缩性骨折较常见，各年龄段均可发病，年轻人多由暴力性冲击所致，引起脊椎不规则的骨折，导致脊椎骨小梁结构部分被破坏，程度较轻者若行非手术治疗则在正常负重下患椎可逐步进展成楔形样变，临床上常称其为椎体陈旧性压缩性骨折；老年人因骨质较疏松在发生压缩性骨折时多为整个椎体的均匀压缩，除受伤过程中体位有明显的前倾或后仰造成脊椎局部的剪切力，一般不形成楔形变。总体来说，椎体楔形变的病理基础是存在致病因素的前提下，胸腰椎负重受压的结果，致病因素的强弱不同直接导致了楔形变或压缩严重程度的差异。

脊椎肿瘤与骨质疏松所致的椎体楔形变多发于老年人及恶性肿瘤有转移倾向的患者，在青少年人群中发病率极低；脊柱感染性病变倾向多发于年龄大及体弱者。这几类疾病临床表现各不相同，但在骨质破坏方面有一些共同特征，如椎体的溶骨性破坏、发病可局限一处也可多发、病程的进展一般不可逆、很难采取非手术的方法治疗等，其临床表现多较严重、持续时间长，腰部疼痛和活动功能受限是其典型表现。

Scheuermann 病也称为青少年驼背，以胸中段椎体楔形变为特点，由丹麦医师 Holger Scheuermann 于 1920 年首先描述，至今病因不明确；既往的研究结果表明，Scheuermann 病与骨质疏松、椎体终板髓环缺血性坏死无明确关系，而与基因遗传可能有关。Scheuermann 病在普通人群中发病率为 0.4% ～ 8.0%，好发于 12 ～ 18 岁青少年，男女发病无明显差异，常于青春期前后出现，尤其是骨骺发育成熟以前，一般呈渐进性发展，胸段或胸腰段存在驼背畸形，其起病常被忽视，因多数人以为青少年的驼背是由不良学习姿势引起的，所以常会延误治疗。Scheuermann 病除有胸腰段后凸畸形外，临床上还可有胸背部和下腰部疼痛，有时疼痛非常明显，且因站立、久坐或运动而加重。Scheuermann 病的治疗主要以积极早期干预为主，支具矫形大多会起到良好作用，晚期伴有明显疼痛且后凸角度较大者可选择手术治疗。

二、诊断与鉴别诊断

临床上评价椎体压缩性骨折一般以椎体压缩程度来判断，影像学上通过检查脊椎正侧位 X 线片如椎体压缩 20% 时即可临床诊断椎体压缩性骨折，若椎体压缩不超过 30%，一般可结合身体状况行非手术治疗，一般超过 30% 则考虑手术治疗。

脊椎肿瘤则有明显的骨小梁结构改变，多为转移瘤引起的溶骨性改变，影像学检查可初步诊断，临床诊断多需结合病理检查的结果。

骨质疏松引起的椎体畸形通过 X 线平片即可诊断：椎体可为楔形或双凹形，明显的骨小梁结构稀疏、局部可有骨皮质塌陷，椎间隙无明显狭窄。

脊柱感染性病变所致的脊椎畸形多由结核病引起，其诊断需结合影像学检查与临床症状及体征。X 线平片可见受累椎间隙狭窄、椎体局部骨质结构异常（图 17-10），个别病例可有椎旁脓肿形成和软组织钙化影，行 MRI 检查可鉴别；临床表现主要为结核病的特点，如低热、盗汗、身体虚弱等，体征可表现为局部压痛、拾物试验阳性。

Scheuermann 病的影像学诊断要点：胸段脊椎至少 3 个相邻椎体有 5° 或以上楔形变，另外还可有椎间隙变窄、施莫尔结节，椎体终板变窄、不规则或扁平，顶椎前后径增长等。MRI 检查在诊断 Scheuermann 病上较为敏感。

椎体畸形的病因前面均已述及，需要鉴别区分的主要是正常变异与压缩性骨折所致的楔形变。正常变异者往往无明确病因、无腰背疼痛等临床症状、胸腰椎序列良好、脊柱生理弯曲存在且外观无明显异常；椎体创伤性压缩性骨折除楔形变外应有以下表现：①椎体前缘皮质发生皱褶、中断、嵌入，呈台阶状隆起；②椎体内出现横向致密带，常位于椎体面下 0.1 ～ 1.0cm 或在椎体中部，边缘较模糊；③陈旧性骨折中楔形变的椎体骨质纹理结构及密度异常，常有较明显的增生、椎体附件的陈旧性骨折或伴有上或下椎间隙变窄等。

三、体检方法

常规拍摄脊椎正侧位片，有明显蝴蝶椎、半椎体畸形者不适合纳入招飞选拔。有椎体楔形变者找到明显楔形变的椎体，以椎体高度的最大值减去最小值即得出楔形变的程度值 H（mm），招飞选拔即以此为依据进行取舍；处于临界值者要综合考虑椎体序列、骨质完整性、终板是否有施莫尔结节等易导致椎间盘变性的疾病；有多个椎体楔形变者要尽量排除 Scheuermann 病，确诊 Scheuermann 病者不宜纳入选拔。注意：拍摄脊椎侧位 X 线片时，患者姿势要摆正确，否则椎体上下终板的显影呈椭圆形的面而不是呈直线状则测量会有明显误差。

既往招飞体检指南以楔形变 10mm 为临界值，这是根据以前多年的经验总结并结合测量误差而定的，需要注意的是，这里的 H 的判定也不应该是绝对不变的，当受检者体格瘦小、所有椎体厚度明显小于正常人时，则宜以椎体楔形变的比率来衡量，当 H 最大厚度 > 20% 时要结合相关情况综合评定。

四、航空医学考虑

脊椎的蝴蝶椎、半椎体畸形等明显椎体结构的改变不可避免地导致脊柱局部应力集中，可能会造成脊柱侧弯和后凸畸形，并且这种先天性的发育异常多会并发椎管的发育异常，从而引起脊髓或神经根受压并产生相应症状，若不经医学干预，其预后多不良。在航空环境下，这种先天性变异的脊柱显然无法承受高重力加速度（g）的过载。Scheuermann 病患者体检不合格是考虑到该病有进展性，大多需要手术矫形，但矫形术的预后并不理想，并发症较多，尤以术后交界性后凸为常见，有报道称，术后 5 年其发生率可高达 68%。

丁旗等的研究提示，胸椎椎体楔形变合并胸椎侧弯时预后较差，椎间盘病变的发展加速；杜杰等通过研读歼击机飞行员腰椎 X 线片后总结出飞行人员产生腰痛在影像学上可见的主要病变有骨质增生、脊柱侧弯、L_1 椎体楔形变、施莫尔结节形成等，这些病变都是造成椎间盘变性、突出的重要危险因素，而椎间盘突出症是导致飞行人员腰腿痛的主要原因。脊椎单个或多个椎体楔形变的主要影响是在相应椎间盘局部造成应力集中，如在长期负重或高 g 的过载情况下，椎间盘变性必定加速，其结果是最终会导致椎间盘突出并产生相应的临床症状。

因此，可以推测明显的胸腰椎楔形变在航空环境高负荷下预后不佳，对飞行人员的影响是长期的，虽然短期内可能不会导致飞行安全问题，但最终会明显缩短飞行寿命。

五、图谱

图谱详见图 17-1 ～图 17-10。

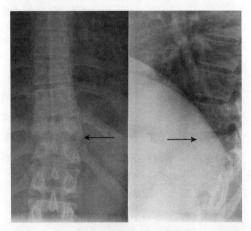

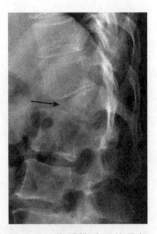

图 17-1　胸椎先天性蝴蝶椎畸形：箭头示 T_{11} 椎体前缘、侧缘均塌陷

图 17-2　蝴蝶椎畸形的局部病变

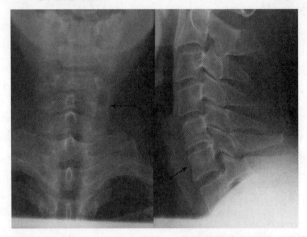

图 17-3　颈椎先天性蝴蝶椎畸形：箭头示正位 X 线片 C_6 椎体前缘中部塌陷、呈蝴蝶状，侧位 X 线片 C_6 椎体外侧缘骨质完整、高度正常

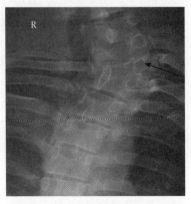

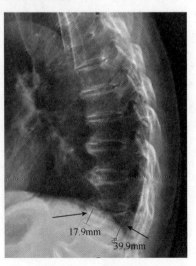

图 17-4　胸椎先天性半椎体融合畸形：箭头示 $T_{1\sim3}$ 均为半椎体，其中 $T_{2\sim3}$ 椎体已融合

图 17-5　T_{12} 椎体楔形变

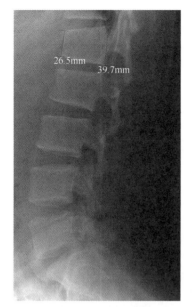

图 17-6 L₁ 椎体楔形变

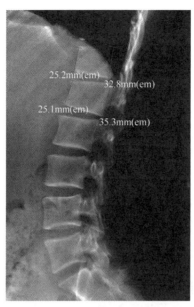

图 17-7 T₁₂、L₁ 两节段椎体楔形变

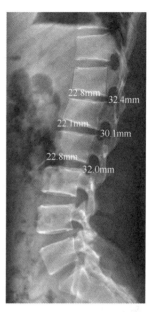

图 17-8 T₁₂～L₂ 三节段椎体楔形变

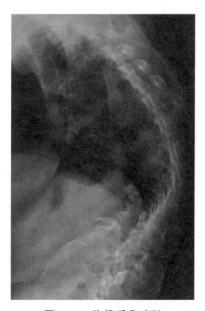

图 17-9 胸椎后凸畸形

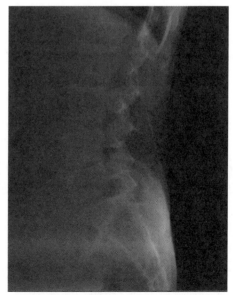

图 17-10 椎体结核：L₅ 前上缘骨质破坏、L₄～₅ 椎间隙狭窄

（陈肇一 袁超凡 柴晓媛 王文辰）

第18章

腰椎峡部裂与脊椎滑脱

一、概述

腰椎峡部裂是指腰椎单侧或双侧椎弓上下关节突之间的峡部骨质不连续的现象。脊椎滑脱是由椎间盘病变、椎小关节紊乱、周围韧带松弛等原因所致的椎体之间相对前后移位的现象。脊椎滑脱可由创伤引起，但峡部裂是引起脊椎滑脱的重要病因，而峡部裂绝大多数都发生于腰椎，尤以 L_5、L_4 发病率高。

腰椎峡部裂的病因主要是先天性发育异常和青少年期疲劳性骨折，其中在先天性峡部裂患者中，有研究表明成人的发生率为 6% ~ 11.5%，男女比例为 2 ∶ 1，合并脊椎滑脱者更倾向多发于女性。疲劳性骨折所致峡部裂中，以爱运动的青少年最易发病，尤其是腰椎反复过伸者容易发生，如举重、游泳等体育运动者在青年人群中峡部裂的发生率为 11%，跳舞有背痛者峡部裂发生率为 15% ~ 20%，而摔跤运动员可达 30%，潜水者达 43%，这些运动的特点是运动中腰椎反复前屈后伸，腰椎峡部局部累积性应力集中而发生疲劳性骨折；由疲劳性骨折引起的峡部裂在 9 岁后其发病率猛增，并可能引起脊椎滑脱，其原因可能是 9 岁后骨骼肌肉发育迅速，运动量也急剧猛增。胡景钤等对空军飞行人员峡部裂的调查提示，疲劳性骨折也可能是造成飞行员腰椎峡部裂的重要原因，随着年龄和飞行时间的增长峡部裂的发生率呈逐渐上升的趋势。另外可能导致腰椎峡部裂的因素还有家庭遗传性、腰椎融合术后及长期卧床。

腰椎峡部裂的发生可能与腰部的后伸姿势有密切联系，生理上 L_5 椎间盘向前倾斜，因而 L_5 椎体有向前滑移的趋势，此时 L_5/S_1 椎间盘和 L_5 下关节突是对抗这种滑移趋势的重要结构；在后伸体位下，软组织对棘突产生向后下方的拉力最终也作用于椎弓部，导致向前与向后的两股拉力汇合于腰椎峡部，使其承受载荷明显加大，在峡部骨质细小或载荷过大的情况下都易引起疲劳性骨折，从而产生峡部裂。这一理论可以从运动员的普查中得以证实，运动员训练强度越大、时间持续越久，则腰椎峡部裂的发病率越高。

腰椎峡部裂被发现时一般已过急性期，多表现为陈旧性病变，其病理性改变主要是局部形成纤维软骨样骨痂、破骨细胞活跃及其他退行性变。由于局部椎弓不连，峡部裂常引起峡部的异常活动，即以断裂部位为中心，形成一个假关节，在软组织牵拉作用下可向各个方向活动；而这种活动产生明显的移位可导致局部神经根或神经末梢受压，从而引发根性神经痛或局部腰痛。另外，峡部裂所致的不稳定会加速邻近椎间盘的退行性变，使腰椎间盘突出的进展加快。刘晖等的研究还显示，峡部裂不仅影响邻近脊椎和椎间盘，甚至对上位几节脊椎都会产生影响，可导致上位脊椎前屈后伸和旋转方向失稳。

脊椎滑脱的情况大都发生于腰椎，以 $L_{4\sim5}$、$L_5\sim S_1$ 最常见，其临床发病率约为 5%。脊椎滑脱主要分为两大类，即发育不良性和获得性，获得性还可以分为创伤性、术后性、病理性和退行性脊椎滑脱。其中发育不良的骨性结构主要是椎弓根、椎弓峡部，创伤性脊椎滑脱首位病因也是青少年腰椎峡部裂。脊椎滑脱的危害主要为以下几点：①脊椎滑脱后相邻椎体后缘错位，造成马尾神经受压；②关节突移位致椎间孔狭窄，压迫两侧神经根；③滑脱周围软组织挫伤后纤维性修复增生可对周围神经形成挤压、产生水肿及发生无菌性炎症；④加剧局部甚至邻近椎间盘的退行性变。

临床上峡部裂的发生以 L_5 最多，其次为 L_4，大多发生于一个脊椎的双侧，也有少数患者为多发或仅发生于一个脊椎的单侧。腰椎峡部裂的典型症状是下腰痛，其为深在性的钝痛，位于下腰部正中或偏向一侧，劳累时加重，休息后可好转；出现根性神经痛者可表现为疼痛向臀部或大腿后放射，很少放射至小腿，单双侧均可有症状，出现类似情况则需与普通的腰椎间盘突出症相鉴别。症状性腰椎峡部裂体格检查时腰部活动可无明显受限，但下腰部多有压痛点。腰椎峡部裂的诊断除了依靠临床表现外，双斜位 X 线片或 CT 检查有积极的诊断意义。

大多数腰椎峡部裂因并不伴有临床症状而不需要治疗，尤其是有些峡部裂甚至伴有脊椎 I 度滑脱者并无临床症状，也可以不用治疗。儿童和青少年期的腰椎峡部裂多为运动后疲劳性骨折所致，在治疗上以非手术方法为主，最好在急性期内积极治疗，可以定做合体的胸腰椎支具限制脊柱活动，在 3 个月内不从事任何体育活动，并可辅以适当的物理康复治疗，大多会取得良好疗效，疗程内还可少量服用镇痛药物以缓解腰部疼痛及腰背肌肉的痉挛等。成人峡部裂的治疗原则因发病时机和症状轻重而异，急性期的峡部裂且经检查明确为疲劳性骨折者可采用支具固定胸腰椎等非手术疗法治疗 3 个月以观疗效；症状较轻的慢性下腰痛型峡部裂多为陈旧性且不伴有明显脊椎滑脱的患者，其压痛点多在棘间韧带、峡部或椎旁肌内，可首选局部封闭治疗，以及激素加局部麻醉药行痛点注射，每周 1 次，3~4 周为 1 个疗程。腰痛症状为持续性或腰痛反复发作且经非手术治疗无效者，多伴有脊椎滑脱，可考虑手术治疗。基本的手术指征及方法选择如下：①下腰痛而神经功能检查无明显异常；②下腰痛伴下肢痛、神经功能无异常；③下腰痛伴一侧或双侧下肢根性神经痛；④除腰痛外，还有腘绳肌紧张、滑脱较重、根性神经痛。对情况①和②可不行神经根减压，复位融合即可；对③和④要进行神经根减压及融合。手术基本方法为切除局部纤维骨痂、峡部植骨融合内固定术，对合并明显椎间盘突出者要摘除病变椎间盘。

二、诊断与鉴别诊断

影像学方法是诊断腰椎峡部裂的首选方式。但峡部裂在普通正侧位 X 线片检查中较容易漏诊，比较细小的裂缝可能被忽视或由于透视仪器的分辨率不高，对局部密度改变并不显著的影像难以辨别。腰椎峡部裂影像学诊断要点是在侧位 X 线片及双斜位 X 线片上发现腰椎峡部骨质连续性中断。腰椎峡部裂常伴脊椎滑脱，脊椎滑脱在脊柱侧位 X 线片上即可清晰显示，一般应用 Meyerding 测量法衡量滑脱程度：将下一椎体上缘由后至前四等分，根据上位椎体后下缘在下一椎体上缘的位置将脊椎滑脱分为四度，在第几等份内即为几度。腰椎双斜位 X 线片所示腰椎峡部影像独具特征，一经发现即可确诊，其他疾病几乎无类似表现，通常无须鉴别。

三、体检方法

通常对怀疑有腰椎峡部裂者要拍摄腰椎正侧位 X 线片、双斜位 X 线片。正位 X 线片上，椎弓峡部裂可表现为峡部裂隙或月牙征、局部密度增高和结构紊乱，总体来说影像学表现无典型特征；侧位 X 线片上，峡部裂因位于椎弓的上下关节突之间，可表现为自后上斜向前下方的裂隙样骨质缺失影，即线性低密度影，裂隙两边缘可有硬化带，当合并滑脱时骨质会有分离和错位，影像学表现为杂乱无章的骨影，难以辨别裂隙影（图 18-1）。因为以上特点，正侧位 X 线片常可以作为发现腰椎峡部异常的重要手段，却不能作为大多数诊断峡部裂的明确依据，而可以作为诊断依据的是腰椎双斜位 X 线片，即直立后前位时向左转和右转 45° 后所摄 X 线平片。需要注意的是腰椎椎弓峡部裂多合并腰椎滑脱，因此，当正侧位 X 线片看不清楚是否有腰椎峡部裂而侧位 X 线片显示腰椎较明显的滑脱时，峡部裂的可能性大增，必须拍双斜位 X 线片进行确认。

腰椎双斜位 X 线片可以清晰地显示腰椎峡部，斜位 X 线片上，正常腰椎附件的投影形似猎狗样：横突投影似猎狗嘴部，椎弓根的轴位投影似狗眼，上关节突投影似狗耳朵，下关节突投影似狗前腿，上下关节突之间的峡部似狗的颈部即狗脖子，椎弓为狗的体部（图 18-2）。当出现峡部裂时，"狗脖子"（即峡部）出现一条纵向或斜形低密度影（图 18-3），该特征即为确诊腰椎峡部裂的重要依据。

招飞体检中腰椎峡部裂的判断：腰椎峡部裂伴或不伴椎体滑脱明显者在 X 线平片上显示清晰，一旦怀疑侧位 X 线片有问题，须拍双斜位 X 线片加以印证（图 18-4 ～图 18-6），如双斜位也可疑且无法确诊（图 18-7，图 18-8），可行 CT 检查以明确诊断（图 18-9，图 18-10）。

四、航空医学考虑

腰椎峡部裂对空勤人员的影响主要体现在两个方面：一是弹射或跳伞着陆所致的瞬时加速度对脊柱的轴向压迫，可能对局部椎间盘产生明显的破坏作用，但美国对军队 138 例弹射病例的回顾性研究显示，弹射情况下对加重脊椎滑脱病程并无直接联系；二是持续性高 g 加速的影响，相比于弹射的轴向压力，这种加速度作用可表现为局部的剪切力作用，导致峡部裂伴有脊椎滑脱者更可能产生症状，即峡部裂伴滑脱或伴滑脱倾向者可能会影响飞行安全，然而回顾性研究表明，这种可能性似乎被高估了。以往人们习惯性怀疑峡部裂因其骨性结构的不连续可能会很容易导致严重的脊椎滑脱，从病理生理角度来看，腰椎椎弓及各个小关节部位除骨性结构丰富复杂外，肌肉、韧带等软组织也非常丰富且坚韧，在骨性连接断裂的情况下还能在很大程度上维持腰椎的稳定性，并且大都不会产生临床症状。美国在 2012 年 4 月的一份评论显示，71 例峡部裂或伴滑脱者申请 FC Ⅰ／Ⅱ类特许飞行的鉴定，明细如下：4 例 FC Ⅰ／ⅠA（3 例不合格），67 例 FC（5 例不合格）；FC Ⅱ类是指飞行Ⅱ类飞行员，包括预备进入Ⅰ类的及无人机飞行员。这些文献记录的实例也说明在航空实践中，无症状的腰椎峡部裂对空勤人员的影响是很小的。

　　总结以上研究的结果提示，无症状的腰椎峡部裂即使对空勤人员有影响，范围也有限，那么为何我们的招飞选拔标准仍然相当保守，只限一个节段单侧峡部裂且无症状者可综合评定合格呢？这主要是基于以下方面的考虑：一是腰椎峡部裂无疑是引起脊椎滑脱的重要因素，而脊椎滑脱对人们工作生活可能产生的影响都非常巨大；二是以上有明确数据的随访均为其他国家的研究，完全照搬应用不够严谨，至少没有考虑到人种差异和战机机型及训练强度差异等因素；三是从人口基数来看，我国招收飞行学员的基数无疑远大于美国，放弃占总数比例相对较少的确诊的腰椎峡部裂预选者总体来说不影响大局，也减少了将来成为飞行员后因腰椎峡部裂产生症状而被迫停飞的可能性；四是说明我国在这方面的大数据统计、科学研究还不够完善，需要在今后逐步加强。

五、图谱

图谱详见图 18-1 ～图 18-10。

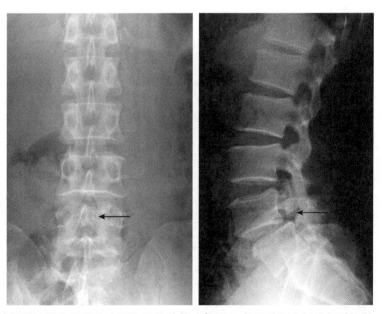

图 18-1　腰椎峡部裂正侧位 X 线片（正位 X 线片箭头处示 L$_5$ 椎弓峡部左侧纵向裂隙影、右侧局部结构紊乱；侧位 X 线片箭头处示 L$_5$ 椎弓峡部横斜向裂隙影，伴有 L$_5$ 椎体向前Ⅰ度滑脱）

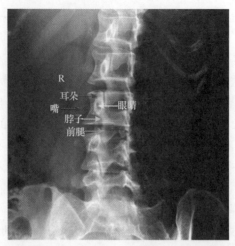

图 18-2　腰椎峡部斜位 X 线片正常影像（示"猎狗样"投影，投影对应部位：耳朵为上关节突，嘴为横突，眼为椎弓根，前腿为下关节突，脖子为峡部）

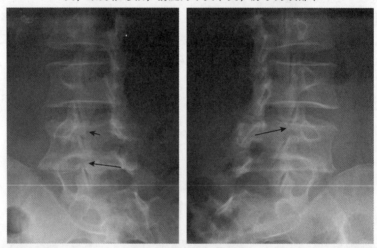

图 18-3　腰椎峡部裂双斜位 X 线片（两图长箭头所示较明显的峡部缺损低密度影，短箭头所示部位虽然未见明显裂隙影，但"猎狗"头部低垂、峡部结构略显紊乱，强烈提示椎弓陈旧性峡部裂可能）

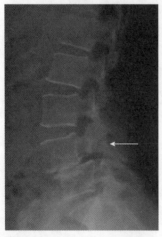

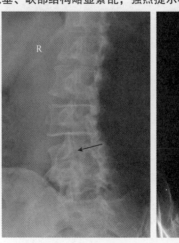

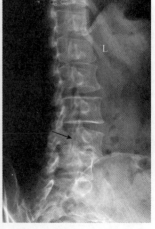

图 18-4　L$_4$ 椎弓峡部裂伴 L$_4$　　　　图 18-5　同一腰椎双侧峡部裂（双斜位 X 线片）
椎体向前 Ⅱ 度滑脱

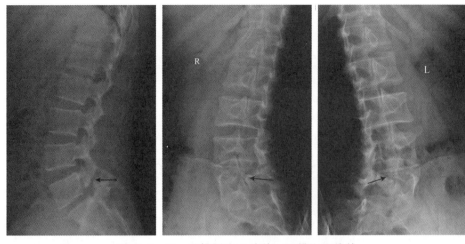

图 18-6 同一腰椎侧位 X 线片、双斜位 X 线片

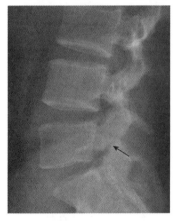

图 18-7 腰椎侧位 X 线片显示 L_5 峡部骨质轻度异常，无法明确是否有峡部裂存在

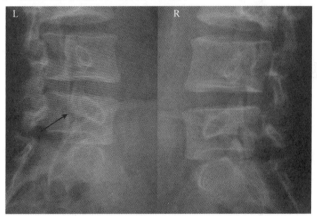

图 18-8 与图 18-7 为同一病例，双斜位 X 线片显示左侧 L_5 峡部骨质不连续，右侧峡部骨质尚完整，确诊须行 CT 检查

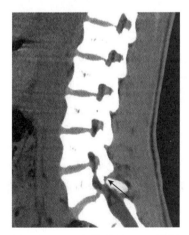

图 18-9 CT 矢状位显示 L_5 峡部裂（箭头所示）

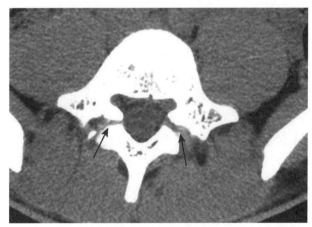

图 18-10 CT 横断面显示 L_5 双侧峡部裂（箭头所示）

（陈肇一 袁超凡 柴晓媛 王文辰）

第19章

腰椎间盘突出

一、概述

腰椎间盘突出是由创伤或退行性变引起的椎间盘变性、纤维环破坏并最终导致髓核向周围突出的病变，当髓核直接压迫神经根或突破后纵韧带进入椎管压迫脊髓硬膜囊，引起腰痛及下肢放射痛时称为腰椎间盘突出症。

椎间盘由软骨板、纤维环、髓核三部分构成（图19-1），为椎体间承上启下具有缓冲作用的组织。软骨板由透明软骨构成，位于椎体上下面骺环中间的骨面，平均厚度约为1mm，结构中有许多微孔，无血管及神经组织，是髓核水分和代谢产物的通路；纤维环由含胶原纤维的纤维软骨构成，位于髓核四周，周边的纤维附着于上下椎体的边缘，中层纤维附着于上下椎体的骺环，内层纤维附着于软骨板；髓核是一种弹性胶状物质，含有黏多糖蛋白复合体、硫酸软骨素和大量水分，被纤维环和软骨板包绕，脊柱的运动轴通过此部，可缓冲脊髓与头部的震荡。

腰椎间盘突出在普通人群的发病率为1%～2%，青壮年发病率最高，其中年龄为21～45岁者占66.3%；男性多于女性，男性患者约占70.7%，这可能与负重及劳累程度相关。青少年发病率相对较低，主要是由急性创伤、高处坠落引起。从发病部位来看，$L_{4\sim5}$、$L_5\sim S_1$椎间盘发病率最高，国内外文献显示，这两个部位椎间盘突出的发生率为90%～97%。椎间盘病变的最重要的病理改变就是髓核变性、水分丢失，从而失去弹性，可变成碎块或呈瘢痕样结缔组织，变性的纤维环变薄或产生裂隙，在强大暴力负荷下易发生明显破损，髓核可突破纤维环、后纵韧带继而产生临床症状。椎间盘突出引起腰腿痛的主要机制：①突出的椎间盘压迫神经根，导致局部水肿、炎性反应，各种免疫组织化学因子聚集，刺激周围神经产生局部腰痛；②椎管内硬膜囊受压可导致相应平面下肢体的感觉异常，神经根受压则导致其所支配肢体区域疼痛及感觉运动障碍；③椎管内60%～70%的血供来自于与神经根伴行的椎动脉，椎间盘突出时，血管受压可引起神经组织缺血缺氧而导致肢体功能障碍。

腰椎间盘突出的典型临床症状是腰痛伴一侧肢体的放射痛，95%左右的患者会产生这种症状，严重者，腰痛剧烈，肢体尤其是下肢会有明显的麻木感，抬腿活动明显受限，前屈负重时所有症状加重，因此腰椎间盘突出者绝对无法承受大运动量的体育锻炼、负重活动甚至较劳累的工作。多数椎间盘突出所产生的症状经过系统的非手术治疗可以全部或部分缓解，治疗方法主要包括腰部牵引、推拿按摩、药物脱水治疗及短期使用适量激素；不少学者曾报道，有些突出的椎间盘甚至可以自行吸收，腰腿痛症状也能随之自行缓解。一般而言，如经过 2～3 个月非手术治疗症状未能明显缓解，手术摘除椎间盘髓核往往是解决肢体疼痛症状的最后手段。

二、诊断与鉴别诊断

（一）诊断

临床诊断：腰痛伴一侧肢体放射痛为腰椎间盘突出症的典型体征。影像学诊断椎间盘突出以 MRI 和 CT 检查较为敏感，X 线平片只能通过椎间隙狭窄或椎体滑脱做初步判断；体格检查时可有腰部压痛、直腿抬高及加强试验阳性。

（二）鉴别诊断

腰椎间盘突出有症状者需与腰肌劳损、腰椎管狭窄症、梨状肌综合征等相鉴别。

1. **腰肌劳损（psoatic strain）** 是由急慢性腰部扭伤、长期负重或积累性慢性损伤所致的腰部肌肉及软组织的无菌性炎症，典型临床表现为单纯性慢性腰痛，与长期从事重体力工作及日常生活中长期的不良姿势密切相关。部分患者可表现出严重腰痛的体征：腰部僵硬、活动不当时可有一过性剧痛。局部制动、休息、按摩、理疗等非手术治疗方法可缓解症状，但若不改变生活、工作方式则极易复发。影像学检查椎间盘无明显病变。

2. **腰椎管狭窄症（lumbar spinal stenosis）** 是由先天性发育异常或后天骨质增生所致的腰椎管骨性狭窄，在此病理基础上出现硬膜囊局部受压而导致的临床症状，具体表现为间歇性跛行（intermittent claudication，步行一段距离后因腿部酸痛而必须休息，休息一段时间后可继续跛行一定距离，如此反复，随腰椎管狭窄程度的加重跛行距离越来越短），而腰痛和一侧肢体放射痛的表现并不明显，但腰椎管狭窄也可合并椎间盘突出，此情况下两种症状均有表现。影像学检查中 CT 对腰椎管狭窄的诊断敏感性较高。

3. **梨状肌综合征** 是坐骨神经出盆腔闭孔时被发育异常的梨状肌所压迫而产生的临床症状，其表现与腰椎间盘突出症非常类似，但通过影像学检查是否有椎间盘变性、突出较易鉴别。

三、体检方法

在 X 线平片上只能显示腰椎曲度、序列、椎间隙、椎体及附件骨质结构的间接改变，提示椎间盘病变存在的可能，腰椎间盘突出判定标准：一般而言，腰椎下位椎间隙都大于上位椎间隙（$L_5 \sim S_1$ 例外），当某一或某些节段的椎间隙明显变窄时要高度怀疑椎间盘病变（图 19-2～图 19-4），需要进一步进行 CT 或 MRI 检查以明确诊断，其中 MRI 对椎间盘突出尤为敏感（图 19-5）。

四、航空医学考虑

腰椎间盘突出对空勤人员影响比较明确，即不论是在高 g 载荷下还是弹射瞬时加速及跳伞时的着陆冲击力均会对病变椎间盘加重挤压，造成更严重的突出，压迫脊髓和神经根，其产生的腰痛和下肢痛普通人均难以承受，基本无法坚持工作。国内多中心的研究均证实，飞行员腰背痛的首位原因是腰椎间盘突出，歼击机飞行员尤为明显，而且随着年龄的增长腰椎间盘突出的发病率会上升。这说明尽管在录取飞行学员时把握着严格的标准、有腰椎间盘突出者绝对不能入选，但在长期积累性劳损、高负荷工作环境下椎间盘退行性变的概率升高，腰椎间盘突出症的发病率也不可避免地随之升高。由此看来，椎间盘突出这种疾病会缩短飞行人员飞行寿命。

业内专家一般认可首期疗效对腰椎间盘突出症治疗的预后有明确的指导意义，即腰椎间盘突出症首次发病后进行短期非手术治疗的疗效好时，约 90% 的患者最终会取得良好疗效；反之，患者行综合治疗后的有效率也仅为 78.9% 左右。腰椎间盘突出症的预后还与腰椎生理弯曲密切相关，生理弯曲越趋于消失，则椎间盘突出的复发率越高。因此在招飞体检中要充分评估椎间盘突出的前期病变（如椎间隙变窄、腰椎生理弯曲消失、施莫尔结节形成、椎体楔形变等）及其预后，全面衡量多方面因素，谨慎下结论。

五、图谱

图谱详见图 19-1～图 19-5。

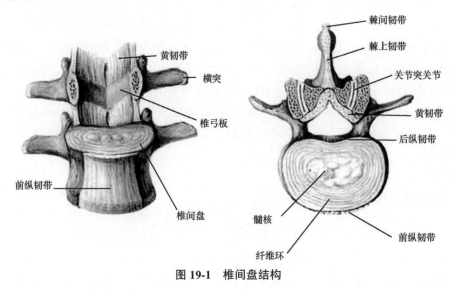

图 19-1 椎间盘结构

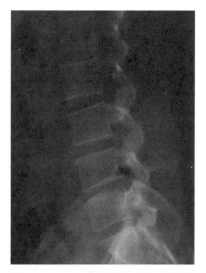

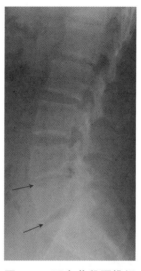

图 19-2 L~4~5~ 椎间隙较上位椎间隙
明显狭窄

图 19-3 两个节段腰椎间
隙狭窄

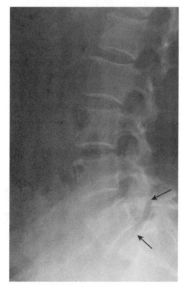

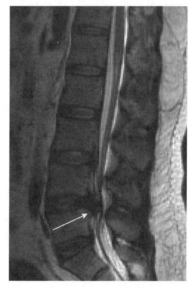

图 19-4 L~5~ ～ S~1~ 椎 间 隙 狭 窄 、
L~5~ 椎体向前滑脱、L~5~ 椎弓峡部裂

图 19-5 MRI T~2~WI 显 示 L~5~ 椎 间
盘向后突出，压迫硬膜囊

（陈肇一 袁超凡 柴晓媛 王文辰）

第 20 章

脊 柱 裂

一、概述

脊柱裂（spina bifida）为一种先天性脊柱发育异常，由原发性中胚叶发育缺陷所致，胚胎时期中缝组织闭合不全，导致脊柱后部椎弓未闭合。这种病变可以发生于脊柱任何节段，最常见于腰骶部，脊柱裂临床上致残率高，治疗较困难。

一般可将脊柱裂分为显性脊柱裂和隐性脊柱裂，有椎管内容膨出者为显性脊柱裂，无椎管内容膨出者称隐性脊柱裂或简称隐裂。显性脊柱裂多伴有脊髓拴系综合征，临床症状和体征复杂而又严重，常出现大小便失禁、遗尿、尿频、尿急、下肢发育不良或瘫痪，多数患者上学都存在困难，基本上不会纳入征兵之类的体系。隐裂多发生于 $L_5 \sim S_1$ 平面，不合并脊柱畸形，我国普通人群中 14 ～ 18 岁年龄段发病率为 19% ～ 22%，18 岁以上人群腰骶椎隐裂发病率为 16%，男女发病无差异。隐裂患者可表现为局部皮肤正常或皮肤有小凹、毛发多、血管瘤、痣等，大多无明显外在异常及临床症状，少数患者可有遗尿、尿不尽、尿频、尿失禁等症状；隐裂的棘突借助软骨或韧带与椎弓相连，正位上棘突呈游离状态，即所谓游离棘突，若棘突缺如，则正位 X 线片上仅显示椎弓中央裂隙。治疗上，显性脊柱裂主要依靠手术治疗，疗效不确切；隐裂一般不需要特殊治疗。

二、诊断与鉴别诊断

显性脊柱裂的诊断靠外观判断即可。隐裂的诊断主要依靠影像学检查，普通 X 线平片即可确诊：平片可见椎体（多见于 $L_5 \sim S_1$ 平面）椎弓或骶椎后板骨质连续性中断。因隐裂的 X 线片表现明确，常规不需要做鉴别诊断，但有腰骶部隐痛或大小便异常时要考虑隐裂可能合并马尾神经粘连而导致脊髓拴系综合征，这种情况下 MRI 检查可确诊。

三、体检方法

显性脊柱裂是绝对禁忌入伍的。隐裂的判定：常规拍摄腰骶部正位 X 线片，隐裂在正位 X 线片上显示明确（图 20-1，图 20-2），测量隐裂最宽处距离，以此为评判依据（图 20-3）。

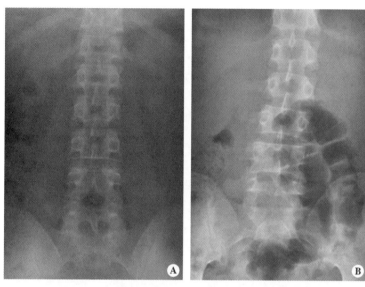

图 20-1 A 显示 S_1 隐裂，B 显示 L_5、S_1 两处隐裂

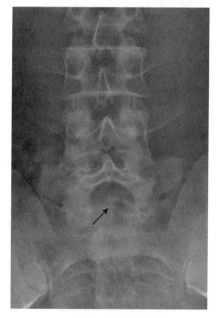

图 20-2 S_1 隐裂

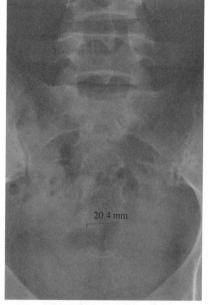

20.4 mm

图 20-3 骶骨隐裂，裂隙长度 > 20mm

四、航空医学考虑

涉及航空医学问题的脊柱裂多是针对隐裂，较严重的隐裂基本上发生于 L_5 和骶椎，航空低气压或高载荷环境下，马尾神经可能会受到相应的影响，不论是与局部软组织粘连还是受压迫，均可导致会阴部感觉运动障碍，产生局部麻木或大小便异常等，严重者影响飞行。但从文献和既往体检实际情况的回顾看，隐裂在青少年人群中虽然检出率较高，却几乎没人表现出临床症状，说明能产生明显症状的隐裂大多儿时就有表现了，而这部分人群或许根本就没有入伍的意愿。因此在招飞体检中对待隐裂也应全面衡量，美国标准对此也是以关注临床症状为主，我们应在观察影像学表现的基础上结合临床症状及外科检查（骶尾部的异常表现，如较大的色素痣、多毛、凹凸不平等）进行综合衡量、科学鉴定。

（陈肇一　袁超凡　柴晓媛　王文辰）

▅▌▌▌ 第 21 章

腰 椎 骶 化

一、概述

L$_5$ 椎体的一侧或两侧横突明显增宽、增大，可与骶骨部分或完全骨性融合，形态结构上形似骶椎，故称腰椎骶化。有时增大的横突与骶骨或髂骨接触但未融合则形成假关节。

Bertolotti 于 1917 年首次报道了这种变异，提出慢性持续性下腰痛、下肢疼痛不适等临床表现可能是由这种变异引起。腰椎骶化在临床上的发生率为 4% ~ 6%，但 L$_5$ 横突肥大的发病率并不低，涂强等在其医疗中心平均随访时间为 11 个月的研究中纳入 L$_5$ 横突肥大并有症状的患者 279 例（大多数横突肥大者并无症状，也不会因此而就诊），其中假关节形成者有 34 例,这在有症状者中所占比例并不大。究其原因可能是腰椎完全骶化情况下，骶化的骨质融合使腰骶部运动时的顺应性降低，一般不产生明显疼痛；而不完全骶化者即形成假关节者，因假关节不具有真正关节的关节囊、关节内滑液、软骨及关节周围韧带、脂肪垫等组织，对肥大的横突和骶骨、髂骨起不到良好的保护作用，所以这个假关节部位特别容易受损伤，用力不当、过度负重或长期保持不良姿势等情况下可造成假关节损伤和退行性变，从而引起典型的临床表现，即腰骶部疼痛。在这种病理生理基础上，患有腰椎骶化尤其是假关节形成者，当其有明确腰骶部疼痛症状时，无法执行高强度的航空任务甚至一般的重体力劳动都无法承受。

二、诊断与鉴别诊断

腰椎骶化即腰椎横突肥大及伴有假关节形成者以影像学检查为主要诊断方式，一般拍摄腰椎正位 X 线片可以明确诊断，需要注意的是，一般明显肥大的横突在正位 X 线片上很容易形成与骶骨或髂骨重合的影像，不能以此来判定其为假关节形成，必须拍摄腰椎双斜位 X 线片或透视下让受检者转动躯干来观察肥大的横突是否与骶骨或髂骨形成假关节。

有症状的腰椎横突肥大及伴有假关节形成者在临床上仍需要与腰肌劳损和腰椎间盘

突出症相鉴别。其与腰椎间盘突出症的鉴别可从影像学上入手，X 线平片即可鉴别。而症状性腰椎骶化的临床表现与腰肌劳损有时很难鉴别，腰肌劳损多有急慢性腰部扭伤史，表现为单纯性慢性腰痛，与长期从事重体力工作及日常生活中长期的不良姿势密切相关，部分患者可有腰部僵硬、活动不当时一过性剧痛，局部制动、休息、按摩、理疗等非手术治疗方法可缓解症状，但如不改变生活、工作方式则极易复发；症状性腰椎骶化也可表现为慢性腰痛，需要注意的是腰椎骶化的压痛点偏下，主要位于腰骶部，而腰肌劳损的压痛点主要在 $L_4 \sim L_5$ 棘突，另外，腰肌劳损患者的腰背肌肉尤其是骶棘肌明显僵硬是其典型体征。

三、体检方法

腰椎骶化假关节形成或单纯横突肥大假关节形成的影像学诊断：拍摄骨盆 X 线平片，如表现为 L_5 横突单侧或双侧肥大、横突与骶骨间关节间隙消失则可诊断为腰椎骶化（图 21-1 ～图 21-4）；横突与骶骨、髂骨接触但仍有细小缝隙者为假关节形成。招飞选拔中要结合 X 线平片检查和腰骶部疼痛症状来综合衡量。

四、航空医学考虑

症状性腰椎骶化可影响地面训练和飞行安全。飞行学员及空勤人员平时都需要进行强度较大的体能训练和技巧性训练，因为肥大的横突与骶骨之间假关节在活动中不断产生摩擦，所以其疼痛症状是持续性的，严重程度则与摩擦的剧烈程度即训练强度密切相关。

五、图谱

图谱详见图 21-1 ～图 21-4。

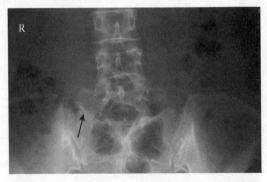

图 21-1　L_5 椎体骶化伴右侧横突肥大、与骶骨形成假关节，可见假关节处骨质硬化（箭头所示）

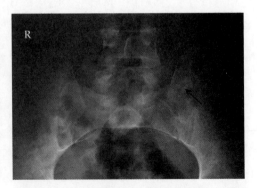

图 21-2　L_5 椎体骶化伴左侧横突肥大、与骶骨形成假关节，可见假关节处细小关节间隙（箭头所示）

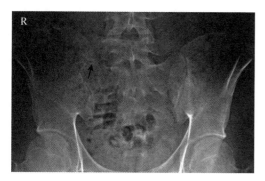

图 21-3　L_5 椎体骶化伴右侧横突肥大、与骶骨形成假关节，可见假关节处关节间隙不规则（箭头所示）

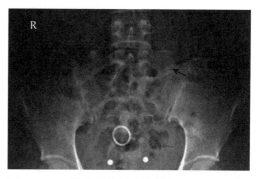

图 21-4　L_5 椎体骶化伴左侧横突肥大、与骶骨形成假关节，可见假关节处部分融合、部分骨质硬化，并见关节间隙（箭头所示），右侧横突也肥大，但未见明显假关节形成

（陈肇一　袁超凡　柴晓媛　王文辰）

第22章

颈椎异常

一、概述

青少年期就表现出来的、X线片可见的颈部病变多为先天性发育异常所致，这些疾病大概包括寰枢椎半脱位、椎动脉环、寰枕融合、颈肋、斜颈、颈椎间盘突出、阻滞椎等。在X线片上，这些疾病特点都非常明确，其判定标准因此也非常确定，它们在影像学表现较严重和（或）伴有明显的临床症状时，可能会对人体的某些功能活动产生影响，在航空环境下，飞行的高 g 载荷、弹射及跳伞过程均有可能会加重其影响。

二、体检方法

（一）寰枢椎半脱位

1. 寰椎前弓后缘与枢椎齿状突前缘的间距正常成人均在 2mm 以下，若超过 2mm 则可疑半脱位，超过 2.5mm 可诊断寰枢椎半脱位（图 22-1，图 22-2）。

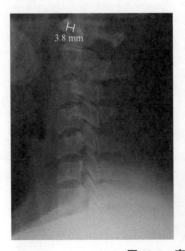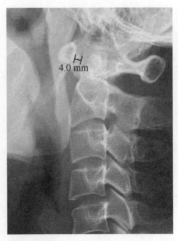

图 22-1 寰枢椎半脱位

2. 颈椎正位 X 线片上，齿突明显向寰椎一侧偏移，强烈提示寰椎横韧带松弛或断裂、寰枢半脱位（图 22-2，图 22-3）。

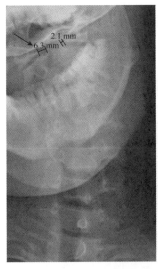
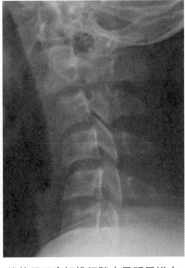
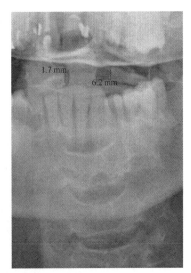

图 22-2　寰枢椎半脱位，侧位 X 线片显示寰枢椎间隙未见明显增大，但正位 X 线片显示齿突偏向寰椎一侧，也是寰枢半脱位的一种征象

图 22-3　寰枢椎半脱位正位 X 线片局部表现

3. 部分颈椎侧位 X 线片显示，椎管前后缘连线自枕骨大孔后缘向下成自然的弧形曲线，寰枢椎半脱位后，此曲线在寰枢椎平面出现相错现象。

（二）椎动脉环

两侧椎动脉沿颈椎两侧横突孔上行，出椎间孔后，经寰椎后弓上的椎动脉沟入颅，若椎动脉沟形成骨性环，不论完整或不完整均称椎动脉环，属发育异常，单侧椎动脉环或双侧椎动脉环直径足够大者多不影响椎动脉血供（图 22-4）。双侧椎动脉环对血供影响较大，需慎重考虑（图 22-5）。

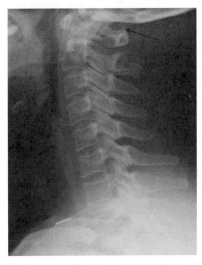
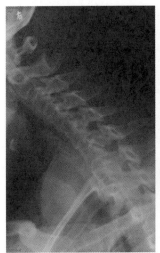
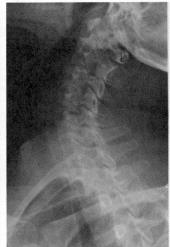

图 22-4　椎动脉环（箭头所示）

图 22-5　双侧椎动脉环（箭头所示）

（三）寰枕融合

寰枕融合是发育中寰椎与枕骨分裂不全所致，可完全或部分融合，属发育畸形，此类畸形常伴有寰枢半脱位和颅底凹陷症，颈椎侧位 X 线片显示寰枕间隙变小或消失，寰枢椎张口正位 X 线片可明确寰枕融合的诊断（图 22-6）。

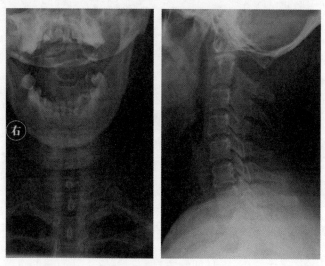

图 22-6　寰枕融合（寰椎与枕骨骨性融合，X 线片显示一片模糊影）

（四）颈肋

颈肋是第 7 颈椎横突水平出现肋骨影，长度不一，可单侧或双侧，为发育异常，颈肋多在斜角肌三角区，臂丛神经在此经过，过长的颈肋可压迫神经，造成胸廓出口综合征阳性者要慎重考虑（图 22-7 ～图 22-9）。

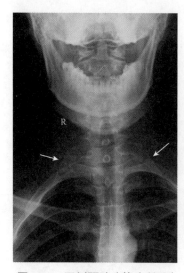 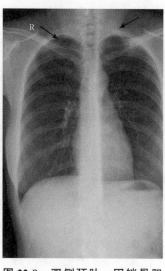 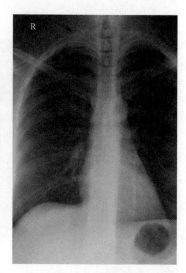

图 22-7　双侧颈肋（箭头所示）　　图 22-8　双侧颈肋，因锁骨阻　　图 22-9　右侧颈肋
　　　　　　　　　　　　　　　　　　　　挡易漏诊

（五）胸廓出口综合征

胸廓出口是由内侧的前斜角肌、外侧的中斜角肌、上方的锁骨与下方的第 1 肋骨共同构成的通道，其间有臂丛神经和锁骨下动脉通过，骨骼或肌肉结构异常可对神经、血管形成压迫，产生上肢疼痛、麻木及感觉运动障碍等临床症状。骨性结构异常，可为先天性如颈肋、C_7 横突过长、第 1 肋骨或锁骨畸形、外生骨疣等，后天性可为创伤所致，如锁骨或第 1 肋骨骨折、肱骨头脱位等；肌肉异常，可因前中斜角肌纤维化、痉挛或上肢过度外展等引起胸廓出口变窄从而引起症状。检查方法主要为 Addison 试验：患者取坐位，挺胸抬头，头转向患侧并深呼吸，检查者一手抵患者患侧下颌，一手将患侧上肢向外后方牵移，同时触诊桡动脉，在深吸气相如桡动脉明显减弱或消失即为阳性体征。

（六）斜颈

生理性斜颈 X 线片表现为颈椎倾斜、旋转及颈椎生理弯曲改变，颈椎骨质多无异常（图 22-10），通过调整姿势、体位斜颈可部分或完全纠正。病理性斜颈有先天发育性、后天获得性之分，先天性者可由颈椎椎体发育异常造成半椎体、蝴蝶椎等畸形而致，也可由一侧胸锁乳突肌发育异常引起，后者多可触及一侧颈部软组织团块或明显质韧索条；后天性者多由局部感染或肿瘤病变所致。明显斜颈者外观上即有明显表现，需结合临床症状、体征及辅助检查进行综合判断。

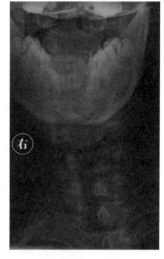

图 22-10 斜颈

（七）颈椎间盘突出

X 线片只能显示曲度、椎间隙、椎体及椎小关节的间接改变，提示椎间盘病变的重要特征是椎间隙明显变窄（原则上颈椎下位椎间隙不小于上位椎间隙，图 22-11，图 22-12），但要确诊需做 CT 或 MRI 检查。

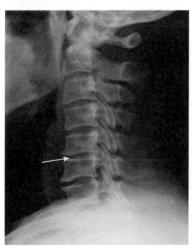

图 22-11 颈椎间盘突出（箭头所示，椎间盘间隙较上位间隙明显变窄）

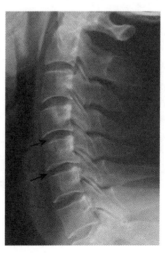

图 22-12 两个节段颈椎间隙变窄，椎间盘突出可能性大

（八）颈椎椎体先天性部分或完全融合

一般而言，颈椎椎体融合在医学术语上称为阻滞椎，是一种先天性椎体发育异常，需与后天性退行性椎体融合、手术后椎体融合相区别；该病变源于胚胎期颈部部分体节未分节，其特点是阻滞椎的长度与 2 个正常椎加 1 个椎间隙长度相等，但整体变细、椎间孔和椎板均变小；临床上当继发椎管狭窄时可产生相应的症状，可伴发畸形（颈短、脊柱侧弯、高肩胛、翼状肩等），最常累及第 2 颈椎及第 3 颈椎，其次为第 5 颈椎及第 6 颈椎，两节颈椎融合最多见，最常见主诉是颈部疼痛、旋转和屈伸受限；无外观畸形和神经症状者通常无须治疗。

阻滞椎通过透视及颈椎正位 X 线片均可确诊（图 22-13 ～图 22-16）。

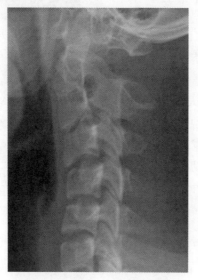
图 22-13　$C_{2\sim3}$ 椎体阻滞椎

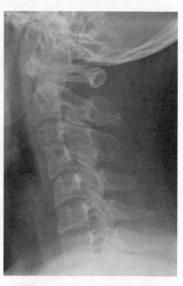
图 22-14　$C_{3\sim4}$ 椎体阻滞椎

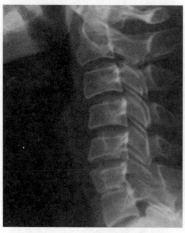
图 22-15　$C_{6\sim7}$ 椎体阻滞椎

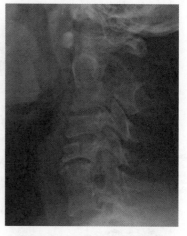
图 22-16　多节段颈椎阻滞椎

（陈肇一　袁超凡　柴晓媛　王文辰）

第 23 章

单纯淋巴结肿大

一、概述

淋巴系统是人体循环系统的重要组成部分，淋巴系统包括淋巴管道、淋巴器官和淋巴组织。淋巴管道由毛细淋巴管—淋巴管—淋巴结—淋巴干—淋巴导管组成。淋巴结接收来自淋巴管内的淋巴，为大小不一的椭圆形小体，新鲜时呈灰红色，质柔软，边界清晰，隆凸部位连接数条输入淋巴管，凹陷侧连接输出淋巴管，起滤过淋巴的作用。淋巴结以深筋膜为界分为深、浅淋巴结，浅表淋巴结接收皮肤和皮下组织的淋巴，并在腹股沟等部位与深部淋巴管相通。空军飞行学员外科医学选拔中所指的淋巴结肿大通常是指浅表淋巴结肿大。

当身体局部或全身发生感染等疾病时，病毒和细菌随淋巴通路进入淋巴结，此时淋巴结内细胞迅速增殖，功能旺盛，即表现为淋巴结肿大。

二、诊断与鉴别诊断

不同部位淋巴结大小不同，大部分学者认为正常淋巴结最大径≤ 10mm，当淋巴结最大径≥ 15mm 时认为淋巴结肿大。

（一）淋巴结肿大的诊断思维

淋巴结肿大的诊断思维如图 23-1 所示。浅表淋巴结肿大分生理性肿大和病理性肿大。

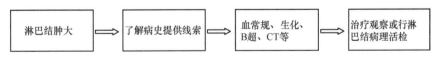

图 23-1　淋巴结肿大的诊断思维

1. 生理性肿大　质地柔软，表面光滑，可移动，无压痛。

2. 病理性肿大

（1）局部淋巴结疾病

1）急性淋巴结炎：局部有疼痛，多数皮肤潮红，肿大淋巴结增长快，压痛明显，以单侧单个淋巴结肿大为多见，多伴有全身发热、食欲缺乏等，常在淋巴结引流区域查到原发感染病灶。

2）慢性淋巴结炎：病期较长，可单个或数个淋巴结肿大，以颈部、颌下淋巴结常见，增大速度慢，局部可有轻度压痛或无压痛。抗感染治疗无效。

（2）全身性疾病

1）肿瘤性急性疾病：全身淋巴结无痛性、进行性肿大，质地偏硬，移动性差，进展较快，个别可出现深部淋巴结压迫症状，还伴有发热、乏力、面色苍白、皮疹、皮肤出血点、肝脾大、骨质破坏等，如白血病、淋巴瘤等。

2）急性传染性疾病：多伴发热、寒战、全身酸痛、皮疹、黏膜潮红等，部分可伴轻度肝大、脾大、贫血等。其多有红肿热痛表现，如结核、性、丝虫性淋巴结炎等。

3）急/慢性感染性疾病：抗感染治疗有效，如传染性单核细胞增多症、风疹、麻疹、布氏杆菌感染等。

（二）淋巴结肿大部位与疾病的关系

淋巴结肿大部位与疾病的关系如下：①急性感染以颈部和颌下淋巴结肿大多见；②传染性单核细胞增多症以全身淋巴结肿大为主；③颈部及耳后淋巴结肿大多见于慢性炎症；④结核和霍奇金病多发生颈部淋巴结肿大；⑤非霍奇金淋巴瘤以全身或先颈部并逐渐波及全身多见，其次以咽淋巴环及扁桃体多见；⑥白血病以颈部、腹股沟或全身多见。

（三）辅助检查

进行初步判断后行实验室检查（血常规、骨髓象），怀疑传染性单核细胞增多症时加做嗜异性凝集试验；怀疑结核应加做结核菌素试验、红细胞沉降率和淋巴结穿刺等；怀疑免疫系统疾病则行相关特异性抗体检测；考虑性病、人类免疫缺陷病毒感染应做相关抗体检测；怀疑血液系统疾病应做骨髓检查和淋巴结活检。另外根据病情选择行超声、CT、MRI 检查。

三、体检方法

正常情况下，浅表淋巴结直径多为 0.2 ～ 0.5cm，质地柔软，表面光滑。其无压痛，与毗邻组织无粘连，常呈链状与组群分布，通常不易触及，当淋巴结受侵犯时出现肿大。

（一）病史采集

淋巴结肿大以急性炎症多见，问诊时应仔细询问被检学员肿大淋巴结起病方式和病情进展，颈部淋巴结肿大时询问口咽部炎症；腹股沟淋巴结肿大时询问腿部外伤及足部感染；淋巴结肿大病程较长时询问不洁性接触史、结核病史等。

（二）体格检查

1.检查顺序　外科全身体格检查时，为了避免遗漏应特别注意淋巴结的检查顺序。

2.检查方法　检查淋巴结的方法主要为视诊和触诊。

（1）视诊时不仅要注意局部征象（包括皮肤是否隆起,颜色有无变化,有无皮疹、瘢痕、瘘管等），也要注意全身状态。

（2）触诊是检查淋巴结的主要方法。滑动是指指腹按压的皮肤与皮下组织之间的滑动；滑动的方式应取相互垂直的多个方向或转动式滑动，这有助于淋巴结与肌肉和血管结节的区别。

3. 检查内容　检查淋巴结应注意部位、大小与形状、数目与排列、表面特性、质地、有无压痛、活动度、界线是否清楚及局部皮肤有无红肿、瘢痕、瘘管等。

四、航空医学考虑

浅表淋巴结发挥免疫作用，当机体出现病变时，淋巴结可出现形态、结构、大小甚至位置的改变，病因学诊断是淋巴结肿大治疗的基础，不同疾病预后差异较大。一般来说，急慢性淋巴结炎经抗感染治疗预后较好，不影响训练和飞行。而肿瘤、血液、结核、性传播疾病引起者治疗困难，预后较差，应当根据具体疾病判断对飞行学员成飞影响。

五、图谱

图谱详见图 23-2 ～图 23-5。

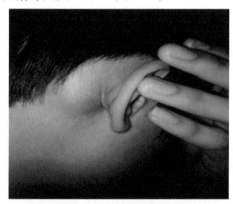

图 23-2　耳后淋巴结肿大

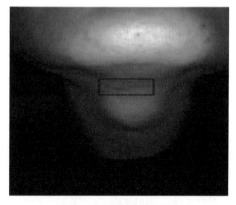

图 23-3　颈部淋巴结肿大

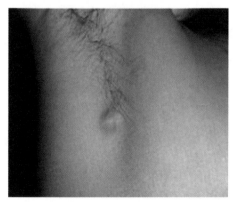

图 23-4　腋窝淋巴结肿大

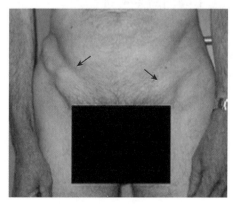

图 23-5　腹股沟淋巴结肿大

（李　浩）

第 24 章

疝 疾 病

第一节 腹股沟疝

青少年疝是空军招飞体检中重要疾病，也是小儿外科常见疾病，包括腹外疝、膈疝、食管裂孔疝、肌疝等。腹外疝中腹股沟斜疝发生率最高，其约占 90% 以上，股疝次之，约占 5%。腹股沟斜疝是腹腔肠管从腹股沟管内环突出，穿过腹股沟管外环形成，男性突向阴囊，女性终止于大阴唇。

一、概述

（一）流行病学特点

在全球范围内，各种不同年龄段的儿童腹股沟疝发病率为 0.8% ～ 4.4%，早产儿可达 30%，男性多于女性，男女比例约为 15 ∶ 1，右侧多于左侧，可能是因为右侧睾丸下降比左侧晚。

（二）病因与发展规律

青少年腹股沟疝多为先天性疝，发病较早，多见于婴儿。约 40% 小儿的鞘突在出生后 2 年仍未关闭，当腹腔压力增高时，腹腔肠管容易经腹股沟管突入阴囊，形成斜疝。因此与成人不同，青少年腹股沟斜疝是局部解剖结构发育不完善形成的。它的特征如下：①鞘突未闭锁伴内环处发育不良，同时伴有部分患者内环的嵌闭功能不良；②腹股沟管后壁的腹横筋膜发育正常；③部分患者伴有隐睾。异常的睾丸下降过程通常表现为睾丸下降不全和鞘突闭锁不全。未闭锁或闭锁不全的鞘突为婴儿提供了一个天然的疝囊。后天性斜疝则是疝内容物突入鞘突旁腹膜囊（实际为新形成腹膜囊），如图 24-1、图 24-2 所示。

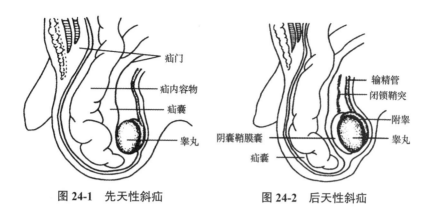

图 24-1　先天性斜疝　　　　图 24-2　后天性斜疝

如鞘突虽未闭锁，但已经萎缩成一微小的管道，则不至于发生疝。然而，因直立时腹腔内液体可流入鞘膜囊，而平卧时液体又返回腹腔，临床上表现为阴囊时显时隐的积液肿块，即为交通性鞘膜积液，容易与腹股沟斜疝混淆。

（三）临床表现

腹股沟斜疝的临床表现随病程而发生变化。早期疝块不明显，当学员憋气或咳嗽时，在腹股沟管投影区可见腹壁膨隆，随着病程进展，肿块沿腹股沟管逐渐突出，直至阴囊，同时伴肿块体积增大和腹股沟区坠胀感的出现。难复性腹股沟疝除坠胀感外还表现为疝块不能完全回纳，同时可能伴便秘或消化不良等症状。当腹压骤升造成疝内容物嵌顿无法还纳时常需行急诊手术。

二、诊断与鉴别诊断

（一）诊断

青少年腹股沟斜疝的诊断应结合发生机制与解剖特点，其有以下特点：①发病年龄，多见于儿童及青少年。②疝囊经腹股沟管突出，可进入阴囊。③当疝块为肠管时肿块较柔软，触诊光滑；当疝块为大网膜时肿块坚韧，叩诊浊音。④疝块回纳后压住内环疝块不再突出。

典型的腹股沟疝可依据病史、症状和体格检查确立诊断。诊断不明确或有困难时可辅助 B 超、MRI 或 CT 等影像学检查，帮助建立诊断。影像学中的疝囊重建技术常可对腹股沟疝做出明确诊断。

（二）鉴别诊断

腹股沟斜疝应与以下疾病相鉴别。

1. **鞘膜积液**　包括交通性鞘膜积液和非交通性鞘膜积液。当鞘突未完全闭锁，仅留一通道时，腹腔液体流入阴囊形成交通性鞘膜积液。非交通性鞘膜积液不与腹腔相通，因此可触及肿块上界，平卧不能消失。鞘膜积液与腹股沟斜疝一般通过透光试验即可鉴别，必要时可行超声检查。

2. 睾丸下降不全　睾丸下降停于腹股沟管体表投影处时容易误诊为腹股沟斜疝，但睾丸挤压时可出现明显胀痛，咳嗽或憋气时无肿块下降，同时阴囊内未触及睾丸也能辅助诊断。

三、体检方法

（一）病史采集

青少年腹股沟疝多为先天性斜疝，体格检查中应当注意询问腹股沟区是否曾出现肿块，以及相关外科手术史。

（二）询问症状

随疾病进展，本病可出现阴囊坠胀、疝块脱出及便秘、消化不良等症状。

（三）体格检查

1. 视诊　观察双侧腹股沟区是否对称及膨隆或有肿块凸出。

2. 触诊　学员取站立位，显露整个腹部、腹股沟区，检查遵循"由下至上、左右对比"的原则。首先触诊阴囊是否存在肿块及肿块大小、硬度、边界（注意上缘）等，内容物为肠管时肿块柔软光滑，为大网膜时肿块质韧，叩诊呈浊音。嘱学员平卧，用手推送疝块，观察是否能够还纳。如疝块回纳后可用手压住内环处，嘱学员站立憋气或咳嗽，疝块不能凸出，移去施压手指，可见疝块凸出。

四、航空医学考虑

（一）治疗与预后

手术治疗是青少年腹股沟疝的首选治疗方案，必要时可行内环薄弱区域的修补，对内环缺损比较大的青少年，应考虑采用补片进行腹股沟疝的修补，减少患者术后的复发。大量文献统计表明，目前经腹股沟疝囊高位结扎术的复发率为 2% ～ 4%。张忠明等对分型为 I 型、II 型疝采用经腹疝环口腹腔外置术的研究中发现也无复发患者。目前国外有相关报道，腹腔镜下手术复发率为 1.5%。

（二）腹股沟疝与航空医学

飞行学员的高强度军事训练和飞行任务常导致腹压增加较明显，其是腹股沟疝加重的重要诱因，严重时可能出现疝内容物嵌顿和肠绞窄等严重并发症。青少年腹股沟疝一旦发现往往能得到及时治疗，因此，航空医学中对腹股沟斜疝的关注在于疾病和疝修补术后对训练和飞行的影响。

五、图谱

图谱详见图 24-3。

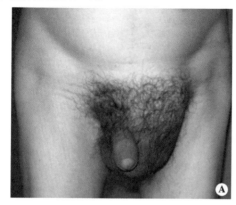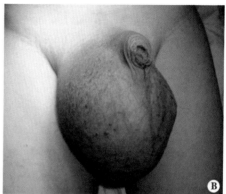

图 24-3 腹股沟斜疝

第二节 脐 疝

一、概述

（一）流行病学和病因学

脐疝较为少见，可能与脐环处瘢痕组织变弱有关。诱因是慢性咳嗽、腹水等。疝内容物初期多为大网膜，随后还有小肠、结肠等。其常因与疝囊壁发生广泛粘连，形成多房性间隙。

（二）临床特点

本病主要症状是脐部有半球形疝块，可回纳，常伴有消化不良、腹部不适和隐痛。由于疝环一般较小、周围瘢痕组织较坚韧，因此较易发生嵌顿和绞窄。巨大的脐疝呈垂悬状。

二、诊断

根据临床症状和体征可诊断，脐疝发生在脐周围，咳嗽或憋气时有冲击感，有时伴上腹部不适甚至呕吐。

三、体检方法

嘱被检学员取站立位，医师站于学员面前，嘱学员憋气，观察脐周有无皮肤隆起性改变。

四、航空医学考虑

（一）治疗和预后

成人脐疝宜及早实施手术治疗，嵌顿时应紧急手术。手术时应当将疝连同粘连的大网膜和多余的皮肤一并切除。脐疝经治疗后极少复发。

（二）脐疝与航空医学

青少年脐疝一经发现应立即治疗。脐疝对飞行的影响主要是训练和飞行时由高强度训练和飞行任务导致腹压较明显增加，同时疝门组织较坚韧、边缘较锐，容易发生内容物嵌顿和绞窄等严重并发症。

五、图谱

图谱详见图 24-4、图 24-5。

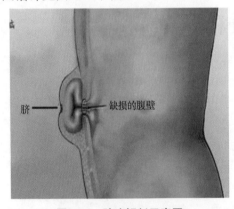 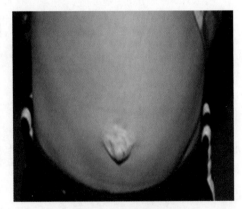

图 24-4　脐疝解剖示意图　　　　　　图 24-5　成人脐疝

第三节　食管裂孔疝

一、概述

（一）流行病学特点

食管裂孔疝指腹段食管、胃、小肠、结肠、网膜等通过食管裂孔突入胸腔内。人群中发生率为 10%～50%，女性多于男性。按照解剖上缺陷和临床的表现，食管裂孔疝可分为Ⅰ型（食管裂孔滑动疝）、Ⅱ型（食管旁疝）、Ⅲ型（混合型）及Ⅳ型（多器官型）。统计显示Ⅰ型最多见，超过 95%；Ⅲ型次之，4% 以上；Ⅱ型最少。临床上Ⅱ型、Ⅲ型、Ⅳ型可统称为食管旁疝。

（二）病因

食管裂孔为生理解剖结构，由右侧膈肌脚组成，此处组织较别处松弛和薄弱。体质肥胖、慢性便秘和其他导致腹压增高的后天因素，均可促使食管裂孔疝发生。

（三）临床表现

症状的轻重与疝囊的大小、食管炎症严重程度相关。滑动疝多有与胃食管反流有关的症状：腹痛、腹胀、反酸、胃灼热。食管旁疝多因机械性因素而出现相关症状，如食管狭窄、胃扭转和食管胃黏膜溃疡、坏死、穿孔、梗死，以及吸入性肺炎等非消化系统症状。

二、诊断与鉴别诊断

（一）诊断

通过病史采集、体格检查及 X 线钡剂检查常可以明确食管裂孔疝的诊断、分型及疾病进展程度，食管镜检查多用于下端食管病变情况观察。

（二）鉴别诊断

1. 心绞痛　一般反流性食管炎患者的胸痛部位较低，同时可有烧灼感，饱餐后和平卧时发生。心绞痛常位于中部胸骨后，常在体力活动后发生，很少有烧灼感。不稳定型心绞痛也可在夜间发生，但此时心电图改变对两者的鉴别更有帮助。

2. 下食管和贲门癌　青少年体检中少见，易发生于老年人。

3. 慢性胃炎　可有上腹不适、反酸、胃灼热等症状，内镜及上消化道钡剂检查有助于鉴别。

4. 消化性溃疡　抑酸治疗效果明显，内镜检查可明确诊断。

三、体检方法

由于食管裂孔疝常不伴有任何症状，外科检查难度较大。所以应该仔细询问病史，当存在早饱感、腹痛、腹胀及反酸、胃灼热、吞咽困难时应当警惕食管裂孔疝的可能。由于膈肌脚外在压迫胃，而导致超过 1/3 的人群伴有贫血症状。

四、航空医学考虑

（一）治疗和预后

食管裂孔疝的治疗原则主要是消除疝形成的因素，控制胃食管反流症状，促进食管排空及缓解胃酸过多或减少胃酸分泌。对于无症状或症状轻的食管裂孔疝及小的裂孔疝患者，优先进行生活方式的调整。食管裂孔滑动疝并发反流、食管裂孔旁疝合并明显症状、混合型及多器官型食管裂孔疝或内科治疗效果不佳的则应考虑手术治疗。由于标准不同，食管裂孔疝复发率为 7% ～ 40%。陈功等报道了复旦大学附属儿科医院收治的 15 例再手术食管裂孔疝患儿，距离初次手术（2.41±3.27）个月，术后 3 例出现严重呕吐、1 例反复发生肺炎，随访 0.5 年症状消失。

（二）食管裂孔疝与航空医学

青少年食管裂孔疝一经发现应立即治疗。其对飞行的影响主要是训练和飞行时高强度训练和飞行任务导致腹压较明显增加，腹腔内器官突入胸腔，引起食管狭窄、胃扭转和食管胃黏膜溃疡、坏死、穿孔、梗死及吸入性肺炎，同时超过 1/3 的患者伴有贫血症状。

五、图谱

图谱详见图 24-6、图 24-7。

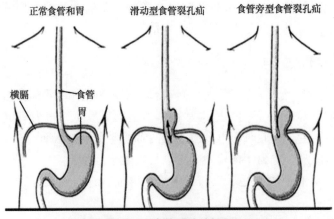

图 24-6　食管裂孔疝解剖

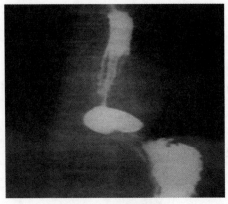

图 24-7　上消化道钡剂

（李　浩）

第 25 章

甲状腺疾病

甲状腺疾病是内分泌腺病中的常见病和多发病，以慢性病变过程和良性病变多见。随着甲状腺激素测定和甲状腺超声检查的普及，甲状腺疾病的检出率明显增加，相关问题也应当引起飞行学员体格检查医师的关注。

飞行员医学选拔中应当关注的甲状腺外科疾病主要包括单纯甲状腺肿、甲状腺腺瘤和甲状腺癌等。

第一节 甲 状 腺 肿

甲状腺肿常是机体缺碘、存在致甲状腺肿物质及甲状腺激素合成障碍引起的甲状腺代偿增生。

一、概述

（一）流行病学特点

根据流行情况，甲状腺肿分为地方性甲状腺肿和散发性甲状腺肿。前者常流行于远离海边、海拔较高的山区，是一种世界各地多见的地方性疾病，我国西南、西北、华北等地区均有分布；后者散发于我国各地，任何年龄均可患病，但以青少年患病率高，女性多于男性，男女发病率之比为 1:（1.5 ~ 3）。

（二）病因和发展规律

碘缺乏是甲状腺肿大最常见病因。我国 1978 年前有 29 个省（市）存在碘缺乏病，由于 4.25 亿人口存在不同程度的碘缺乏而导致不同程度的缺碘性地方性甲状腺肿大。1979 年，国家立法在食盐中增加氯化碘后，甲状腺肿患病人数有所下降。研究结果显示，食盐加碘后，青少年的甲状腺肿发病率由 1995 年的 18.9% 下降至 2009 年的 2.3%，并自 1999 年以来一直维持在 5% 以下。青春期甲状腺肿和特发性甲状腺肿相对较少。另外，致甲状腺肿物质也可引起甲状腺肿大。

（三）临床表现

单纯性甲状腺肿除甲状腺肿大外，常无其他症状。随着病情的发展，甲状腺逐渐增大，甚至引起压迫症状。压迫气管可致咳嗽与呼吸困难，压迫食管致咽下困难，压迫喉返神经引起声音嘶哑，胸骨后甲状腺肿可致头部、颈部、上肢静脉回流受阻，出现面部发绀、水肿、颈部与胸部浅表静脉扩张。疾病进展后期可表现为多结节性甲状腺肿。有时结节内可突然出血，出现疼痛，结节明显增大，并可加重压迫症状。在多发性结节的基础上，还可能出现自主性功能亢进，即多结节性甲状腺伴甲状腺功能亢进。在地方性甲状腺肿流行地区，如碘缺乏严重，可出现地方性呆小病。

二、诊断与鉴别诊断

（一）诊断

甲状腺肿在学员做吞咽动作时可随着器官上下移动。

单纯性甲状腺肿的诊断主要根据患者有甲状腺肿大而临床或实验室检查甲状腺功能基本正常。

1. 体格检查　甲状腺的体格检查是甲状腺肿疾病诊断的重要依据。

2. 实验室检查　单纯性甲状腺肿伴甲状腺功能减退症或甲状腺功能亢进时患者可出现甲状腺功能指标异常。

3. 影像学检查

（1）B 超：甲状腺超声检查具有无创、操作简便和实时显示的优点，对甲状腺的大小、形态和体积测定及甲状腺结节的情况判断有很大帮助。

（2）CT 和 MR 检测能清楚地显示病变甲状腺及其毗邻结构，尤其是胸骨后甲状腺，常于甲状腺术前进行。

（二）鉴别诊断

同时本病应当与以下疾病相鉴别。

1. 甲状舌管囊肿　多数在舌骨下，呈球形，按压无痛，可随吞咽动作移动。青春期常因感染而自行破溃形成瘘管。

2. 纵隔肿瘤　因来源不同常表现不同症状。当畸胎类肿瘤与肺、支气管相通时患者会咳出毛发和皮脂分泌物，胸腺肿瘤常伴重症肌无力，而神经节细胞瘤或神经母细胞瘤患者常有肠道、血压及内分泌异常症状。

三、体检方法

飞行学员医学选拔中，甲状腺形态异常的检查以外科体格检查为主。甲状腺的体格检查是甲状腺肿疾病诊断的重要依据。因此，在飞行学员医学选拔时应保证检查场所光线充足。甲状腺检查应掌握甲状软骨、胸骨上切迹、胸锁乳突肌的解剖。

甲状腺触诊有时可触及 1cm 以上结节,应注意结节的大小、数目、硬度、表面光滑程度、压痛和活动度等,当怀疑结节恶变时应进行颈部淋巴结触诊。

四、航空医学考虑

甲状腺肿为甲状腺良性病变,青少年单纯性弥漫性甲状腺肿常由激素分泌异常所致,青春期后多可自行缩小。

单纯性甲状腺肿为甲状腺良性疾病,预后较好,不影响形态及功能。虽然甲状腺结节复发率较高,但结节生长缓慢,甲状腺结节成人触诊的检出率仅为 3% ～ 7%,而超声检查对一般人群非显性结节的检出率可达 20% ～ 76%,与尸检报道的检出率相仿,因此绝大部分的甲状腺结节在一生中生长缓慢而不需治疗。少数情况下甲状腺肿容易引起压迫症状如进食困难甚至呼吸困难,影响军装和设备的穿戴,同时军装和设备穿戴后也可能会加重压迫症状。

五、图谱

图谱详见图 25-1、图 25-2。

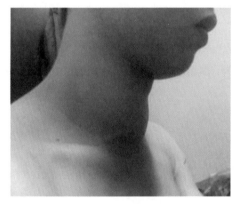 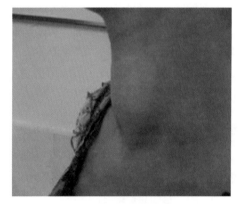

图 25-1　甲状腺肿　　　　　　　　　图 25-2　甲状腺结节

第二节　甲状腺腺瘤和囊肿

一、概述

甲状腺腺瘤是临床常见病,其中绝大多数为良性病变。甲状腺腺瘤可发生于任何年龄,但以青年女性多见;多数无自觉症状,往往在无意中发现颈前区肿块;大多为单个,无痛;包膜感明显,可随吞咽移动。肿瘤增长缓慢,一旦发生肿瘤内出血或囊变,体积可突然增大,且伴有疼痛和压痛,但过一时期又会缩小甚至消失。少数增大的肿瘤逐渐压迫周围组织,引起气管移位，但气管狭窄罕见；患者会感到呼吸不畅，特别是平卧时尤甚。胸骨后的甲状腺腺瘤压迫气管和大血管后可能引起呼吸困难和上腔静脉压迫症。少数腺瘤可因钙化斑块使瘤体变得十分坚硬。其病因不清。病理改变为甲状腺滤泡增生，甲状腺组织肿大。颈部肿块多单发，生长较缓慢，大时可有压迫症状，肿块随吞咽上下活动、光滑、质地较软，呈圆形或椭圆形，可引发甲状腺功能亢进。

甲状腺囊肿临床少见，是指在甲状腺中发现含有液体的囊状物。甲状腺囊肿通常没有症状，除非囊肿很大或囊肿内有出血的现象，这时可能造成一些压迫的症状，如疼痛、吞咽困难、呼吸困难、声音嘶哑等。

二、诊断与鉴别诊断

（一）诊断

典型的甲状腺腺瘤很容易做出临床诊断，功能检查一般正常；核素扫描常显示温结节，但如有囊变或出血就显示冷结节。

（二）鉴别诊断

甲状腺腺瘤与结节性甲状腺肿的单发结节在临床上较难区别，以下几点可供鉴别。

1. 甲状腺腺瘤较少见于单纯性甲状腺肿流行地区。

2. 甲状腺腺瘤经过数年，仍保持单发；结节性甲状腺肿的单发结节经过一段时间后，多演变为多发结节。组织学上腺瘤有完整包膜，周围组织正常，分界明显，而结节性甲状腺肿的单发结节包膜常不完整。

三、体检方法

甲状腺腺瘤的体检方法参照甲状腺肿。

四、航空医学考虑

因甲状腺腺瘤有引起甲状腺功能亢进（发生率约为20%）和恶变（发生率约为10%）的可能，故应早期行包括腺瘤患侧的甲状腺大部或部分切除。切除标本必须立即行冷冻切片检查，以判定有无恶变。航空医学关注的是甲状腺腺瘤急性破裂出血、甲状腺功能亢进和癌变可能。早期行甲状腺腺瘤切除后甲状腺功能可代偿，不需长期服用甲状腺素片，并不会对训练和飞行造成困扰。

一般而言，甲状腺囊肿很少会有恶性细胞，通常只需观察是否有变大的趋势即可。瘤体较小的良性甲状腺瘤可以采用非手术治疗，即采用中药治疗；瘤体较大（大于5cm）或有恶变趋势的应及时尽早采用手术治疗，并做病理切片，确诊良恶性。航空医学考虑主要是在穿戴飞行服装时，是否会因甲状腺囊肿而导致严重压迫症状，当囊肿为恶性肿瘤时则参考甲状腺癌。

第三节 甲状腺癌

随着对较小乳头状癌诊断的提高，如超声、影像学研究和超声引导下细针穿刺技术（FNAB）的提高，在 2011 年，据美国癌症协会报道，仅美国就有约 48 020 例新发甲状腺癌患者，在这些患者中，将近 2/3 的患者在 20 ～ 55 岁被确诊，20 岁以下甲状腺癌占到了近 5%，且呈现不断升高趋势。

一、概述

2011 年美国国家癌症研究所的一项研究发现，在女性中，甲状腺乳头状癌的发病率在亚洲最高（10.96/10 万），在黑种人中发病率最低（4.90/10 万），滤泡状癌尚未经过大量不同种族的流行病学统计，髓样癌在拉丁裔和白种人中发病率最高，分别为 0.21/10 万、0.22/10 万，未分化癌在拉丁裔中发病率最高（0.17/10 万）。在男性中，乳头状癌和滤泡状癌在白种人中的发病率最高（分别为 3.58/10 万和 0.58/10 万），髓样癌在拉丁裔中发病率最高（0.18/10 万），未分化癌在亚洲发病率最高（0.11/10 万）。

甲状腺癌有四种组织类型，即乳头状癌、滤泡状癌、髓样癌、未分化癌。乳头状癌和滤泡状癌属于已分化的甲状腺癌，占所有甲状腺癌的 94%。髓样癌是具有神经内分泌功能的肿瘤，占 5%，未分化癌是一种分化不良的腺癌，占原发甲状腺癌的 1%。甲状腺淋巴瘤和转移性甲状腺癌则更少见。在过去的 20 年间，甲状腺癌发病率呈上升趋势，至今已成为最常见的内分泌恶性肿瘤。

（一）甲状腺乳头状癌

甲状腺乳头状癌发病年龄集中于 30 ～ 50 岁，在 50 岁时达到一个高峰平台，女性与男性的比例为 2.5 ：1。

本型发生在甲状腺区域和转移部位的无痛、缓慢肿大的结节，倾向于向局部淋巴结和颈部肌群转移。颈部淋巴结转移的出现对其预后没有太大影响，几乎不转移至肺、骨及脑。微乳头状癌（诊断时小于 1cm）的复发率约为 5%，但是对于一般患者的死亡率几乎没有影响。乳头状癌在碘元素摄取量较高的地区和在儿童时期颈部接受外辐射照射人群中发病率较高。

本型预后较好，10 年总生存率为 93%，40 岁以下的患者预后更好。

（二）甲状腺滤泡状癌

甲状腺滤泡状癌发病年龄晚于乳头状癌，40 ～ 60 岁达到发病高峰。

本型倾向于通过血源转移至骨和肺，主要症状是形成溶解性骨破坏，造成病理性骨折。较小的甲状腺原发病灶可能会漏诊。碘元素缺乏地区该病的发生率较高。

本型预后较乳头状癌稍差，10 年总生存率约为 85%，年龄较大者预后较差。

（三）甲状腺未分化癌

甲状腺未分化癌平均发病年龄为 65 岁，50 岁以下的人群占发病人群不到 10%。

本型典型的表现为年龄较大的患者出现吞咽困难、颈部压痛、快速肿大的颈部疼痛包块。其可能会出现上腔静脉综合征，有 30%～50% 的患者在初诊时发现转移病灶。其他的症状包括喘鸣、声音嘶哑等。生长迅速或局部侵犯严重的患者也可能导致颈部窒息、食管梗阻。虽然未分化癌有不同的组织学表现，但是它可能是由已分化甲状腺癌转化而来。

本型预后不佳，即便结合手术、放疗、化疗等治疗方法。生存中值为 5 个月，1 年生存率为 20%。所有的未分化癌一经诊断，分期为Ⅳ期，5 年生存率为 7%（数据来源于 1985～1991 年新确诊患者）。含以下表现的人群预后更差：急性并发症（在 1 个月内出现颈部转移性肿瘤，生长迅速伴疼痛、声音嘶哑、呼吸困难、吞咽困难等）；肿瘤大于 5cm；远处转移或白细胞计数小于 1 万。

（四）甲状腺髓样癌

甲状腺髓样癌是一种神经内分泌肿瘤，起源于能产生降钙素的甲状腺滤泡旁 C 细胞。常见在 50～60 岁人群中散发，占患该病总人数的 80%，其中 75%～95% 表现为孤立性甲状腺结节，常位于甲状腺上极。其他 20% 的髓样癌具有遗传性，表现为常染色体显性遗传，从而可以通过基因测试检测出来。

本型可分为两种：一种是在年龄较大患者身上零星发现的单发结节；另一种是双侧甲状腺肿块伴嗜铬细胞瘤，此为常染色体显性遗传性表现（MEN2），倾向于恶性程度更高。甲状腺髓样癌临床表现为无症状的血清降钙素升高、顽固性腹泻、库欣综合征、类癌综合征。

10 年、15 年总生存率分别约为 70%、65%，如果将家族聚集性髓样癌剔除统计数据，则生存率分别降为 60%、54%。初诊时患者较年轻，肿瘤直径较小，或家族聚集性提示预后较好。

二、诊断与鉴别诊断

（一）诊断

1. **病史采集**　青少年单发甲状腺结节及甲状腺结节短时间内增大，应当警惕恶性可能。

2. **体格检查**　甲状腺结节的形态不规则，质地硬，活动度差。

3. **实验室检查**　甲状腺癌可伴有降钙素原的异常升高，甲状腺髓样癌患者血清降钙素原常大于 50μg/L。

4. **影像学检查**　B 超对甲状腺癌的诊断具有重要意义。

5. 细胞学检查 影像学提示高度恶性可能的甲状腺结节，可以进行细针抽吸细胞学检查，如果抽吸到的样本足够大，细胞学检查能够很准确地诊断乳头状癌、髓样癌和未分化癌。

（二）鉴别诊断

1. 亚急性甲状腺炎 多有上呼吸道感染病史，血清学检查显示 T_3、T_4 升高，核素检查表现为碘摄取降低。

2. 慢性淋巴细胞性甲状腺炎 甲状腺肿大，质地较硬，易误诊。此病甲状腺肿大呈弥漫性，对称，表面光滑，可鉴别。

3. 甲状腺囊性腺瘤 当伴有囊内出血时，甲状腺体积短时内增大，易误诊。其常有剧烈咳嗽或运动诱因，B 超提示囊内出血，可鉴别。

甲状腺癌应当结合病史、体格检查及影像学检查进行诊断。鉴别诊断方面，主要与甲状腺良性肿瘤相鉴别（详见检查方法）。

三、体检方法

（一）病史采集

青少年单发甲状腺结节及甲状腺结节短时间内增大，应当警惕恶性可能。同时病史采集应当注意以下几个方面：①非地方性甲状腺肿流行地区的甲状腺结节；②单发的甲状腺结节；③既往体检发现甲状腺结节，短期内结节体积明显增大，常不伴有症状；④曾有辐射等高危暴露因素的青少年；⑤不明原因的心悸、颜面潮红、腹泻和血钙降低等应警惕甲状腺髓样癌。

（二）体格检查

触诊触及的孤立性结节中约有 5% 为甲状腺癌，尤其出现甲状腺结节的形态不规则、质地硬、活动度差，同时可能伴有同侧颈部淋巴结肿块，诊断甲状腺癌可能性大大增加。进一步检查则首选 B 超或核素扫描。

四、航空医学考虑

航空医学更多关注术后和治疗后的并发症。术后并发症包括甲状腺功能减退症，以及低风险的由局部侵犯和手术损伤造成的喉返神经和甲状旁腺损害。甲状腺功能减退症可以很容易通过甲状腺素进行替代治疗。永久性的甲状旁腺功能减退，继而可引起低钙血症，导致肌肉的麻木感和肌肉痉挛甚至会有危及生命的抽搐。这种症状很容易通过钙片或骨化三醇进行治疗。喉返神经损害则会造成潜在的航空医学影响，单侧神经损害能引起声音嘶哑，从而影响飞行员的有效通话，特别是在噪声强度较大的环境下。

（李　浩）

第26章

乳腺疾病

第一节　男子乳腺发育

一、概述

（一）定义和流行病学特点

男子乳腺发育（gynecomastia，GYN）是由男性乳腺的腺体导管组织、间质和（或）脂肪增生引起，通常发生于男性体内雌激素、雄激素比例失调而导致体内的雌激素水平绝对或相对过高时。GYN 的发病率为 30% ～ 70%，且近年来有上升趋势。有报道指出，GYN 的发生率为 32% ～ 75%。

（二）临床表现和发展规律

男子出现单侧或双侧可触及的乳腺组织，呈圆盘状结节或弥漫性增大，有时可伴有乳头和乳晕增大。患者可感局部隐痛不适或触痛，少数患者在挤压乳头时可见少量白色分泌物溢出。器质性疾病引起的病理性男子乳腺发育，还有原发病的临床表现。

二、诊断与鉴别诊断

（一）诊断

1. 病史检查和体格检查　怀疑 GYN 者，医师应询问飞行学员病史，并行乳腺触诊。
2. 实验室检查　包括血清雌二醇、睾酮、黄体化激素、性激素结合蛋白、绒毛膜促性腺激素、催乳素及甲状腺功能测定等。
3. 影像学检查
（1）超声检查：首选，用于区分脂肪与乳腺组织，以及观察乳腺病变的大小、形态、边界、内部回声及后方回声等。
（2）钼靶检查：正常男性乳腺在钼靶 X 线片上表现为低密度脂肪影，仅在乳头后方有少许索条致密影,代表残余的导管和纤维组织。若在乳头后方有任何较明显的异常致密影,都应怀疑 GYN 或其他疾病。GNY 的 X 线特征是乳头后方可见呈扇形或分支状的致密影。

(二)鉴别诊断

GYN 分真性和假性。假性 GYN 为单纯的脂肪堆积,控制体重即可改善。真性 GYN 是腺体组织肥大,临床上通常认定腺体组织直径 > 2cm 为 GYN。临床上根据病因不同,GYN 分为生理性、病理性和特发性。诊断 GYN 首先要确定是否为真的乳腺组织。超声检查可以区别脂肪和乳腺组织。诊断还需排除乳腺癌。GYN 发生癌变的概率略高于正常男子,发病率约为 0.4%。了解患者的服药史有助于确定药物引起的 GYN。体检包括第二性征、睾丸和体型,加上性激素和促性腺激素测定有助于诊断原发性或继发性男性性腺功能减退症。皮质醇及促肾上腺皮质激素(ACTH)、17- 羟孕酮(17-OHP)、血尿皮质醇测定可排除先天性肾上腺皮质增生。如果上述各种检查结果都正常,则可以诊断为特发性 GYN。

三、体检方法

(一)病史采集

怀疑 GYN 者,医师应询问飞行学员服用药物史、肝病史、肾病史、性功能障碍史及工作环境等。

(二)体格检查

应明确 GYN 病变大小,是否对称,有无触痛、结节,有无分泌物及第二性征等。根据临床特点的分类:①弥漫性乳腺发育,乳腺触诊无明显结节,常伴有轻压痛;②腺瘤性乳腺发育,可触及孤立结节,活动良好,周围边界清楚,无粘连,无压痛。

四、航空医学考虑

(一)治疗与预后

临床上根据病因不同,GYN 分为生理性、病理性和特发性。大部分 GYN 多可自愈,如青春期一过性 GYN 发育。由药物引起 GYN 者,停用相关药物后症状消退;由原发病引起的,要首先治疗原发病,之后 GYN 也会自愈。Hanavadi 等报道,口服他莫昔芬,20mg/d,连续 3 个月,80% 的 GYN 部分消退,60% 的患者完全消退。金永必采用他莫昔芬联合红金消结胶囊治疗 GYN,有效率达 92.86%。病程超过 1 年的 GYN,其腺体已被纤维组织所替代,即使去除原发病,内科治疗也难以有效,这类患者一般采取手术治疗。

何林等报道采用以脐部切口为入路,单纯脂肪抽吸的方法对 44 例青少年 GYN 进行治疗,术后随访 3 个月至 1.5 年,所有患者对手术效果及胸部外形均表示满意。

（二）男子乳腺发育与航空医学

男子乳腺发育临床症状不会产生训练和飞行困扰，除非原发病难以治愈导致飞行训练和任务风险增加或男子乳腺发育妨碍飞行员穿戴防护设备及安全驾驶。

五、图谱

图谱详见图 26-1、图 26-2。

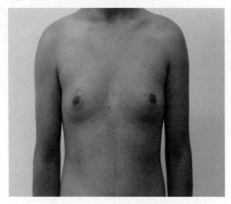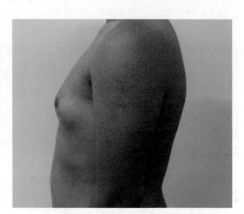

图 26-1　男子乳腺发育正位　　　　　图 26-2　男子乳腺发育侧位

第二节　乳腺良性疾病

空军飞行学员医学选拔中，检查对象主要为 20 岁以下青少年，常见的乳腺良性疾病包括乳腺增生、乳腺纤维腺瘤等。

一、概述

（一）病因

乳腺增生是组织形态复杂的一组乳腺实质增生性病变的总称。本病曾命名为小叶增生、乳腺结构不良症、纤维囊性病等。乳腺组成成分的增生，在结构、数量及组织形态上表现出异常。增生的因素很多，如化学因素、体内性激素分泌失调、某些特定的食物构成等，甚至多因素综合作用，通过各种生长因子、细胞周期因子表达异常从而可引起乳腺增生。

（二）流行病学现状

乳腺增生在我国乳腺病专科门诊中占 50% ～ 70%。董燕敏等报道，山东青岛 2008 年 11 379 例妇女乳腺疾病普查中乳腺增生 6307 例，发病率为 55.43%。周玲等调查 3123 例＞ 20

岁妇女，患乳腺增生 1638 例，患病率为 52.45%。中国人口协会于 2010 年 2 月 1 日在京发布"中国乳腺疾病调查报告"，在无症状女性人群中，乳腺增生患者竟达到 52.4%，本发病数因大大高于女性其他慢性常见病而占首位。

乳腺纤维腺瘤是发生于乳腺小叶内纤维组织和腺上皮的混合性肿瘤，是乳腺良性肿瘤中最常见的一种。约 10% 的女性一生中会患该病，可发生于青春期后的任何年龄的女性，但以 18 ～ 25 岁的青年女性多见。

（三）临床症状

本病常有一侧或两侧乳腺胀痛，轻者如针刺样，可累及肩部、上肢或胸背部。一般在月经来潮前明显，月经来潮后疼痛减轻或消失。少数患者可有乳头溢液，常为棕色浆液性或血性液体。

二、诊断与鉴别诊断

（一）诊断

1. 病史和体征 应当询问学员的症状、体征及月经史，学员可能为单一性乳腺增生，也可能同时出现多种成分增生，结合乳腺触诊常可做出初步诊断。

2. 影像学检查 无法确诊乳腺增生的学员首选 B 超检查，当 B 超检查难以诊断时可结合钼靶 X 线摄影、磁共振或病理学诊断。

（二）鉴别诊断

乳腺良性疾病主要与乳腺炎、乳腺恶性肿瘤相鉴别。

1. 乳腺炎性病灶 急性乳腺炎常有典型病史、明显炎症体征。浆细胞性乳腺炎早期表现为局部肿块或皮肤红肿，与炎性乳腺癌鉴别可结合病理学检查。

2. 乳腺癌 乳腺增生肿物多发伴触痛，表面光滑，较少累及皮肤和肌肉，而乳腺癌肿物单发，无触痛，表面粗糙，可累及皮肤而呈橘皮样或酒窝征。

三、体检方法

（一）病史采集

乳腺增生常与学员饮食、性格、月经等情况相关。乳腺胀痛和肿块常在月经前期增强，月经后消退。疼痛可向肩部及胸背部放射。容易导致内分泌障碍的因素有进食油腻食物、长期精神压抑和焦虑，其是乳腺增生发生的危险因素。

（二）体格检查

乳腺触诊时应动作轻柔，通过交谈消除学员紧张情绪。乳腺增生者可在乳腺内触及散在圆形结节，大小不等、质地较韧，可有触痛。结节与乳腺周围组织分界不清，但不与皮肤和胸肌粘连，有时无法触及明显结节，仅触及乳腺局部增厚。乳腺纤维腺瘤较易诊断，触诊时可见肿块多为单发，呈卵圆形，表面光滑，有弹性，与周围组织有清楚分界，活动度较大。

四、航空医学考虑

（一）治疗与预后

由于乳腺增生的发病机制复杂，目前尚未完全明了，故治疗极为棘手，目前对本病的治疗方法都只是对症治疗，很难使乳腺增生后的组织学改变得到复原。除少数需外科手术治疗和心理、饮食等辅助治疗外，主要为内科治疗和中医药治疗。

黄霖等以自拟"乳痛贴"验方（由大黄、细辛、冰片纯中药组成），制成膏贴状，贴在乳腺增生部位及患侧乳根穴，贴敷 12 ～ 24h，连用 14 天为 1 个疗程，有效率为 94.73%。

病理检查发现：乳腺增生中 86% 为轻到中度增生，14% 为不典型增生；轻到中度增生者癌变概率比正常人群高 1 ～ 2 倍，不典型增生者癌变概率比正常人群高 4 ～ 5 倍，追踪观察乳腺不典型增生者，如果不予以干预。20% 的患者在 15 年内出现癌变。

乳腺纤维腺瘤经手术切除即可治愈。

（二）乳腺良性疾病与航空医学

乳腺增生的航空医学考虑在于乳腺增生引起的乳腺胀痛可能导致飞行注意力分散，但经口服药物对症治疗后乳腺胀痛症状即可缓解，且目前乳腺增生多为轻中度，癌变风险较低。

（李　浩）

第27章

肛门疾病

肛肠疾病是人群中常见的多发疾病，直接影响人们正常工作和生活，陈平等调查湖北城区1964名居民，816名患有肛肠疾病，患病率达41.55%。陈文辉等对20年招飞体检外科初检淘汰情况荟萃分析，15 232名外科淘汰受检者中1464名因肛门疾病淘汰，占淘汰原因第三位。肛门疾病受生活习惯影响严重，飞行员飞行训练和任务环境对医学选拔中肛门疾病的检查提出了更高要求。

2012～2015年，空军飞行学员医学选拔外科不合格者617名（淘汰率6.70%）。患肛门及肛周疾病者235名，因肛门及肛周疾病导致不合格人数为90名，占外科不合格人数的14.59%（表27-1）。

表27-1　2012～2015年空军飞行学员医学选拔肛门及肛周疾病不合格分布

疾病	2012年例数	2013年例数	2014年例数	2015年例数	例数（n）	率（%）
痔疮	22	18	42	97	179	76.17
肛裂	2	3	4	22	31	13.19
肛瘘	5	2	3	7	17	7.23
肛周脓肿	0	1	0	3	4	1.70
肛周皮肤破溃、糜烂等	0	0	1	2	3	1.28
肛门皮赘	0	0	1	0	1	0.43
总计	29	24	51	131	235	100

解剖学肛管位于消化道末端，接续直肠。其起自齿状线，下至肛缘，全长3～4cm。外科学肛管起自肛管直肠环，下至肛缘，包括了直肠末端和解剖学肛管。

齿状线是肛管与直肠的交界线。因其由肛瓣和肛柱组成，形状似锯齿，故得名。齿状线上的直肠黏膜形成多条皱襞，长1～2cm，称为肛柱，相邻肛柱下端隐窝称为肛窦，底部有肛腺开口，感染后常形成肛瘘内口。齿状线向下1.5cm，围绕肛管表面形成的环状隆起，深部含有静脉丛，在内痔的发生学上具有重要意义，称为痔环或肛梳。痔环下缘为白线，为内外括约肌间的浅沟，触诊可触及（图27-1）。

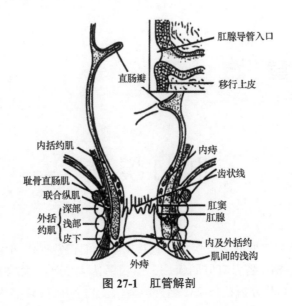

图 27-1 肛管解剖

第一节 痔 疮

一、概述

（一）流行病学特点

痔疮是肛门疾病中最常见的疾病，也是飞行学员医学选拔中检出率和淘汰率最高的疾病。

（二）病因和发展规律

目前关于痔疮的病因尚不完全清楚，学说众多，主要包括以下几种。

1. **静脉曲张学说** 18世纪 Huuter 在解剖时注意到痔组织内充满扩张的静脉，因而认为痔是直肠肛管黏膜下静脉曲张所致。由于提出得最早，符合解剖学特点，其是痔疮病因的主要学说。另一支持这一学说的理论基础是当学员便秘或排便用力屏气时，常出现痔与血便，这也是我们在医学选拔体检中应用的技巧。

2. **肛垫压力增高学说** 肛垫由三部分组成：①静脉窦；②结缔组织；③ Treitz 肌。生理情况下，肛垫疏松地附着在肌肉壁上，排便后借其自身的纤维收缩作用，缩回肛管。Sun（1990）提出内痔患者肛管内阻力的增加和痔本身的充血有关，而不一定伴有肛管肌肉张力的增加。这一观点在痔疮采用注射、套扎、电凝或手术切除以缩小血管块的治疗中得到验证。

3. **肛垫下移学说** 生理情况下肛垫能使肛管黏膜适应肠腔大小的变化，并对协助关闭肛门和维持肛门的自制起着重要作用。肛垫下垂则会导致痔静脉回流阻碍，痔块充血水肿。

另外还有血管增生、肛门狭窄、血管病变、细菌感染学说等，而多数学者认为内痔的形成和发展是许多因素共同造成的。

（三）痔疮分类

根据痔核所在部位的不同，将痔疮分为三类。

1. 内痔 位于齿状线以上，多由肛垫的支持结构肥大、下移造成，内有扩张纡曲静脉丛，表面被覆黏膜，出血和脱垂为其主要表现。

2. 外痔 位于齿状线以下，常见的有血栓性外痔、皮垂性外痔、单纯性外痔和炎性外痔等，常伴有明显疼痛和肛门瘙痒感。

3. 混合痔 多由内痔发展而来，为内外痔静脉相互吻合，同时具有内外痔的临床表现。

（四）临床表现

1. 内痔 主要临床表现为出血和脱垂，根据临床表现和疾病进展可将内痔分四期，医学选拔中据此判断内痔严重程度。

（1）Ⅰ期：大便时带新鲜血，为滴血或喷射状出血，便后出血可自行停止，无痔核脱出。

（2）Ⅱ期：常有便血，排便时有痔核脱出，便后自行还纳。

（3）Ⅲ期：偶有便血，排便或久站、咳嗽、劳累、负重时痔核脱出，需手还纳。

（4）Ⅳ期：偶有便血，痔核脱出不能还纳或还纳后再次脱出。

2. 外痔 医学选拔中最常见的为血栓性外痔。

（1）血栓性外痔：位于齿状线下，为红肿包块，颜色较暗，疼痛明显。多因长期便秘、排便时用力过猛、咳嗽等导致肛缘静脉破裂出血，在皮下形成圆形或卵圆形血块。

（2）单纯性外痔：由齿状线下静脉丛扩张纡曲而成。其有肛门下坠或异物感，可伴有瘙痒。检查见肛周皮下圆形或卵圆形突出物，质地柔软。

（3）炎性外痔：齿状线以下发生的红肿包块，起病较急，包块表皮水肿，压痛明显。

3. 混合痔 当内痔病情进展至Ⅲ期、Ⅳ期时，多数已进展为混合痔，可有出血和脱垂症状。

二、诊断与鉴别诊断

（一）诊断

检查时应询问学员饮食及大便情况，有无便秘、大便带血、脱垂及其他肛周不适症状。

肛门视诊可诊断Ⅲ期、Ⅳ期内痔和外痔，必要时行直肠指诊和肛门镜检查，一般不难诊断。

（二）鉴别诊断

1. 直肠癌　两者混淆常见于仅凭便血症状的初步诊断，虽然学员均为青少年，但不应该仅凭症状进行诊断，直肠指诊、肛门镜及结肠镜检查可较容易地将两者区分。

2. 直肠息肉　发生糜烂伴出血甚至突出肛门外时，容易误诊为痔疮。直肠息肉脱垂物常呈淡红色、活动度大，触诊有实性感。

3. 直肠脱垂　直肠脱垂后可见直肠黏膜，黏膜表面平滑、湿润，颜色淡红，而内痔脱垂后呈梅花瓣外观，活动间期黏膜萎缩。

4. 肛乳头肥大　外观呈乳头状或三角形突起，可伴有蒂脱出。肛门镜下见其肥大起自齿状线部位，呈灰白色、质硬，一般不伴出血。

三、体检方法

（一）病史采集

详细询问被检学员既往大便情况，有无便秘、大便带血、肛周瘙痒及便后痔核脱垂。

（二）体格检查

1. 直肠视诊　学员背向医师，双腿分开，双手触地，医师用两手拇指将被检学员肛门向两侧牵开，常能观察到 II 期以上内痔和外痔。

2. 直肠指诊　早期内痔，直肠指诊常难以触及病变，常在鉴别直肠癌等疾病时使用。

3. 肛门镜检查　肛门镜可直观观察肛门腔内情况，齿状线上方可观察到是否有肿物，内痔常呈现暗红色结节，折刀位于 1 点钟、5 点钟、9 点钟位置。

四、航空医学考虑

（一）治疗与预后

目前通过手术或非手术治疗，痔疮的治愈率已达 90% 以上，长期随访复发率在 5% ～ 10%。

（二）痔疮与航空医学

痔疮对飞行学员的影响主要在痔疮引起的出血、脱垂、肛门不适感、疼痛干扰训练，使飞行时分心，长期痔疮出血引起的贫血隐匿出现，如果贫血未被发现，可能会导致飞行中的问题。飞行员在高度紧张情况下长时间飞行、久坐，食物缺乏纤维素及饮食不规律，气压性胃肠胀气引起胃肠蠕动缓慢，容易出现便秘、大便干结情况，导致肛门疾病治疗难度增加。

五、图谱

图谱详见图 27-2 ～图 27-5。

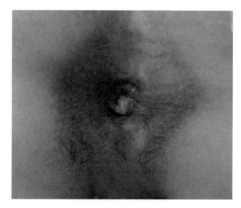

图 27-2　内痔

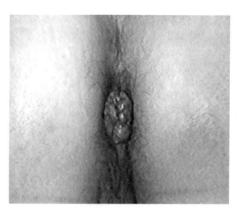

图 27-3　环形痔

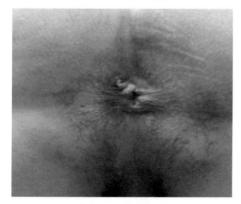

图 27-4　单纯外痔

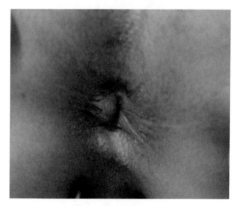

图 27-5　血栓性外痔

第二节　肛周脓肿和肛瘘

一、概述

（一）流行病学特点

　　肛管直肠周围软组织或其间隙内发生化脓性感染，并形成脓肿，称为肛周脓肿。肛周脓肿的发生率高，其每年新发病例为（2 ～ 10）/10 000 例，多见于年轻男性。脓肿破溃或切开引流后自愈可能性极小，常形成肛瘘。肛瘘是肛管直肠疾病中的常见病，约占总发病率的 30%。根据对 2012 ～ 2015 年空军招飞医学选拔数据分析可知，肛周脓肿和肛瘘约占定选肛门疾病的 9%。

（二）病因和发病规律

脓肿是急性期表现，肛瘘是慢性期表现。如前面解剖概述中所提，肛管直肠周围脓肿感染多来自肛隐窝感染，感染沿肛腺及淋巴引流方向扩散到肛管直肠周围间隙，形成脓肿。常见的致病菌有大肠埃希菌、金黄色葡萄球菌、链球菌和铜绿假单胞菌，偶有厌氧性细菌和结核杆菌，常是多种病菌混合感染，近期也有发现其与肛线的损伤有关。肛周脓肿包括肛周皮下脓肿、坐骨直肠窝脓肿、骨盆直肠窝脓肿、直肠后窝脓肿、括约肌间脓肿等。肛瘘是肛管或直肠因肛门周围间隙感染、疾病、损伤、异物等病理因素形成的与肛门周围皮肤相通的一种异常通道。

（三）临床表现

肛周脓肿早期症状不明显，随着疾病进展，出现感染的红肿热痛等一般症状。其常表现为肛周皮肤持续性的胀痛，排便、咳嗽等腹压升高时疼痛明显，伴或不伴发热、食欲缺乏等全身症状，一般在1周左右可形成脓肿，在肛门周围或直肠内指诊时可摸到柔软、压痛、有波动的肿物。肛瘘多继发于肛周脓肿，临床上表现为外口反复流出少量脓性分泌物或粪水，如外口封闭后脓液反复形成则可表现为肛周脓肿的红肿、疼痛、压痛等症状。

二、诊断与鉴别诊断

（一）诊断

肛周脓肿诊断并不困难，必要时还可行直肠内超声或 MRI 检查，明确脓肿位置。

肛瘘的诊断较为复杂，尤其是肛瘘内外口的确定。其常依靠临床表现做出诊断选择。目前除复杂性肛瘘或复发性肛瘘外，绝大多数肛瘘无须影像学检查。瘘管造影准确率低于16%，已逐渐被淘汰；超声内镜诊断肛周脓肿和肛瘘的准确率分别达80%和89%，同时可以描述瘘管形态；三维立体超声适用于复杂性肛周脓肿或高位肛瘘，经瘘管外口注入过氧化氢联合三维立体超声检查的准确率可与 MRI 相近，准确率接近90%。MRI 检查可描绘瘘管形态且识别内口准确率超过90%。目前多数研究认为，盆腔 MRI 的敏感性和准确性略高于超声内镜。

（二）鉴别诊断

飞行学员医学选拔中，肛瘘应当注意与以下疾病相鉴别。

1. 会阴部尿道瘘（perineal urethral fistula） 这种瘘管是尿道球部与皮肤相通，排尿时尿液由瘘口内流出。

2. 先天性瘘（congenital fistula） 由骶尾部囊肿化脓破裂形成，原发外口常在臀沟中点、尾骨尖附近，瘘内可见毛发，由胚胎发生。

3. 骶尾部瘘 常由臀部损伤，如打击、脚踢和擦伤引起，在骶尾部形成脓肿，从而形成瘘管。

4. 肛门周围化脓性汗腺炎　这是最易被误诊为肛瘘的肛门周围皮肤病，因其主要特征是肛周有脓肿形成和遗留窦道，窦道处常有隆起和脓液，有多个外口，故易误诊为多发性肛瘘或复杂性肛瘘，鉴别要点是肛周化脓性汗腺炎的病变在皮肤及皮下组织，病变范围广泛，可有无数窦道开口，呈结节状或弥漫性，但窦道均浅，不与直肠相通，切开窦道后无脓液和瘘管，也无内口，确诊前多有较长病史。

三、体检方法

肛周疾病起病隐匿，位置特殊，故体检时应当注意充分暴露、仔细观察，必要时配合肛门镜、超声及结肠镜技术，外科检查应当在光线充足地方，并充分暴露肛周。

（一）病史采集

询问被检学员饮食、大便情况，是否有过性传播疾病接触史。

（二）体格检查

1. 视诊和触诊　外口多呈乳头状隆起，有肉芽组织生长，当外口较扁平、被覆上皮时往往难以判定，此时可用细针挑破上皮。采用挤压法，按压外口周围组织，有少量脓液或浆液流出可辅助诊断。另外，当瘘管表浅时，自外口内可触及硬条索状物通向肛管。
2. 直肠指诊　因肛瘘内口多在齿状线附近，触诊时有时可触及结节，可有压痛。
3. 肛门镜检查　有时可看到齿状线肛隐窝红肿结节或皮肤溃烂，可辅助诊断。

四、航空医学考虑

（一）治疗与预后

肛旁脓肿尚未形成时可采用抗生素、卧床休息、温水坐浴、局部理疗等方法减轻排便疼痛。脓肿一旦形成，应尽早切开引流。肛周皮下脓肿是肛周脓肿最常见类型，约占48%，手术治疗治愈率高。卢本银等采用切开引流加基底闭合治疗肛周皮下脓肿100例，治愈率100%，随访1年未见复发。坐骨直肠窝脓肿多由于感染肛腺由外括约肌向外扩展而成，脓肿深而大，约占肛周脓肿的25%。其起病隐匿，如不及时切开引流可形成骨盆直肠窝脓肿，引流后形成复杂性肛瘘。骨盆直肠窝脓肿约占肛周脓肿的2.5%，由于该脓肿位置较深，局部症状不明显，早期诊断较困难。直肠后窝脓肿与骨盆直肠窝脓肿病因、症状和治疗方法类似。高位肌间脓肿位于肛提肌上方，发病也较隐匿，肛门外观常无异常，直肠指诊或肛门镜可诊断。脓肿破溃或切开引流后约85%的患者形成肛瘘。肛周脓肿炎症严重、深部脓肿、脓肿引流不畅或患者患有糖尿病及肥胖者术后容易形成肛瘘。肛瘘的主要治疗方法仍为手术，目前国内外肛瘘的手术方法主要分为括约肌切断手术和括约肌保存手术两大类。何洪芹等报道，采用挂虚线方法治疗高位复杂性肛瘘51例，治愈率96%（49/51）。唐学贵等采用药线治疗高位复杂性肛瘘117例，一次性治愈98例（83.76%），行二次手术治愈19例（16.23%），随访6个月中1例复发。孙铭章等采用肛瘘剔除术治疗53例低位肛瘘患者，成功48例，失败5例，成功率90.57%。

（二）肛周脓肿与航空医学

肛周脓肿对飞行学员的影响主要在于肛周脓肿转化为肛瘘后的治疗上。目前，肛瘘尤其是复杂性高位肛瘘治疗后复发率仍较高，局部的红肿热痛等肛门不适感会严重干扰飞行学员的训练和生活，导致训练分心，反复感染导致的全身症状常需住院治疗。此外，飞行学员训练和执行任务时，若不规律治疗则会导致肛瘘的复发率额外增加。

五、图谱

图谱详见图27-6、图27-7。

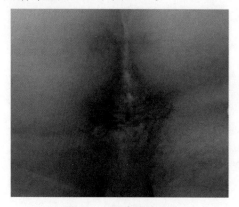 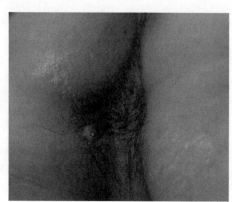

图 27-6　肛瘘（外口）　　　　　图 27-7　肛瘘（挤压见脓性分泌物）

第三节　肛　　裂

一、概述

（一）流行病学特点

肛裂由内括约肌痉挛引起，为齿状线以下皮肤溃烂，分急性肛裂和慢性肛裂。肛裂可发生于任何年龄，尤其是青少年多见。

（二）病因和发展规律

①解剖因素：肛门后正中有肛尾韧带，此处皮肤较为固定，肛门直肠角较小，大便时承受较大压力，容易形成肛裂；②外伤因素：常由大便干结、大便时用力过猛所致；③感染因素：当发生在肛隐窝处的感染未向深处蔓延时可形成皮肤溃疡，加之肛尾韧带

血供差、溃疡愈合慢，容易导致慢性肛裂。

（三）临床表现

肛裂多与肛管纵轴平行，溃疡较小，多不足
1cm，主要症状为疼痛、出血和便秘。①疼痛：以
与排便相关的周期性疼痛为主；②出血：量不大，
鲜红色；③便秘：多因排便引起肛门疼痛，导致排
便不规律，引起便秘。而便秘和大便干燥反而加重
了肛裂，导致急性肛裂迁延不愈。

早期肛裂有明显的红肿，底浅且边缘整齐，

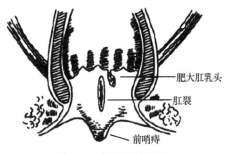

图 27-8　肛裂解剖图示

无瘢痕形成。当肛裂反复发作，常形成肛裂三联征：上端为肥大肛乳头，下端为前哨痔，
中间为裂口（图 27-8）。前哨痔在慢性肛裂的诊断中具有重要意义。

二、诊断与鉴别诊断

（一）诊断

根据肛裂的临床症状和体征，诊断并不难。少数患者的肛裂可并发肛周脓肿、肛瘘
或肛门狭窄，检查时应注意。

（二）鉴别诊断

1. **肛管上皮癌**　溃疡凹凸不平，形状不规则，边缘隆起坚硬，周围有炎症浸润，持
续疼痛，有特殊臭味，如果肿瘤侵及括约肌，可见肛门松弛或失禁现象，病理检查可确诊。

2. **肛门皮肤皲裂**　发生在肛管任何部位，其裂口表浅，仅见于皮下，常可见数处裂
口同时存在，疼痛轻，出血少，无溃疡、裂痔、肛乳头肥大等并发症，瘙痒症状明显。

3. **克罗恩病肛管溃疡**　溃疡可发生于肛门任何部位，其特点是溃疡形状不规则，底深、
边缘潜行，常与肛瘘并存。同时伴有贫血、腹痛、腹泻、间歇性低热和体重减轻等克罗
恩病的一系列特征。

三、体检方法

外科检查时应注意区分急性肛裂和慢性肛裂，明确诊断。

（一）病史采集

询问学员有无大便周期性疼痛、大便带血和便秘情况及持续时间。

（二）体格检查

1. **急性肛裂**　两拇指分开肛周皮肤，可见小溃疡，边缘整齐，底浅，颜色淡红，容

易出血。

2. 慢性肛裂　多位于肛门后正中肛尾韧带处，肛裂反复发作，周围瘢痕形成，边缘不整齐，高出周围皮肤，底深不整齐，颜色灰白，不容易出血。上端可见肥大肛乳头，下端可见前哨痔，表现为肛裂三联征。

四、航空医学考虑

（一）治疗与预后

肛裂的治疗原则是保持大便通畅和肛门清洁，促进肛面愈合。喻春钊等对 2098 例因慢性肛裂施行侧方内括约肌切断术的患者随访 2 ～ 8 年，发现其远期治愈率为 99%，并发症仅为 3%。

（二）肛裂与航空医学

肛裂引起的航空考虑同样是疼痛和出血等症状影响训练、飞行及隐匿贫血的出现。

五、图谱

图谱详见图 27-9、图 27-10。

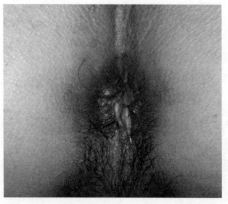

图 27-9　肛裂（新鲜）

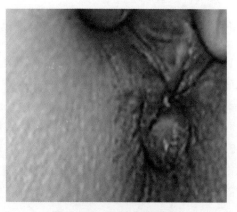

图 27-10　肛裂（哨兵痔）

（李　浩　周海洋）

第28章

男性生殖系统疾病

男性生殖系统疾病是空军飞行学员医学选拔中常见疾病，包括精索静脉曲张、鞘膜积液、隐睾、睾丸不等大等，根据 2012 ～ 2015 年空军飞行学员医学选拔定选数据，39 名学员因此类疾病被淘汰或综合评价。

第一节　精索静脉曲张

一、概述

（一）流行病学特点

流行病学调查显示，精索静脉曲张人群发病率为 10% ～ 15%，青春期前患病率为 9% ～ 26%。精索静脉曲张多发生于左侧，可达 80% ～ 90%，双侧发病者可达 10% ～ 20%，单纯右侧发病者约占 2%。其是青少年常见疾病，也是飞行学员医学选拔中常见疾病，通常在青春期出现临床症状。

（二）病因

静脉回流障碍是精索静脉曲张发生的解剖学基础。左侧精索静脉呈直角汇入左肾静脉，同时左肾静脉位于肠系膜下动脉和腹主动脉之间，导致了左侧精索静脉回流阻力较大，加之左侧精索静脉瓣膜容易出现功能障碍，因此接近 90% 的精索静脉曲张发生在左侧。另外发生在精索静脉回流通路上的占位性病变，如腹腔肿瘤、腹膜后肿瘤及肾肿瘤、肾积水等均可导致精索静脉回流障碍而发生继发性精索静脉曲张，在医学选拔中尤其应当警惕此类因素。

（三）临床表现

精索静脉曲张表现为体征和症状不相符，症状重者体征可能较轻，反之症状轻者体征可能较重。精索静脉曲张的主要症状为阴囊坠胀甚至疼痛，发生率为 2% ～ 10%，可放射至下腹部、腹股沟区甚至引起腰痛。咳嗽、长久站立、活动等导致腹压增高的因素会加重上述症状。另外精索静脉曲张可能同时伴有性功能障碍、乏力和神经衰弱等现象。

（四）精索静脉曲张的分度

Valsalva 检查：学员取站立位，嘱学员用力憋气，同时用手按压腹部增大腹压，再观察与触摸阴囊内精索静脉曲张情况。据此临床上将精索静脉曲张分为三度：Ⅰ度（轻度），站立时看不到阴囊皮肤有曲张静脉突出，Valsalva 检查时可摸到阴囊内曲张的静脉，平卧时曲张的静脉很快消失。Ⅱ度（中度），站立时看不到阴囊上有扩张的静脉突出，Valsalva检查时可摸到阴囊内有较明显的曲张静脉，平卧时逐渐消失。Ⅲ度（重度），阴囊表面有明显粗大的血管，阴囊内可触及明显的、蚯蚓状扩张的静脉，静脉壁肥厚变硬；平卧时消失缓慢。

（五）精索静脉曲张与男性不育

目前关于两者之间的研究较多，但尚无统一定论。大多数学者认为可能是精索静脉曲张导致睾丸温度升高、睾丸营养障碍及继发的内分泌障碍，从而导致睾丸产生精子的能力降低。目前建议不育症患者接受精索静脉检查，但并无精索静脉曲张的患者常规行精液检查的指南。

二、诊断与鉴别诊断

（一）诊断

精索静脉曲张一般采用触诊方式（Valsalva 检查）可初步诊断。当诊断困难时首选超声检查，其敏感性、特异性均较高，既能了解组织器官的解剖结构；又能清楚地显示静脉内有无血液反流，反流部位、程度及与呼吸、Valsalva 动作的关系等。

（二）鉴别诊断

1. 继发性精索静脉曲张　多继发于腹膜后肿瘤、肾积水等疾病，平卧后阴囊内软体虫样曲张的静脉团不能迅速减轻或消失。对怀疑继发性精索静脉曲张的学员应注意行腹部触诊，必要时行肾静脉肾盂造影和腹部 CT 检查。

2. 阴囊血肿　阴囊肿胀皮肤呈紫暗色或有瘀斑，压痛明显而无精索静脉曲张，多有外伤史或手术史，穿刺可抽出血性液体。

3. 鞘膜积液　阴囊肿胀，有囊性肿块，表面不光滑，柔软有波动感，无压痛，与阴囊皮肤不粘连，睾丸、附睾不易摸到，透光试验阳性，穿刺可抽出液体。

三、体检方法

（一）病史采集

询问被检学员长久站立时有无持续性或间断性阴囊肿胀感、坠痛，是否在平卧休息后缓解等。

（二）体格检查

因阴囊和曲张静脉对温度较敏感，所以外科检查应该在温暖环境中进行。

1. 视诊　观察被检学员双侧阴囊是否等大、对称，阴囊皮肤表面是否有曲张静脉。

2. 触诊　嘱学员取站立位，医师面向学员，首先双手同时触摸双侧阴囊，观察睾丸大小与质地、附睾、输精管、精索及其血管等，沿睾丸向上触摸精索，判断有无精索静脉曲张，然后嘱学员用力憋气，同时用手按压腹部增大腹压，再次观察与触摸阴囊内精索静脉曲张情况。待学员取卧位后观察曲张静脉消退情况。

四、航空医学考虑

（一）治疗与预后

轻中度精索静脉曲张不伴临床不适症状者无须手术治疗，可采取饮食清淡、回避增加腹压的运动、阴囊冷敷等保守手段。原发性精索静脉曲张采用腹腔镜精索静脉高位结扎技术治疗效果确定，空军总医院泌尿外科报道的 106 例患者治愈后随访期内未见复发病例。P.T.Chan 等对 1500 例微创精索静脉曲张手术的患者长期随访，仅 14 例复发。阴囊水肿和睾丸鞘膜积液是开放手术常见并发症，发生率在 3%～40%，对症处理即可。

（二）精索静脉曲线与航空医学

航空医学对精索静脉曲张的考虑主要在训练和飞行任务高强度的体力活动会导致腹压升高，进而加重精索静脉曲张的程度，阴囊坠胀疼痛感可能会导致训练中断。目前，通过微创手术治疗原发精索静脉曲张预后较好，复发率低。因此飞行学员医学选拔中还应当关注继发性精索静脉曲张。

五、图谱

图谱详见图 28-1、图 28-2。

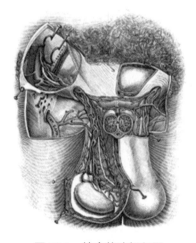

图 28-1　精索静脉解剖图

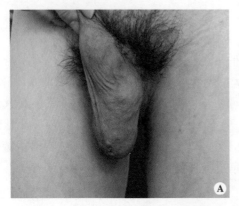
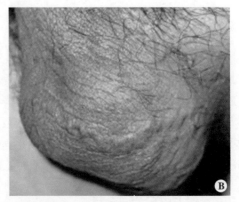

图 28-2 精索静脉曲张

第二节 鞘膜积液

一、概述

（一）流行病学特点

睾丸鞘膜囊内正常情况下有 2 ～ 3ml 液体，用于润滑和保护睾丸。当鞘膜囊内液体积聚，超过正常量即为鞘膜积液，量少者可在 10ml 以下，量多者达 300ml，平均在 50ml 左右。2009 年欧洲泌尿外科指南报道，新生儿鞘膜积液占足月男婴的 80% ～ 94%。随着年龄增长，鞘膜壁层淋巴管吸收功能逐渐成熟，90% 的先天性鞘膜积液常在 12 ～ 24 个月被吸收；在成人中 1% 的患有鞘膜积液。而在我国一份涉及 2782 名 0 ～ 7 岁出生缺陷儿童调查分析中，鞘膜积液排在第三位。鞘膜积液通常为单侧，双侧鞘膜积液占 7% ～ 10%。

（二）病因和发病规律

胎儿发育过程中，伴随着腹膜后的睾丸下降，腹膜在睾丸和精索前形成鞘突，随睾丸下降至阴囊，腹膜壁层覆盖在睾丸表面形成睾丸鞘膜脏层，与腹膜壁层间存在一间隙，为鞘膜腔。随后下降的腹膜鞘突自腹股沟内口处开始闭锁。当鞘膜闭锁不全或睾丸前脏层和壁层间液体积聚过多时即形成鞘膜积液。鞘膜内液体多来自组织渗出液，渗透压较高。继发性鞘膜积液则伴原发疾病，如急性者见于睾丸炎、附睾炎及创伤、高热、心力衰竭等全身疾病。慢性者多无明显诱因，有时可见于阴囊慢性损伤或腹股沟区淋巴、静脉切除等局部手术以后，也可并发于阴囊内某些疾病，如肿瘤、结核、梅毒等。在热带和我国南方丝虫病、血吸虫病也可引起鞘膜积液。

（三）分型

根据存在的部位鞘膜积液分为以下四种。

1. 睾丸鞘膜积液 最常见，液体位于睾丸鞘膜腔内，外观呈球形或囊性肿物，不容易触及睾丸。

2. 先天性鞘膜积液   即交通性鞘膜积液。发育过程中鞘膜腔闭合不全，导致腹腔内液体流入鞘膜腔内。当鞘膜腔较大时形成先天性腹股沟斜疝。

3. 精索鞘膜积液   较少见，精索鞘突未闭合完全导致睾丸上或腹股沟管下形成椭圆形积液。

4. 混合型鞘膜积液   睾丸和精索鞘膜积液同时存在。

（四）临床表现

鞘膜积液多为单发，短时间内阴囊迅速增大，形状因分型不同而有差异，触诊阴囊较硬。患者阴囊红肿，积液较多时感到一侧阴囊酸胀和坠痛，活动后加强，平卧休息时缓解，巨大鞘膜积液可影响排尿与性生活，步行和劳动也不方便。

二、诊断与鉴别诊断

（一）诊断

睾丸鞘膜积液可根据阴囊在短时间迅速增大，在阴囊触及椭圆形肿物，质硬，难触及睾丸，透光试验阳性即可初步诊断；当鞘突未闭锁时，交通性鞘膜积液可合并先天性腹股沟斜疝，将疝块还纳后行透光试验，可见阳性。

（二）鉴别诊断

本病应与睾丸肿瘤和腹股沟斜疝相鉴别。

1. 睾丸肿瘤   阴囊常进行性增大，速度较鞘膜积液慢，睾丸质地坚硬，不光滑，有特殊的沉重感，且多无触痛。透光试验阴性，必要时可行 B 超检查以辅助诊断。另外睾丸肿瘤时可见血清人绒毛膜促性腺激素（hCG）和甲胎蛋白（AFP）等肿瘤标志物升高。

2. 腹股沟斜疝   肿大的阴囊有时可以见肠型、闻及肠鸣音，在卧位时阴囊内容物可回纳，咳嗽时内环口处有冲击感，透光试验阴性。

三、体检方法

（一）病史采集

询问学员阴囊增大速度，有无坠胀感、疼痛、精索牵拉感等。

（二）体格检查

1. 视诊   鞘膜积液的肿物位于阴囊内，呈卵圆形或梨形，皮肤可呈蓝色；精索鞘膜积液位于腹股沟或睾丸上方，与睾丸有明显分界；交通性鞘膜积液的学员卧位时积液囊可缩小或消失。

2. 触诊   睾丸鞘膜积液质软，有弹性和囊性感，触不到睾丸和附睾。精索鞘膜积液可移动，其下方可触到睾丸和附睾。交通性鞘膜积液挤压积液囊可缩小或消失。

3. 透光试验

（1）原理：阴囊皮肤较薄，肌肉也菲薄，组织较疏松，轻易透过光线，若将手电筒从阴囊下面照射阴囊，可在阴囊表面看到皮肤及阴囊内组织呈鲜红色，睾丸呈黑色阴影。由于鞘膜积液囊内是液体，也是透光的，所以手电筒照射后，光线能透过囊肿，阴囊皮肤仍呈鲜红色，称为透光试验阳性。

（2）操作：在一个光线比较暗的房间里，嘱学员托起阴囊，用光源从阴囊后下方往前照射，在前方用硬纸卷成筒状贴在阴囊上，若从纸筒看到亮光从阴囊透过来即为透光试验阳性。

四、航空医学考虑

（一）治疗与预后

鞘膜积液量少时，可待其自行吸收；当液体量大，影响生活时常需要手术治疗。

交通性鞘膜积液常行腹股沟切口，结扎闭合不全的鞘突。睾丸鞘膜积液通常采用睾丸鞘膜反转术，切除多余的鞘膜壁层后将其边缘翻转。文献报道鞘膜积液复发率为 0.8%～3.8%，杨志林报道腹腔镜治疗鞘膜积液 1220 例，随访 3 个月至 3 年，复发 2 例，复发率为 0.16%。

（二）鞘膜积液与航空医学

鞘膜积液量少时常无临床症状，当鞘膜积液量大时，张力较大，此时可产生阴囊酸痛和坠胀感。鞘膜积液术后无并发症者，复发率低。

五、图谱

图谱详见图 28-3、图 28-4。

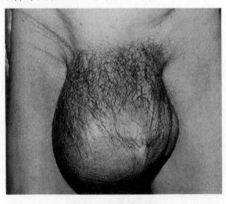

图 28-3　鞘膜积液

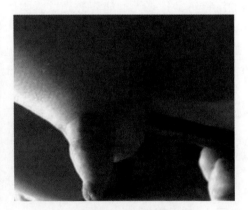

图 28-4　透光试验

第三节　隐　睾

一、概述

（一）流行病学特点

隐睾，顾名思义即阴囊内未触及睾丸，包括睾丸下降不全、滑动睾丸、睾丸上缩、睾丸异位和睾丸缺如等情况。北京市统计 5779 例新生儿中隐睾发生率约为 1.8%，青年中隐睾发生率约为 0.3%，其中单侧隐睾是双侧的 3 倍，右侧隐睾较多见。睾丸异位常导致睾丸发育异常，易受外伤。

（二）病因

在胎儿发育中，睾丸从位于腹膜后腰部随着腹膜鞘突的下移而下移，至胎儿 7～9 个月时睾丸下降入阴囊。出生时睾丸鞘膜近端闭锁，但当睾丸下降不全时，鞘膜闭锁不完全，可并发先天性斜疝。隐睾发生的可能原因：①胎儿期将睾丸向下牵引的索状引带异常或缺损，睾丸便不能自腰部下降到阴囊；②先天性睾丸发育不全，致使睾丸对促性腺激素反应不敏感，失去激素对睾丸下降的动力作用；③母体的下丘脑产生的促黄体素释放素（LHRH）使垂体分泌黄体生成素（LH）和卵泡刺激素（FSH），它们作用于胎儿睾丸的 Legdig 细胞产生睾酮，胎儿生长过程中，如果母体缺乏足量的促性腺激素，也可影响胎儿睾丸下降的动力作用。

（三）临床表现

隐睾患者除在阴囊无法触及睾丸外，常无明显临床症状。当睾丸位于腹股沟投影区时可在阴囊上方或腹股沟区触及睾丸。

二、诊断与鉴别诊断

（一）诊断

大多数隐睾（约 80%）患者的睾丸位于腹股沟部，近 20% 的未下降睾丸或触摸不到的睾丸可能位于腹腔内，约 15% 位于腹膜后，5% 位于其他部位。进行体格检查时在阴囊内无法触及睾丸即可诊断为隐睾。辅助检查主要针对不可触及的隐睾患者。B 超因其无创、价廉、简便，可作为常规术前检查。影像学检查的目的在于对睾丸组织定位，据此决定手术方式。影像学检查未发现睾丸者，仍需进行手术探查。腹腔镜是当前不可触及隐睾诊断的金标准，在定位的同时可进行治疗。

（二）鉴别诊断

隐睾应与以下疾病相鉴别。

1. **腹股沟淋巴结** 常与位于腹股沟的隐睾相似。但淋巴结为椭圆形小体，质地较硬，大小不一，且数目较多，不移动，阴囊内睾丸存在。而隐睾的睾丸边缘光滑、质韧有弹性、有一定活动度。常合并腹股沟疝。

2. **无睾** 阴囊发育不良，空虚无睾丸。无睾患者无生殖能力，呈宦官型发育，皮下脂肪丰满，皮肤细腻，语调高。腹部 B 型超声及手术探查均无睾丸。

3. **男性假两性畸形** 常合并隐睾。此外，外生殖器有严重畸形，如尿道下裂、阴囊分裂、似女性外阴，但性染色体检查为 46，XY，B 型超声及手术探查可发现睾丸。

三、体检方法

生殖系统外科检查均应在一定温度的环境中进行，动作轻柔，主要包括视诊和触诊。

1. 视诊 观察双侧阴囊发育是否对称，是否有阴囊空虚、扁小。

2. 触诊 两侧对比进行睾丸触诊。注意两侧睾丸的大小、形状、硬度及有无触压痛。当在阴囊未触及睾丸时，应触诊腹股沟内、阴茎根部和会阴部。如果环境温度较低时应当由腹股沟处将睾丸推入阴囊，或待室温升高后再次检查。

四、航空医学考虑

（一）治疗与预后

出生后 12 ~ 24 个月及时治疗可有效保留生育能力。1 岁后睾丸已无自行下降可能，因此应及时手术。术后严重并发症是睾丸萎缩，发生率为 5% ~ 10%。并发症与其就诊时发现的睾丸异常的严重性相关。在不可触及隐睾中，睾丸萎缩的危险性大于腹股沟管触及的隐睾。

（二）隐睾症与航空医学

隐睾症主要影响患者生育能力和睾丸恶变率。研究显示，经过治疗，双侧隐睾患儿成年后生育能力比单侧者和正常对照明显降低，双侧约 62%，单侧约 89%，而对照约 94% 可以生育子女。我国男性睾丸肿瘤发病率约 1/10 万。世界范围内睾丸肿瘤中约 10% 既往患隐睾疾病，我国这一比例在 20% ~ 30%。文献统计认为，隐睾症男性睾丸肿瘤的相对危险性是非隐睾症男性的 2 ~ 8 倍（另有报道为 40 倍），但是 10 岁前手术，可明显减少睾丸肿瘤发生风险。手术不能减少肿瘤的危险，但可使睾丸更易被检查。隐睾一经发现，大多已经采取手术治疗，因此医学选拔中被检学员多为术后，隐睾术后常导致双侧睾丸不等大。飞行员医学选拔中应当注意生育能力对飞行员家庭影响，同时结合病史判断睾丸肿瘤发生风险。

五、图谱

图谱详见图 28-5、图 28-6。

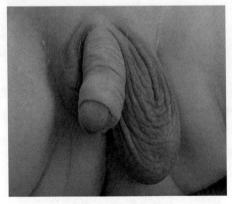

图 28-5 小儿隐睾

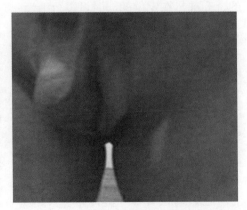

图 28-6 青少年隐睾

（李　浩　严景民）

第 29 章

痤　疮

一、概述

（一）定义与流行病学规律

痤疮（acne）是一种毛囊、皮脂腺的慢性炎性皮肤病，以炎性丘疹、粉刺、脓疱、囊肿、结节及瘢痕等为特征。其好发于面部、胸背部等皮脂溢出部位。青春期好发，皮损严重时对青少年的心理和社交均有一定影响。

痤疮是临床最为常见的皮肤病之一，也是招飞体检过程中学员最易罹患的皮肤疾病，分为轻、中、重三度，人群发病率为 70% ～ 95%，可发生于各年龄段，多发生于青春期，77.07% 的中学生有痤疮病史，患病率为 54.99%，初次发病平均年龄为（13.36±1.38）岁，但 12% 的女性和 3% 的男性会持续到 44 岁，且患重度囊肿性痤疮的男性居多，因此，在招收飞行学员过程中，需要仔细鉴别学员所患痤疮的类别和程度。

（二）发病原因

痤疮的发病原因包括内源性和外源性因素。内源性因素中遗传因素在痤疮尤其是重度痤疮中有较多发现，皮脂腺的数量、大小和活性是有遗传性的；且痤疮的患病率和严重程度在同卵双生儿之间具有极高的一致性，尤其是以结节、囊肿为表现的重度痤疮，其常有家族发病的倾向；胰岛素样生长因子（IGF）-1 成为除雄激素外最重要的影响痤疮发生的激素，其机制可以关联到甜食、牛奶及胰岛素抵抗等与痤疮之间的关系。另外，外源性因素与痤疮之间的关系也越来越受重视，外源性化学物质临床上可以诱导一系列痤疮样疹，包括以炎性皮损为主要表现的药物性痤疮，以及以粉刺为主要表现的代表性疾病氯痤疮等。此外，近年来越来越多的研究发现，痤疮与内在性疾病密切相关，是许多内在性疾病的重要皮肤表现如多囊卵巢综合征（PCOS）、HAIR-AN 综合征、SAHA 综合征、自身炎性疾病（如 SAPHO 综合征）、PAPA 综合征、PASH 综合征、PAPASH 综合征等，肠 - 脑 - 皮肤轴也可能参与痤疮的发生，有学者认为痤疮尤其是重度痤疮可能是人体代谢综合征的早期表现。

痤疮的发生主要与皮脂分泌过多、毛囊皮脂腺导管阻塞、细菌感染和炎症反应等诸多因素密切相关。引起痤疮的病理生理基础是皮脂腺快速发育和皮脂过量分泌，而皮脂腺的发育是直接受雄激素支配的。进入青春期后雄激素特别是睾酮的水平快速升高，睾酮在皮肤中经 5-α 还原酶的作用转化为二氢睾酮，后者与皮脂腺细胞雄激素受体结合发挥作用。雄激素水平的升高可促进皮脂腺发育，并产生大量皮脂。部分痤疮患者血中睾酮水平较无痤疮者高。此外，孕酮和肾上腺皮质中的脱氢表雄酮也有一定的促皮脂分泌作用。皮脂主要由角鲨烯、蜡酯、三酰甘油和少量固醇及胆固醇酯组成，痤疮患者的皮脂中蜡酯含量较高，亚油酸含量较低，而亚油酸含量的降低可使毛囊周围的必需脂肪酸减少，并促进毛囊上皮的角化。

毛囊皮脂腺导管的异常角化是另一个重要因素。粉刺的形成始于皮脂腺毛囊的扩大，这种扩大继发于异常角化的角质形成细胞。在毛囊漏斗下部，角质形成细胞中板层颗粒减少，代之以大量张力细丝、桥粒和脂质包涵体，这种角质形成细胞不易脱落，导致角质层增厚和角质物堆积，使毛囊皮脂腺导管堵塞、皮脂腺排出障碍，最终形成角质栓，即微粉刺。

大量皮脂的分泌和排出障碍易继发细菌感染。毛囊中存在多种微生物如痤疮丙酸杆菌、白色葡萄球菌和马拉色菌，其中以痤疮丙酸杆菌感染最为重要。痤疮丙酸杆菌为厌氧菌，皮脂的排出受阻正好为其创造了良好的局部厌氧环境，使得痤疮丙酸杆菌大量繁殖，痤疮丙酸杆菌产生的酯酶可分解皮脂中的三酰甘油，产生游离脂肪酸，后者是导致痤疮炎性损害的主要因素。此外，痤疮丙酸杆菌还可产生多肽类物质，趋化中性粒细胞，活化补体，使白细胞释放各种酶类，诱发或加重炎症。

除上述因素外，部分患者痤疮的发生还与机体的免疫功能等有关，特别是一些特殊的痤疮如聚合性痤疮和暴发性痤疮，免疫反应起着重要的作用。

（三）疾病发病规律与飞行人员医学选拔

痤疮多在青春期发病，皮损初期多因脱落到毛囊内腔的角质细胞被滞留、累积而导致毛囊漏斗部角化过度形成粉刺；随着粉刺增大，皮脂小叶逐渐退化，由于皮肤表面的开口非常狭窄，脱落的角质形成细胞和皮脂在开口处积聚，起初松散，逐渐积聚而紧密形成漩涡状的板层凝固物，当局部压力增大后粉刺壁破裂可导致炎症，以中性粒细胞占优势者，多表现为脓疱，以辅助 T 淋巴细胞、异物巨细胞、中性粒细胞聚集占优势者多导致炎性丘疹、结节或囊肿，经久不愈可化脓形成脓肿，破溃后常可形成窦道或瘢痕。皮损多对称分布，常伴有不同程度皮脂溢出、毛孔粗大，一般无自觉症状，炎症明显时有疼痛，慢性病程，多数至青春期后逐渐缓解，少数患者至中年可痊愈。

痤疮分为炎性病变和非炎性病变：非炎性病变为开放的黑头和闭合的粉刺，炎性病变包括丘疹、脓疱、结节、囊肿。痤疮主要发生于面部，少数位于背部、胸部及肩部。

二、诊断与鉴别诊断

（一）诊断

痤疮的分级是痤疮治疗及疗效评价的重要依据。根据痤疮皮损性质及严重程度可将痤疮分为三度 4 级：①1 级（轻度），仅有粉刺；②2 级（中度），除粉刺外还有炎性丘疹；③3 级（中度），除有粉刺、炎性丘疹外，还有脓疱；④4 级（重度），除有粉刺、炎性丘疹及脓疱外，还有结节、囊肿或瘢痕。

（二）鉴别诊断

痤疮与其他疾病的鉴别如表 29-1 所示。

表 29-1　痤疮与其他疾病的鉴别

鉴别点	痤疮	毛囊闭锁三联征	多囊卵巢综合征	SAHA综合征	SAPHO综合征	HAIR-AN综合征
部位	面部、胸背部	头面部、双腋下、双腹股沟	面部	面部	面部	面部
多毛	-	-	+	+	-	+
皮脂溢出	+	+	+	+	-	+
脱发	-	-	+	+	-	+
滑膜炎	-	-	-	-	+	-
骨肥大、骨关节病	-	-	-	-	+	-
脓疱病	-	-	-	-	+	-
黑棘皮病	-	-	-	-	-	+

注：-，存在；+，不存在

三、体检方法

让受检对象充分暴露头面部、躯干、四肢皮肤及关节，自然站立，目视前方，体检人员重点观察头面部、前胸、后背是否有红色毛囊性丘疹、粉刺、脓疱、囊肿、结节、瘢痕，询问是否存在家族史，有助于判断皮损发展的严重程度；如果为重度痤疮，需要判断是否有毛囊闭锁三联征的可能，除要观察头面部外，需重点观察双腋下及双侧腹股沟是否有脓肿、瘢痕；如为女性，伴有多毛症、脱发，需行妇科超声以明确是否有 PCOS 的可能；如痤疮伴有颈部、双腋下黑色天鹅绒样皮损，同时有胰岛素抵抗，需行甲状腺功能、胰岛素水平、性激素水平检查，以明确是否有 HAIR-AN 综合征的可能；痤疮如同时伴有骨髓炎、无菌性脓疱病、无菌性关节炎和（或）骨炎、骨肥大者，需排除 SAPHO 综合征的可能；如痤疮同时伴有多毛、雄激素性脱发、皮脂溢出，需进一步检查性激素六项以排除 SAHA 综合征的可能。

四、航空医学考虑

重度痤疮，皮损表现为重度脓疱、囊肿、结节及瘢痕，常伴有明显痒痛等自觉症状。航空医学的关注点包括飞行中转移注意力降低性能的风险及疾病的进展和医学治疗与军事航空环境不相容。重度痤疮影响航空安全的问题主要在于皮损常伴有明显痒痛，会影响飞行员的飞行表现；且重度痤疮需要系统药物治疗，如抗生素、维 A 酸、雌激素及抗雄激素等药物治疗，常见的不良反应有恶心、嗜睡、疲劳、头晕、头痛等，具有潜在的航空医学安全问题。

其中最常用的抗生素是四环素类和红霉素，此类药物常可引起胃肠道功能紊乱。痤疮丙酸杆菌对红霉素接近 50% 耐药，四环素抑制食物吸收达 46%，抑制奶制品吸收增至 65%。米诺环素因继发不断增加的眩晕事件和无数的中枢神经系统异常而不被批准用于航空医疗领域。

异维 A 酸是一种用于重度结节性痤疮的合成口服维 A 酸，可引起突发性的夜间视力下降，并可导致角膜混浊、炎性肠病、高血脂、肝毒性、肌肉骨骼症状、皮肤瘙痒、鼻出血及皮肤、鼻腔和口腔的干燥，它高度致畸，任何生育年龄的女性应用此药物均要进行严谨的用药记录，因此，异维 A 酸也不被批准应用于航空医疗领域。

　　女性痤疮中的 PCOS 是年轻妇女最常见的内分泌紊乱性疾病。以下三个诊断标准中满足 2 项即可诊断：月经稀少或闭经；高雄激素血症所致的多毛症、雄激素性脱发和痤疮；超声见多囊卵巢。23% ～ 35% 的 PCOS 女性患者有痤疮和绝大多数患有重度痤疮的女性患者有 PCOS（据报道比率高达 83%）。女性患者需要仔细评估以排除 PCOS，还可能需要口服避孕药治疗。激素疗法只用于妇女，包括含雌激素的口服避孕药和螺内酯。螺内酯不是批准用于飞行员的药物而应优先选择含雄激素源性孕酮低的口服避孕药。

　　痤疮的诱发因素还包括熬夜、劳累、精神紧张等因素，均与航空环境相关，因此，飞行过程中很容易诱发此类疾病，可能会危及飞行安全或最佳操作。此外，由于重度痤疮为损容性疾病，患者多伴有自卑情绪，不利于保持健康、良好的心理状态，对飞行安全有一定影响，受感染的头面部、胸背部皮肤，还有不断的压力，来自于航空装备（头盔、面具、座椅）的摩擦、挤压甚至精神紧张、炎热和潮湿的环境等因素都可能会诱发和加重痤疮；当穿上约束带或降落伞背带及久坐时，因胸部和背部皮损可能会感到不适而分心。因此，认为重度痤疮患者不符合招收飞行学员标准，所以对患痤疮飞行人员的医学鉴定主要根据皮损的类型、皮损面积及治疗情况综合考虑。轻度痤疮对飞行训练一般无影响，对皮损较少，无自觉症状仅需局部外用药物治疗的学员可进行招录，仅需要随诊观察病情变化。重度痤疮严重时可影响飞行人员戴头盔及面罩，因此，不建议招录。对于我国现役飞行人员痤疮的治疗，小剂量长期系统服用红霉素的飞行人员可考虑飞行合格；对于系统服用四环素和异维 A 酸的飞行人员，要根据用药后的反应、飞行人员的飞行职务、驾驶机种等综合考虑，必要时给予一定时间的地面观察。

五、图谱

　　图谱详见图 29-1 ～图 29-4。

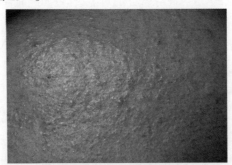

图 29-1　1 级痤疮

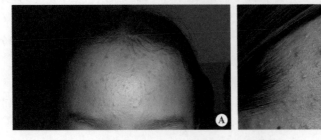

图 29-2　2 级痤疮

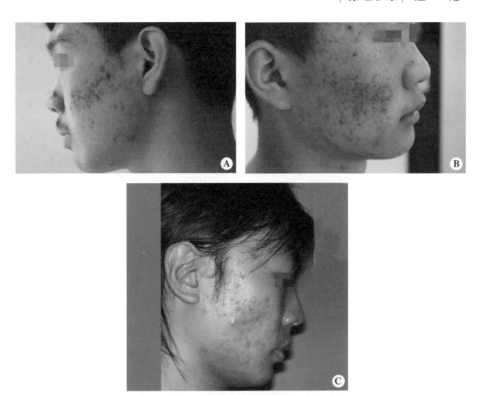

图 29-3　3 级痤疮

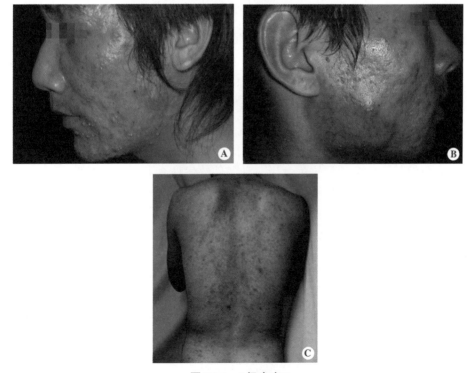

图 29-4　4 级痤疮 1

（杨庆琪　刘　玮）

第30章

马拉色菌毛囊炎

一、概述

（一）定义与流行病学规律

马拉色菌毛囊炎（malassezia folliculitis）主要是由球形马拉色菌感染所致的一种毛囊性损害的皮肤真菌病，曾称糠秕孢子菌毛囊炎。皮损为毛囊性半球状红色丘疹，直径为2～4mm，有光泽，周围可有红晕，多发于胸背、颈、肩、上臂、腰腹部，散在对称分布，数十至数百个，较密集但不融合，可间杂有小脓疱或黑头粉刺。

马拉色菌毛囊炎，男性多于女性，16～40岁好发，主要致病菌种包括球形马拉色菌、合轴马拉色菌、糠秕马拉色菌及钝性马拉色菌等。菌种构成与患者病情和部位无关。总体来看，马拉色菌毛囊炎好发于男性青壮年，炎热季节高发，皮损主要分布于前胸和背部，系统使用糖皮质激素、油性皮肤及易出汗的患者较易发生。因此，在飞行学员招录工作中，尤其是南方学员的招录过程，较容易遇到这类患病学员，需要特别关注。

（二）发病原因

本病病源为马拉色菌，马拉色菌为一种条件致病性真菌，绝大多数人的皮肤存在这种真菌，但只在一定条件下发病。在促发因素影响下，其在毛囊内大量繁殖。其脂肪分解酶使毛囊的三酰甘油变成游离脂肪酸，刺激毛囊口产生多量脱屑，引起毛囊导管阻塞。马拉色菌的过度繁殖、皮脂的潴留、细胞碎片的积聚和游离脂肪酸的刺激，导致阻塞的毛囊扩张，继而破裂，内容物释放入组织而产生炎症。

（三）疾病发病规律与飞行人员医学选拔

主观症状有不同程度的瘙痒，常伴有灼热和刺痛感。运动或洗澡后出汗可加剧瘙痒。本病好发于皮脂腺丰富的部位，如背上部、胸前、双肩、颈部，少数见于前臂、小腿和面部，腹部有时也会发生。皮损呈弥漫性或散在性，多呈对称性。皮疹为圆顶状毛囊红色小丘疹，间有毛囊性小脓疱，可挤出粉状物，周边有红晕。长期服用皮质类固醇或广谱抗生素的患者易并发本病。本病往往并发花斑癣、面部痤疮。其常见于多汗症、油性皮肤、脂溢性皮炎的患者。

二、诊断与鉴别诊断

（一）诊断

诊断要点：①皮损好发于胸背、上臂；②典型皮损表现；③皮屑直接镜检可见短杆状菌丝及圆形孢子；④皮损组织病理（PAS 染色）显示毛囊内可见大量圆形或卵圆形芽生孢子。

（二）鉴别诊断

本病需要与寻常痤疮、细菌性毛囊炎、嗜酸性脓疱性毛囊炎、皮肤念珠菌病、毛囊虫性毛囊炎等相鉴别。嗜酸性脓疱性毛囊炎临床表现与糠秕孢子菌性毛囊炎相似，好发于男性青壮年。脂溢部位有毛囊性丘疹、脓疱性瘙痒，但血液中嗜酸性粒细胞升高，最高可达 40% 以上，毛囊内的脓液含有大量的嗜酸性粒细胞和中性粒细胞、单核细胞及上皮细胞，皮质类固醇内服或外用有效。

三、检查方法

马拉色菌毛囊炎可先靠典型临床表现进行初筛：让患者充分暴露于正常日光下，重点观察其胸背部等好发部位。如发现可疑皮损再详细询问其病史、皮损发展规律等，必要时再行进一步实验室检查。真菌学检查是诊断本病的根本依据，其中最为重要的是真菌镜检及真菌培养。真菌检查即对临床标本做直接涂片检查，所用的载液中以 5% ～ 10% 的 KOH 液最为常用。

四、航空医学考虑

本病有不同程度瘙痒，常伴有灼热和刺痛感。但大部分患者自觉症状较轻，仅运动或洗澡后出汗可加剧瘙痒。未同时合并较重的脂溢性皮炎或中重度痤疮的患者一般不会危及飞行安全，因此认为，凡单纯的、自觉症状较轻的马拉色菌毛囊炎基本不影响飞行学员的招录，如果伴有其他较为严重的并发症，请参阅相应疾病的章节。

五、图谱

图谱详见图 30-1 ～图 30-3。

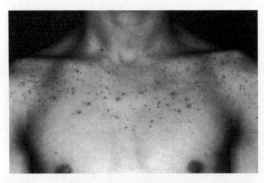

图 30-1 前胸对称性多发圆顶状毛囊红色小丘疹，周边有红晕

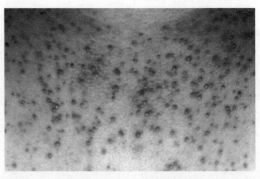

图 30-2 前胸对称性多发圆顶状毛囊红色小丘疹，间有毛囊性小脓疱，可挤出粉状物，周边有红晕

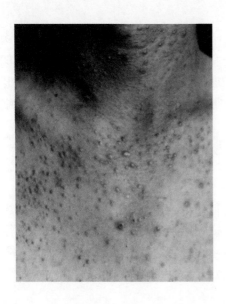

图 30-3 前胸及颈部对称性多发圆顶状毛囊红色小丘疹，部分融合，周边有红晕，部分表面溃破，瘢痕形成

（云　晴）

第 31 章

浅表真菌皮肤感染

一、概述

（一）定义与流行病学规律

浅表真菌皮肤感染为皮肤科最常见皮肤病之一，主要包括头癣、手足癣、股癣、花斑癣等。因为皮肤的位置特殊（位于人体的最表层），所以真菌对于人体的感染常先表现在皮肤上。

体股癣是皮肤科常见病和多发病，好发于温热带。我国夏秋两季发病最多，南方比北方多，沿海比内地多，不论种族、男女老幼都可发病。根据秦启贤 3877 例体股癣调查，男性约占 72.7%，女性约占 27.29%。就诊年龄以 20～30 岁最多，约占 35.62%；30～40 岁约占 18.84%；11～20 岁与 40～50 岁相似，各约占 13.41%；50 岁以上比 10 岁以下稍多，前者约占 12.08%，后者约占 7.65%。

此外，在现役飞行人员皮肤疾病中，浅表真菌病的患病率最高，约占 69.8%，与飞行人员工作训练紧张、出汗多及吸烟等不良嗜好相关。

（二）发病原因

引起人感染的真菌分为病原真菌和条件致病真菌两大类。病原真菌本身具有致病性，而条件致病真菌一般情况下不致病，只有在一定条件下，即当机体免疫力降低时才可能致病。例如，长期使用广谱抗生素、糖皮质激素和免疫抑制剂，以及有代谢障碍、血液病、尿毒症、慢性消耗性疾病、获得性免疫缺陷综合征、外伤和行大手术、器官移植、放射治疗、化学治疗等都是重要的诱发因素。

体股癣的传染源为患癣的人或动物。其可以自传，即自己传给自己，如从自身足癣引起，少数可从头癣引起。体股癣也可以他传或外传，即由体外传染源引起，如患癣的动物、公共泳池和浴室等，通过直接或间接接触引起。细胞免疫力降低及患糖尿病都可影响本病的发生与发展。搔抓或外用肾上腺皮质激素可使损害蔓延与扩大。

手足癣的传染源就是手足癣患者，主要通过间接接触传染，共用脸盆、浴盆、毛巾、拖鞋等是重要的传染途径，公共浴池、游泳池、旅馆等是重要的传播场所。手足癣除传染他人外，还可通过搔抓自身传染而发生体股癣、甲癣等；足癣常是手癣和其他癣病的根源。一些需长时间浸泡手足，戴不透气的胶手套，穿胶鞋、长筒靴和运动鞋的人群，以及长年于高温、多雨、湿度的环境下工作的人群，如运动员、军人和某些体力劳动者是易感人群。手足癣呈世界性分布，热带、亚热带地区发病率较高。在我国，手足癣发病率在皮肤癣菌病中居第一位或第二位。大多数地区的足癣发病率高于手癣；但北京和哈尔滨的报道则相反。在自然人群中，60%～80% 的人是手足癣患者。其发病率南方高于北方，城市高于农村，温暖地区高于干寒地区，夏季高于冬季。

（三）疾病发病规律与飞行人员医学选拔

1. 花斑癣（汗斑）　本病发展缓慢、隐匿。原发损害为斑疹，小如针帽头大，大如黄豆，呈圆形或不规则，无明显炎症反应。其主要是色素异常性改变，可呈肤色、浅白色、灰色、褐色甚至淡黑色，上覆少量极细的糠状鳞屑。初发斑疹一般色素较淡，以后加深；陈旧的斑疹则色素减退或因糠秕孢子菌病和毛孢子菌病而成为白斑。由于斑疹发生先后不一，以致有时多种颜色混杂共存，形如花斑。皮疹可分散存在，如雨滴状分布；或单个皮疹扩大，如钱币状；或皮疹相互融合，形成大片斑片或呈地图状。本病偶可见丘疹性损害，围绕毛囊口发生。皮疹好发于躯干皮脂腺丰富部位，主要分布于胸部、背部、颈部，逐渐蔓延至肩部、上臂、腋窝，腹部、会阴、臀部也可受累。一般无自觉症状，部分患者有中度瘙痒感，在劳动、日晒、出汗时加重。本病常持续数年，往往冬轻夏重，皮损有可能自愈或经治疗后痊愈，但易复发。

2. 甲癣　病程呈慢性，数月到数十年。指（趾）甲均可发病，累及 1～20 个甲。各指（趾）甲板失去光泽，变为黄褐色、污褐色至绿黑色。甲板不同程度增厚，表面粗糙不平，有顶针样改变。甲板前端可与甲床分离，甲下角化物质堆积。部分患甲表现为暗褐色纵棘，也可累及甲沟形成甲沟炎。

3. 手足癣　急性损害为丘疹、丘疱疹和水疱。陈旧损害有鳞屑角化。由于发生于手足特殊部位，皮损有一定特点，可分为水疱型、浸渍糜烂型和角化过度型。

（1）水疱型：在掌心、指侧或趾间、足底、足侧发生针头至绿豆大的水疱，疱壁发亮、较厚，疱液清澈，水疱不易破裂，水疱融合成多房性水疱，撕去疱壁可露出蜂窝状基底及鲜红色的糜烂面，可继发细菌感染。水疱自行干燥后形成白色点状及环形鳞屑。有不同程度的炎症和瘙痒。

（2）角化过度型：多见，为片状红斑，伴角质弥漫性变厚、粗糙、脱屑，表面覆有鳞屑，边缘尚清楚，中心纹理比较显著，触之有粗糙感。在虎口处或足跟部形成较深的裂隙和鳞屑，疼痛出血。其可向手背或足背发展，形成有鳞屑的斑片。

（3）浸渍糜烂型：又称间擦型。指（趾）间皮肤浸渍发白，基底湿润潮红，糜烂渗液，与念珠菌所致的指间糜烂相似。足的病变常伴渗液，继发细菌感染、化脓，形成溃疡。有时发出恶臭，瘙痒难忍。可因搔抓引起淋巴管炎、蜂窝织炎或丹毒，足部疼痛红肿，影响下肢活动。病程呈慢性，常易继发感染或湿疹化。急性期皮损用药不当（过于刺激）可致癣菌疹。在炎热季节容易湿疹化或继发感染引起丹毒、蜂窝织炎等损害。

4. 头癣　是头皮和头发的浅部真菌感染，根据病原菌和临床表现的不同可分为黄癣、白癣、黑癣及脓癣。

（1）黄癣：俗称"秃疮"或"癞痢头"。特点：①儿童好发，成人也可感染。②典型皮损为盘状黄豆大小的黄癣痂，中心有毛发贯穿，除去黄痂，其下为鲜红、湿润的糜烂面或浅溃疡。愈后形成萎缩性瘢痕，遗留永久性秃发。黄痂较厚处，常易发生细菌继发感染，有特殊臭味，自觉剧痒。③病发常呈干、枯、弯曲状。④黄癣菌可侵犯头皮外其他组织，引起甲黄癣、体黄癣等。

（2）白癣：①多为儿童期起病，青春期后可自愈。②初起为白色鳞屑性局限斑片，其上头发变为灰暗，稍有痒感。渐扩大后，周围可以出现卫星样小鳞屑斑片，可融合成片，但界线清楚。③病发根部有一白套样菌鞘，病发长出头皮 0.5cm 左右就容易折断。④好发于头顶中间，但也可在额顶部或枕部。此病原菌可侵犯光滑皮肤，引起疱疹样、湿疹样或糠疹样损害。

（3）黑癣：①儿童、成人均可发病。②皮损主要表现为白色鳞屑斑片，酷似白癣，但病发无明显菌鞘，毛发沿皮面折断而呈黑色小点，故又称黑点癣。③黑癣也可引起面部等处的光滑皮肤发生体癣和甲癣。④病程长，进展缓慢，可直至成年尚未愈合，毛囊可被破坏形成瘢痕。在女性中常因长发而被忽略。

（4）脓癣：患处的毛囊常可化脓而引起一片或数片红肿的痈状隆起，是机体对真菌过敏所致，该处如用力挤压，即可流出少量浆液或半透明的脓液。局部病发极易拔出，愈合后形成瘢痕而在局部留有永久性脱发。

5.股癣 常发生于阴囊对侧的大腿皮肤，一侧或双侧，多呈环状或半环状斑片。初期于股上部内侧出现小片红斑，其上有脱屑，并逐渐扩展而向四周蔓延，边界清楚，其上有丘疹、水疱、结痂。中心部位可自愈，有色素沉着或脱屑，历久则于局部皮肤发生浸润增厚，呈苔藓化，常伴痒感。严重者常扩展，波及股内侧、会阴或肛门周围，其下缘多清晰。有时其可波及阴囊、阴茎根部等处。

二、诊断与鉴别诊断

（一）诊断

诊断要点如下：
1.典型皮损表现。
2.皮屑直接镜检可见真菌菌丝。
3.真菌培养可见形态各异的芽孢生长。
4.根据临床表现，皮损形态、部位及显微镜检查，即可明确诊断。

（二）鉴别诊断

1.手足癣 应与神经性皮炎、慢性湿疹相鉴别。
（1）神经性皮炎：有明显苔藓化，无水疱，真菌显微镜阴性。
（2）慢性湿疹：无堤状隆起的边缘，境界不清楚，真菌检查阴性。

此外还经常与汗疱疹、剥脱性角质松解症、掌跖脓疱病、掌跖角化症及二期梅毒疹等相鉴别，鉴别要点是以上这些病真菌检查均为阴性。

2. 头癣　最常难以分辨的疾病及要点如下。

（1）银屑病头皮：银屑病损害为界清、炎症明显的红斑，被覆银白色厚屑，毛发呈束状，但无断发，无菌鞘，真菌检查阴性。

（2）脂溢性皮炎头皮：有弥漫性鳞屑斑，边界不清，或覆有油腻性痂皮，伴脱发，但无断发及菌鞘，真菌检查阴性。

此外，头癣尚需与头部湿疹、头皮糠疹等进行鉴别，必要时行真菌学检查，脓癣还应与化脓性皮肤脓肿，如头部穿凿性毛囊炎及毛囊周围炎鉴别，后者无蜂窝状毛囊孔，疼痛明显，常伴发热，必要时行真菌镜检即可鉴别。

3. 甲癣　需与甲癣鉴别的疾病有银屑病及扁平苔藓的甲病、先天性厚甲、先天性白甲症、湿疹、雷诺病、连续性肢端皮炎、剥脱性皮炎等。不过这些甲病常波及多个指甲，并呈对称性分布，而甲癣及甲真菌病常先起于一个指甲，邻近指甲可正常，但是其主要鉴别方法仍然是真菌镜检或培养。

三、体检方法

浅表真菌皮肤感染可先靠典型临床表现进行初筛：让患者充分暴露于正常日光下，重点观察其头皮、掌跖、指（趾）缝、股臀侧等真菌好发部位。如发现可疑皮损再详细询问其病史、皮损发展规律等，必要时再行进一步实验室检查。

真菌学检查是诊断真菌病的根本依据，包括真菌镜检、真菌培养、血清学试验、组织病理检查等。其中最为重要的是真菌镜检、真菌培养及组织病理检查。真菌检查即对临床标本作直接涂片检查，所用的载液中以 5% ～ 10% 的 KOH 液最为常用。

四、航空医学考虑

浅表真菌感染，分型较多，一般较重的头癣、多发甲癣存在治疗困难、治疗周期长、易复发、易传染等问题，患者在飞行环境中，伴随多汗、潮湿的情况下，非常不利于疾病的治疗，同时多伴有瘙痒，分散飞行员注意力，影响任务的完成质量，引发潜在的航空安全问题，因此，判定此类患者要重点评估是否能适应飞行训练生活。但其他局限性浅表性真菌感染，易于控制，配合好的话，可在短期根治，对飞行安全影响不大。另外，本病有不同程度瘙痒，但大部分患者自觉症状较轻，如没有同时合并较重的其他感染的患者一般不会有明显的症状，不会危及飞行安全，因此认为单纯的、局限性的浅表真菌感染符合招收飞行学员标准。

五、图谱

图谱详见图 31-1 ～图 31-4。

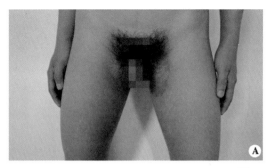 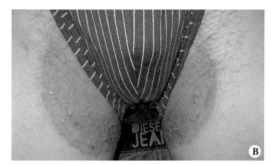

图 31-1　股癣

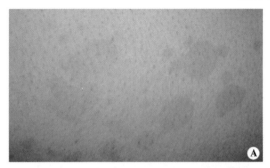 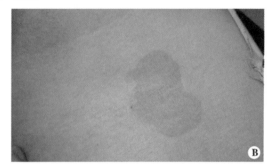

图 31-2　花斑癣

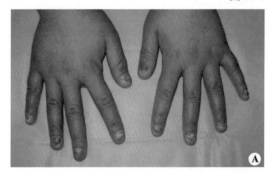 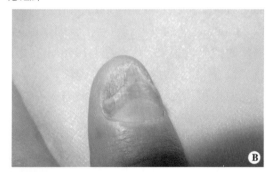

图 31-3　甲癣

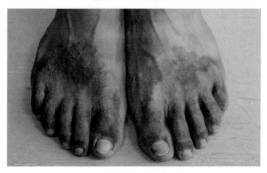

图 31-4　足癣

（云　晴　刘　玮）

第32章

银 屑 病

一、概述

（一）定义与流行病学规律

银屑病（psoriasis）是一种常见的、易于复发的慢性炎性皮肤病。特征性损害为红色丘疹或斑块上覆有多层银白色鳞屑。1841 年，奥地利维也纳医科大学皮肤科医师 Ferdinand Hebra 和 Heinrich Auspitz 先后对银屑病的临床表现做出了更为完整、准确的描述；以 Auspitz 命名的银屑病三联征，即银白色鳞屑、薄膜现象和点状出血，成为临床诊断银屑病的经典依据，引用至今。1956 年在中国的全国皮肤病学术会议上，专家们一致通过将"银屑病"作为本病的学术病名。

中国范围银屑病流行简况：1984 年全国总患病率为 1.23%，年发病率为 0.12%。男性多于女性。初发年龄男性 20 ～ 39 岁，女性 15 ～ 39 岁。北方多于南方。春冬季易发或加重，而夏秋季多缓解。近 10 年来发病率有上升趋势，2010 年来自河北、四川、河南、内蒙古、山东、山西六省或自治区调查研究中，共抽样调查 19 974 人，完成调查人数 17 345 人，发现银屑病患者 102 人，总患病率为 0.59%；男女银屑病的患病率差异无统计学意义。临床分型中以寻常性为主（97.06%），其中 28.43% 的银屑病患者叙述有家族史，59.80% 的患者认为银屑病影响了生活质量。关于中国目前银屑病患者患病率，尚无全国性统一标准的调查数据，但从皮肤科门诊就医情况分析，中国银屑病患病率明显增高，病情严重程度也有加重趋势，这可能与中国人群的现代生活方式有关。

世界范围银屑病流行简况：银屑病可见于世界各地，但不同种族银屑病的患病率有很大差异。据报道国外有些地区自然人群患病率高达 30%。一般白种人发病率较高，其次为黄种人，黑种人最低。欧洲患病率最高的是丹麦（2.9%），北欧平均患病率约 2%。美国基于人口学调查统计，银屑病患病率在 2.2% ～ 2.6%，1996 年报道每年约有 26 万新诊断病例。美国银屑病基金会在 2009 年 10 月报道，美国有 750 万银屑病患者，全世界有 1.25 亿银屑病患者。亚洲银屑病患病率较低，人口学调查统计其患病率约为 0.3%。26 万南美洲印第安人的人口调查未发现银屑病患者。

（二）发病原因

1. 遗传因素 国外报道银屑病有家族史者为 10% ～ 80%，国内调查约为 32%。现多认为本病属多基因遗传，同时受环境因素影响，多个研究发现，单卵双生子有 35% ～ 73% 的人在不同时期患银屑病，但多数研究证实，单卵双生共患银屑病的概率是异卵双生的 3 倍。近年研究表明，银屑病是与环境因素相关的多基因疾病，涉及免疫系统和角质形成细胞异常的一些基因多态性。银屑病与 HLA 抗原有一定相关性。国内外多数研究报道寻常性银屑病患者 HLA-B13、HLA-B17 等抗原频率显著增高。张学军等采用全基因组关联分析，发现了与银屑病发病机制密切相关的 *LCE* 基因新位点在 1q21。这种基因功能是编码表皮终末分化角质外膜蛋白，其变异可以增加银屑病患病风险。正常人皮肤表皮细胞更新一代需要 28 天，银屑病患者只需要 3 天，患者表现为表皮明显增厚、鳞屑脱落。*LCE* 基因变异与表皮细胞更新速度异常有关。但易感基因的存在并非意味着疾病必然发生，尚需通过包括心理因素在内的内外因素激惹方可导致银屑病发生。

2. 免疫功能异常 一般认为银屑病患者细胞免疫功能低下，T 淋巴细胞亚群 Th/TS 失调。体液免疫功能亢进，IgA 和 IgE 含量高，IgM 降低，血清中有抗 IgG 抗体、抗角质层抗体和循环免疫复合物，故有自身免疫之说。近年来研究认为，各种致病因素可导致 T 淋巴细胞功能紊乱和多形核白细胞（PMNL）功能异常及自身抗原的形成。经 HLA-DR、细胞提呈并激活 Th 淋巴细胞，从而加速了表皮增殖因子（EPF）、胸腺细胞活化因子（ETAF）及淋巴因子的释放，刺激表皮增殖和多形核白细胞浸润。

3. 代谢障碍 目前认为环腺苷酸（cAMP）和环鸟苷酸（cGMP）保持平衡并调节细胞增生及分化。cAMP 可促进细胞分化而抑制增殖，cGMP 正相反。银屑病皮损处 cAMP 明显降低而 cGMP 升高，加速了表皮细胞增殖，使其更换周期从正常约 28 天缩短为 3 ～ 5 天。鸟氨酸脱羧酶（ODC）活性升高，皮损中多胺如腐胺、精胺等含量增加，刺激细胞增殖加速。cAMP 减少及各种诱因使磷脂酶 A_2 和磷脂酶 C 活性升高引起皮损中花生四烯酸释放增多，其代谢产物前列腺素 E（PGE）及前列腺素 F_{2a}（PGF_{2a}）轻度升高，白三烯（leukotriene）族、12-羟二十碳四烯酸（12-HETE）显著升高，而 15-HETE 减少，既刺激表皮细胞增殖，作为 PMNL 的强烈趋化剂，还促进皮损的炎症反应并进一步使 cAMP/cGMP 降低。此外，调钙蛋白对上述代谢过程具有促进性调节作用。

4. 感染因素 临床上常见到银屑病的发病与链球菌感染有关，特别是儿童急性滴状银屑病，推测银屑病是对细菌毒素的变态反应。有报道说人表皮与 A 组链球菌之间存在交叉抗原，还有学者在银屑病皮损中发现病毒颗粒。

（三）疾病发病规律与飞行人员医学选拔

银屑病的诱发和加重因素很多，精神异常、外伤、手术、季节变化、潮湿、射线照射、内分泌变化、血液流变学改变、妊娠、刺激性食物（如牛羊肉、鱼虾蟹、鸡肉等）及某些药物（如普萘洛尔、锂盐、抗疟药等）均可诱发本病或使之加重。其中精神因素是银屑病发生、加重和复发的重要因素，精神因素主要包括:不良情绪，如紧张、焦虑、惊恐、愤怒、抑郁、烦恼、悲痛等;应激性生活事件，如家庭纠纷、亲人病故、工作变迁、考试等;

过度劳累和睡眠障碍等。20世纪末,世界卫生组织经过调查得出影响人类健康的相关因素:医疗条件占8%,生物遗传因素占15%,环境社会因素占17%,而生活行为方式占60%。不良的行为和生活方式是导致银屑病发生、复发和加重的主要因素,如吸烟、饮酒。若大量饮烈性酒可引起银屑病复发和加重,乙醇可通过影响精胺、腐胺等多胺的合成途径来调节细胞的增殖和分化;乙醇使花生四烯酸含量增高,抑制腺苷环化酶,使cAMP减少,cGMP增多,造成表皮细胞过度增殖及分化不良。杨雪琴等曾经连续研究银屑病患者皮损中cAMP和cGMP水平,证实银屑病患者皮损与无皮损中均存在cAMP和cGMP水平及比值异常。此外,缺乏体育锻炼也会加重银屑病,长期缺乏体育锻炼可导致肌肉、心血管功能下降及体重增加;肥胖的银屑病患者体内储存的大量脂肪是肿瘤坏死因子(TNF)等炎症因子的储藏库,可使银屑病病情加重和顽固难治。经常熬夜、睡眠不足也会影响机体各器官的新陈代谢和免疫调节功能。这些诱发因素很多与航空飞行环境有关,而且银屑病难以治愈,复发率高,通常于冬季发作,部分患者皮损瘙痒明显,这些都是引起航空安全隐患的因素。

二、诊断与鉴别诊断

(一)诊断

一般将银屑病分为四型,即寻常性、脓疱性、关节病性和红皮病性。

1. **寻常性银屑病(psoriasis vulgaris)** 最常见(图32-2,图32-3)。初起时为针帽头至绿豆大小的淡红色或鲜红色丘疹或斑丘疹,境界清楚,表面覆有干燥的多层银白色鳞屑,呈云母状,周围绕以红晕,基底浸润明显。皮疹逐渐增多、扩大或融合成斑块,鳞屑增厚,容易刮除,刮除后露出一层淡红色发亮的半透明膜,称为薄膜现象。刮除薄膜即见点状出血现象,称为Auspitz征。

皮损可形成多种形态,如点滴状、钱币状、地图状、回状或疣状等。患者有不同程度的瘙痒。皮损以头皮、四肢伸侧(如膝前、肘后)好发,也可泛发于全身各处,对称分布。少数病例皮损长期局限于某一部位,如头皮、外阴或小腿等处,呈肥厚斑块状,称为慢性肥厚性银屑病。皱襞部银屑病呈境界分明的炎性红斑,鳞屑较薄或缺如,常因摩擦、潮湿多汗而致浸渍、皲裂或湿疹样变。掌跖部银屑病少见,为境界清楚的棕黄色角化斑或点滴状角化过度,周围有红晕,斑上可有白色鳞屑或点状凹陷,易形成皲裂。口唇及龟头部银屑病为边界清楚的淡红色或灰白色浸润斑,刮之见白色鳞屑及点状出血。指(趾)甲银屑病多见,甲板常有"顶针样"凹陷,失去光泽,可出现纵嵴、横裂、肥厚甚至破坏脱落。

本病病程长,可持续数年至数十年,其间病情可反复发作。一般分为三期:①进行期,为急性发作阶段,新皮损不断出现,原有皮损不断扩大,鳞屑厚积,炎症显著。针刺、外伤或涂搽性质强烈药物等刺激可在受刺激部位诱发新的皮损,称为"同形反应",也称Koebner征。②稳定期,炎症减轻,无新发皮损,病情处于稳定状态。③退行期,皮损逐渐消退;颜色变浅,皮损消退后,遗留色素减退斑或色素沉着斑。一般上肢及躯干部皮损消退较快而下肢（尤为小腿）及头皮较慢。根据好发部位，红斑上银白色多层鳞屑，容易刮除，有薄膜现象，Auspitz 征阳性，慢性经过及组织病理特征，不难诊断。

2. 脓疱性银屑病（psoriasis pustulosa） 较少见，分为泛发性及掌跖性两种。泛发性脓疱性银屑病（Zumbusch 型）大多急性起病，常伴有全身不适、弛张热、关节肿痛等全身症状，皮疹可在数周内遍布全身（图 32-8）。初起时为炎性红斑，进而在此基础上出现密集的针头至粟粒大小的黄白色浅在性无菌性小脓疱，表面覆有鳞屑，部分融合或增大成"脓湖"，具有特征性，常因摩擦脓疱破裂而糜烂渗液。数天后，脓疱干涸结痂。皮损可成批出现，周期性发作。自觉瘙痒或疼痛。皮损广泛分布，但以四肢屈侧及皱襞处多见，口腔黏膜及甲床也可受累。指（趾）甲混浊肥厚甚至碎裂溶解。其常有沟状舌。本病多见于青壮年，可因感染、疲劳、月经及寻常性银屑病长期服用皮质类固醇后突然停药或在进展期外用药刺激而诱发。脓疱消退后可出现寻常性银屑病皮损或可转化为红皮病。掌跖脓疱性银屑病（Barber 型），皮损仅限于手足部，以掌跖多见，始发于大小鱼际处，为对称性红斑，很快出现粟粒大小无菌性脓疱，疱壁较厚不易破裂。1～2 周后自行干涸结褐色痂，脱落后出现小片鳞屑，以后在鳞屑下可出现成群的新脓包。指（趾）甲常被侵犯而变形、混浊、肥厚甚至甲下积脓。自觉痒痛。身体其他部位常可见银屑病皮损。此型皮损顽固，反复发作。脓疱性银屑病，依据特征性小脓疱、脓湖、周期性发作、组织病理及易继发红皮病等，容易诊断。

3. 关节病性银屑病（psoriasis arthropathica） 又称银屑病性关节炎，常继发于寻常性银屑病或其多次反复恶化后，也可先出现关节症状或与脓疱性及红皮病性银屑病并发。关节症状与银屑病皮损呈平行关系，为非对称性外周多关节炎。本病以手、腕、足等小关节特别是指（趾）末端关节多见，也可累及脊柱。受累关节红肿疼痛、晨僵、活动受限及畸形变甚至强直。重者大小关节均可累及，大关节积液，进行性关节旁侵蚀及骨质溶解，关节损毁畸形（毁形性关节炎）。其伴有发热、贫血等全身症状，可并发内脏损害如溃疡性结肠炎、风湿性心脏病、肾炎、肝脾淋巴结肿大及眼结合膜炎。80% 的患者伴有指（趾）甲损害。X 线检查呈类风湿关节炎改变，但类风湿因子常阴性。根据银屑病皮损和先后发生的小关节炎症状，多有指（趾）甲损害，可以诊断。

4. 红皮病性银屑病（erythrodermic psoriasis） 常见于寻常性银屑病治疗不当或脓疱性银屑病消退后，全身皮肤弥漫性潮红、浸润、肿胀，表面覆有大量麸样鳞屑，不断脱落，其间可有片状正常"皮岛"。红皮病消退后寻常性银屑病皮损复现。

（二）鉴别诊断

寻常性银屑病应与下列疾病鉴别：①脂溢性皮炎，损害边缘不清，鳞屑细薄油腻，无束状发，无 Auspitz 征；②玫瑰糠疹，为向心性分布的椭圆形红斑，长轴与皮纹一致，有自限性；③扁平苔藓，为紫红色多角形扁平丘疹，表面有蜡样光泽，可见 Wickham 纹，鳞屑细薄，组织病理有特征。脓疱性银屑病应与急性泛发性发疹性脓疱病相鉴别，后者多有用药史，起病急，仔细询问病史有助于鉴别。关节病性银屑病应与类风湿关节炎相鉴别，后者常侵犯近心性小关节，类风湿因子阳性，容易鉴别。红皮病性银屑病应与红皮病性药疹及毛发红糠疹等相鉴别，药疹多有用药史，黏膜可出现损害，进展迅速，而毛发红糠疹多由毛囊性的红丘疹发展而来，伴有掌跖角化，皮损中可出现正常的皮岛，组织病理学有助于鉴别诊断。

三、体检方法

1. 详细询问病史及家族史：询问患者皮疹有无自觉症状，是否影响生活，有无类似疾病的家族性遗传病史。

2. 在光线充足、温度适合的体检室内，充分暴露皮疹，仔细观察皮疹的形态特征、排列和分布并检查有无关节畸形及活动障碍。

仔细观察皮损，初起时为针帽头至绿豆大小的淡红色或鲜红色丘疹或斑丘疹，境界清楚，表面覆有干燥的多层银白色鳞屑，呈云母状，周围绕以红晕，基底浸润明显。皮疹逐渐增多、扩大或融合成斑块，鳞屑增厚，容易刮除，刮除后露出一层淡红色发亮的半透明膜，称为薄膜现象。刮除薄膜即见点状出血现象，称为 Auspitz 征（银白色鳞屑、薄膜现象和点状出血）。其成为临床诊断银屑病的经典依据。针刺、外伤或涂搽性质强烈药物等刺激可在受刺激部诱发新的皮损，称为"同形反应"，也称 Koebner 征。根据好发部位，红斑上银白色多层鳞屑，容易刮除，有薄膜现象，Auspitz 征阳性，慢性经过，本病不难诊断。对于非典型皮损者行组织病理检查。

3. 组织病理特征：寻常性银屑病以角化不全为主，伴有角化过度，角质层内或下层可见 Munro 微脓肿。颗粒层变薄或消失，棘层增厚。表皮突延长，真皮乳头部呈杵状向上延长，其顶端棘层变薄，颗粒层变薄或消失，真皮乳头层毛细血管扩张充血，故临床皮损易刮破而出现点状出血现象。脓疱性银屑病、关节病性银屑病及红皮病性银屑病的病变与寻常性银屑病基本相同，但脓疱性角化不全及表皮突延长较轻，角质层内有较大的 Kogoj 海绵状脓疱，真皮淋巴细胞和组织细胞浸润显著；红皮病性炎症剧烈，真皮上部水肿显著。

四、航空医学考虑

银屑病是一种常见的易于复发的慢性炎性皮肤病。飞行人员作为一个特殊群体，由于驾驶训练时精力必须高度集中、穿着装备负荷较重等因素，使皮肤病的发病率较正常人群高。银屑病是易于复发、自觉症状明显的皮肤病，可影响飞行人员的飞行训练。据不完全统计，空军总医院建院 50 年以来，飞行人员皮肤病以临床最常见的银屑病、湿疹、皮炎、白癜风为主。2003 年 7 家空军医院联合调查，因皮肤病住院的飞行人员共 288 例，其中银屑病、慢性单纯性苔藓、湿疹、白癜风等皮肤病住院人数及人次较多，分别为 21.23%、16.72%、14.11%、5.39%。由此可见银屑病是飞行人员非战斗减员的主要皮肤病。银屑病是一种易于复发、难治愈的慢性炎性皮肤病，招收飞行员体检时发现银屑病，应该淘汰。

五、图谱

图谱详见图 32-1 ～图 32-9。

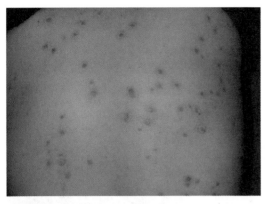

图 32-1　滴状银屑病

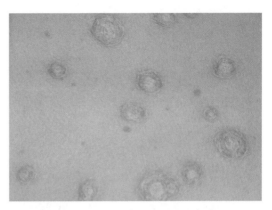

图 32-2　寻常性银屑病（1）

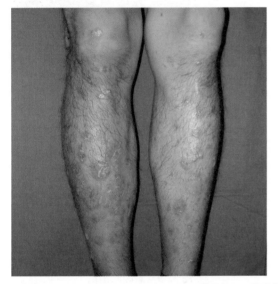

图 32-3　寻常性银屑病（2）

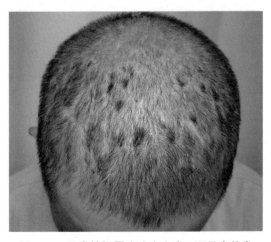

图 32-4　寻常性银屑病头皮皮疹，可见束状发

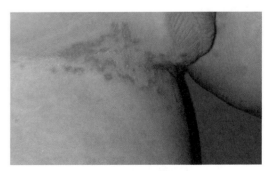

图 32-5　反向性银屑病

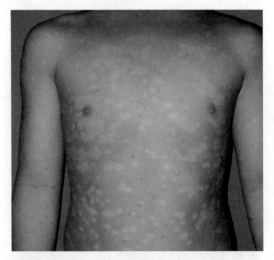

图 32-6　寻常性银屑病皮损消退期

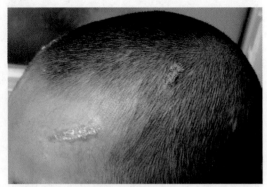

图 32-7　寻常性银屑病外伤所致同形反应皮疹

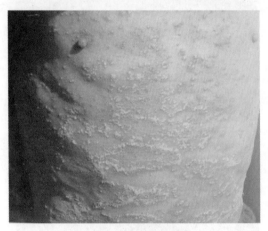

图 32-8　脓疱性银屑病

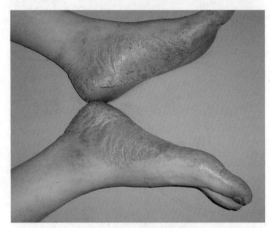

图 32-9　掌跖脓疱病

（张　恒　于化湖）

第33章

湿　疹

一、概述

（一）定义与流行病学规律

湿疹（eczema）是皮肤科临床上最为常见的疾病之一，是由多种内外因素引起的真皮浅层及表皮炎症，临床上急性期皮损以丘疱疹为主，有渗出倾向，慢性期以苔藓样变为主，病情易反复发作，主观症状以瘙痒为主，严重影响患者的生活质量。在招收飞行学员的体格检查过程中，主要面对的是青少年湿疹，多为慢性湿疹，又称特应性皮炎（AD），淘汰率在皮肤疾病中居于第三位，因此，仔细鉴别慢性湿疹的皮肤表现及其他系统症状十分重要。

AD 是发达国家儿童中最常见的一种慢性炎性皮肤病。近十年来的数据显示，发达国家 AD 患病率达到平台期，而发展中国家 AD 患病率在持续上升。

Deckers 等进行 Meta 分析结果显示，AD 患病率在非洲、东亚、西欧和部分北欧地区（如英国）是上升的，其他地区上升趋势不明显。韩国 2014 年 AD 全年龄段总的患病率为 1.90%，而 2008 年韩国全年龄段 AD 总患病率是 2.2%。对比韩国 2014 年与 2008 年的研究数据发现，AD 的患病率有下降趋势。Shaw 等根据美国 2003 年国家儿童健康调查的数据，计算标化年龄后美国 18 岁以下人群 AD 的患病率为 10.7%。Silverberg 等调查美国 2010 年 18 ~ 85 岁 27 157 位成人，AD 的年患病率为 10.2%。Sybilski 等研究波兰 6 ~ 7 岁（n=4510）和 13 ~ 14 岁儿童（n=4721）AD 患病率为 8.9%。Lee 等利用 2008 ~ 2011 年韩国国家健康和营养监理会的数据，横断面检查全国 7 个城市和 8 个省份共 8947 位 1 ~ 18 岁人群，AD 患病率为 13.50%，1 ~ 18 岁各年龄（岁）段的患病率为 7.94% ~ 19.8%。

我国目前尚无总人口 AD 患病率的数据，但现有数据表明，儿童 AD 患病率呈逐步上升趋势。顾恒等对我国 11 个省 22 个调查点 6 ~ 20 岁中小学生的问卷调查显示，AD 在 1998 年 11 月和 12 月患病率为 0.69%，2002 年的调查显示，我国 10 个城市学龄前儿童 AD 患病率为 3.07%。Xu 等对上海 3 ~ 6 岁儿童 AD 采用描述性横断面研究，上海不同地区的 8 个社区纳入研究，共 10 436 位儿童完成调查问卷，3 ~ 6 岁的 AD 患病率为 8.3%（男性 8.5%，女性 8.2%）。就南京市而言，两个运用相同方法调查的结果显示，2002 年 2 ~ 6 岁总患病率为 2.57%，而 2011 年 1 ~ 7 岁总患病率为 5.88%。

由以上数据可以看出，AD 与经济水平有一定相关性，虽然发达国家及地区 AD 患病率已处于平台期，但与我国等发展中国家相比，发达国家和地区的 AD 患病率明显较高，因此，可以预测，我国 AD 患病率随着经济的发展和人民生活水平的提高仍将进一步升高。

（二）发病原因

湿疹的发病原因很复杂，有内在因素与外在因素的互相作用。外在因素如生活环境、气候条件等均可影响湿疹的发生。外界刺激如日光、紫外线、寒冷、炎热、干燥、多汗、搔抓、摩擦及各种动物皮毛、植物、化学物质等，有些日常生活用品如香脂等化妆品、肥皂、人造纤维等均可诱发湿疹。某些食物也可使某些人湿疹加重。内在因素如慢性消化系统疾病，精神紧张、失眠、过度疲劳、情绪变化等精神改变，感染病灶、新陈代谢障碍和内分泌功能失调等，均可产生或加重湿疹的病情。

从发病机制来看，湿疹主要是由复杂的内外激发因子引起的一种迟发型超敏反应，但其病因与变应原的性质、免疫反应的特点及 IgE 介导的迟发反应是否有关，尚未完全阐明。患者可能具有一定的体质，后者受遗传因素支配。丹麦 Bager 等对 1547 例儿童 *FLG* 基因进行分析并随访观察 18 年，发现 *FLG* 突变与皮肤干燥和 AD 的风险增加相关。Margolis 等研究显示，非洲裔美国儿童 HLA-DRB1 肽结合位凹槽的核苷酸多态性与 AD 的持续性有关。最近研究发现，编码干扰素受体基因 1（*IFNGR1*）的基因多态性与 AD 的亚型疱疹样湿疹的易感性有关。故湿疹在特定的人群中发生，但又受健康状况及环境等条件的影响，如患者有时不能耐受生活和工作中的许多无害刺激，如某些食物，可使湿疹加重。患者的敏感性很强，斑贴试验时可对许多物质发生阳性反应；除去某些致敏因子，湿疹病变不会很快消失，但有的患者通过加强锻炼、改变环境等使机体的反应性发生变化，再接受以往诱发湿疹的各种刺激，可不再发生湿疹。这些都说明其发病机制的复杂性。

（三）疾病发病规律与飞行人员医学选拔

急性湿疹起病急，病程相对短，但也容易反复发作，并发症少见，主要是皮损局部的感染问题，但 AD 皮疹持续存在，治疗困难，并发症多见，常见的有过敏性哮喘、过敏性鼻炎，部分患者有明显的异种蛋白过敏，如对部分食物蛋白（肉、蛋、奶、坚果等）或吸入物（粉尘螨、屋尘螨等）过敏。这些特征对 AD 的诊断都有重要价值。这些并发症的出现都有可能引起飞行人员的缺勤或安全隐患。

二、诊断与鉴别诊断

（一）诊断

主要根据病史、皮疹形态及病程诊断。一般湿疹的发疹为多形性，以红斑、丘疹、丘疱疹为主，皮疹中心明显，逐渐向周围散开，境界不清，呈弥漫性，有渗出倾向，慢性者则有浸润肥厚。病程不规则，常反复发作，瘙痒剧烈。另外，在此重点强调 AD 的 William 诊断标准。

主要标准：皮肤瘙痒。

次要标准：①屈侧皮炎湿疹史，包括肘窝、腘窝、踝前、颈部（10 岁以下儿童包括颊部皮疹）；②哮喘或过敏性鼻炎史（或在 4 岁以下儿童的一级亲属中有特应性疾病史）；③近年来全身皮肤干燥史；④有屈侧湿疹（4 岁以下儿童面颊部 / 前额和四肢伸侧湿疹）；⑤2 岁前发病（适用于 4 岁以上患者）。

确定诊断：主要标准 +3 条或 3 条以上次要标准。

湿疹按病程和临床特点可分为急性、亚急性和慢性湿疹，按部位可分为耳部湿疹、手部湿疹、乳腺湿疹、脐窝湿疹、外阴和阴囊湿疹、肛周湿疹。

急性湿疹好发于面部、耳部、手足部、前臂、小腿外露部位，严重者可弥漫全身，常对称分布。皮损呈多形性，常表现为红斑基础上的针尖至粟粒大小丘疹、丘疱疹，严重时可出现水疱，常融合成片，境界不清，皮损周围丘疱疹逐渐稀疏，常因搔抓形成点状糜烂面，有明显浆液性渗出，自觉瘙痒剧烈，搔抓、热水烫洗可加重。如继发感染则形成脓疱、脓液、脓痂、淋巴结肿大，甚至出现发热等全身症状；如合并单纯疱疹病毒感染，可形成严重的疱疹性湿疹。

亚急性湿疹由急性湿疹炎症减轻或不适当处理后病程较久发展而来。其表现为红肿及渗出减轻，但仍有丘疹及少量丘疱疹，皮损呈暗红色，可有少许鳞屑及轻度浸润，仍有剧烈瘙痒。再次暴露于变应原、新的刺激或处理不当可导致急性发作，如经久不愈，则可发展为慢性湿疹。

慢性湿疹由急性湿疹及亚急性湿疹迁延而来，也可由于刺激轻微、持续而一开始就表现为慢性化。其好发于手部、足部、小腿、肘窝、股部、乳腺、外阴、肛门等处，多对称发病。其表现为患部皮肤浸润性暗红斑，上有丘疹、抓痕及鳞屑，局部皮肤肥厚、表面粗糙，有不同程度的苔藓样变、色素沉着或色素减退。自觉有明显瘙痒，常呈阵发性。病情时轻时重，延续数月或更久。其中青少年慢性湿疹，又称 AD，是一种慢性、复发性、炎性皮肤病，患者往往有剧烈瘙痒，严重影响生活质量。本病通常初发于婴儿期，1 岁前发病者约占全部患者的 50%，该病呈慢性经过，部分患者病情可以迁延到成年，但也有成年发病者。

几种特殊类型的湿疹如下。

耳部湿疹：多发生在耳后褶皱处，表现为红斑、渗出、渗液，有皲裂及结痂，有时带脂溢性。其常两侧对称，外耳道湿疹可由感染的真菌刺激引起，或是由中耳炎引起的继发性感染性湿疹。

手部湿疹：手部接触外界各种刺激的概率高，故湿疹发病率高，但一般很难确定病因。多数起病缓慢，表现为手部干燥性暗红斑，局部浸润肥厚边缘较清楚，冬季常形成裂隙。除特应性体质外，某些患者发病还可能与职业、情绪等因素有关。

乳腺湿疹：多见于哺乳期女性。其表现为乳头、乳晕、乳腺暗红斑，其上有丘疹和丘疱疹，边界不清，可伴糜烂和裂隙，可单侧或对称发病，瘙痒明显，发生裂隙时可出现疼痛。仅发生于乳头部位者称乳头湿疹。

脐窝湿疹：发生于脐窝内。其表现为鲜红或暗红色斑，有渗液及结痂，表面湿润，边缘清楚，很少波及脐周皮肤，病程慢性，脐窝湿疹需与脐周附件皮肤的接触性皮炎相鉴别，后者有穿着镍纽扣的牛仔裤接触史。

外阴、阴囊湿疹：局部瘙痒剧烈，常因过度搔抓、热水烫洗而呈红肿、渗出、糜烂，长期反复发作，可慢性化，表现为局部皮肤苔藓样变。

肛周湿疹：局限于肛门周围皮肤，少数可累及会阴部，奇痒难忍。其常潮湿、皮肤浸润肥厚，可发生皲裂。

（二）鉴别诊断

急性湿疹应与接触性皮炎相鉴别，后者接触史明显，病变局限于接触部位，皮疹多单一形态，易起大疱，境界清楚，病程短，去除病因后，多可治愈。

慢性湿疹需与神经性皮炎相鉴别，后者多见于颈部、肘部、尾骶部，有典型苔藓样变，无多形性皮疹、无渗出表现。

手足部湿疹需与手足癣相鉴别，后者皮损境界清楚，有叶状鳞屑附着，夏季剧增，常并发指（趾）间糜烂，鳞屑内可找到菌丝。

AD 鉴别诊断包括脂溢性皮炎、非特应性湿疹、单纯糠疹、鱼鳞病、疥疮、副银屑病、嗜酸性粒细胞增多性皮炎、皮肤 T 细胞淋巴瘤、Netherton 综合征、高 IgE 综合征、Wiskott-Aldrick 综合征、特应性皮炎样移植物抗宿主病等。具体鉴别方法可以通过 AD 的一些特征性表现协助诊断，包括皮肤干燥、鱼鳞病、毛周角化、掌纹症、眼睑湿疹、手部湿疹、乳头湿疹、盘状湿疹、汗疱疹、唇炎、复发性结膜炎、眶下褶痕、眶周黑晕、苍白脸、颈前褶皱及鼻下和耳根褶皱处湿疹、皮肤白色划痕症、出汗时瘙痒、对羊毛敏感等。

三、体检方法

在充足的自然光线下，让受检对象充分暴露全身皮肤，自然站立，目视前方，体检人员重点观察伸侧皮肤是否有上述的湿疹特征性皮损，尤其是上述提及的容易出现湿疹的特殊部位，同时注意被检对象贴身衣物内侧是否有污染物，以鉴别皮损是否有渗出，帮助判定疾病的分期，同时根据发病年龄、病程、发病部位、边界、季节性及有无其他系统损害等信息进行鉴别诊断。

四、航空医学考虑

航空医学的关注点包括飞行中转移注意力降低性能的风险及疾病的进展和医学治疗与军事航空环境不相容。慢性湿疹最明显的临床症状是瘙痒，诱发因素又包括日光、搔抓、炎热、摩擦及精神紧张等因素，其均与航空环境相关，因此飞行过程中很容易诱发此类疾病，皮肤瘙痒或痛苦导致的不适可能是严重的，可能会危及飞行安全或最佳操作。瘙痒症状的出现会极大干扰飞行员的注意力，影响任务的完成；同时，严重的慢性湿疹还会出现渗出、糜烂、结痂等表现，有可能影响军事设备的穿戴及使用。受感染的皮肤，还有不断的压力，来自于航空装备（头盔、手套、面具、安全带和座椅）的摩擦可能会导致病情恶化，或因此导致额外的性能减低。使用全身皮质类固醇激素、高效价局部类固醇药物和抗组胺药可能引起副作用，会危及飞行安全。补骨脂素光化学疗法（不是紫

外线）的短期副作用包括恶心、头晕、头痛和光敏性。长期副作用包括皮肤瘙痒、皮肤
损伤及增加皮肤癌症的风险。紫外线疗法可能需要每周几次治疗，其可能在一个部署的
设置里不能实现，并且可能需要过多的时间，耽误了飞行的任务。如果触发因素或诱发
因素无法被识别和避免，就会潜在复发，这与世界范围内的飞行条件和（或）飞行职责
是不相容的。总之，要考虑湿疹的严重程度和治疗效果综合判定被检对象是否合格。

五、图谱

图谱详见图 33-1 ~ 图 33-5。

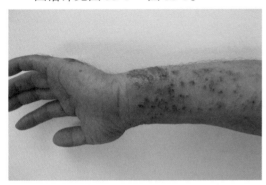

图 33-1 急性湿疹

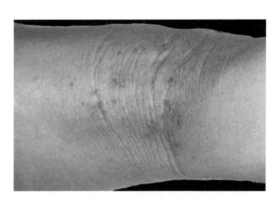

图 33-2 亚急性湿疹（1）

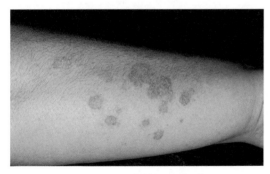

图 33-3 亚急性湿疹（2）

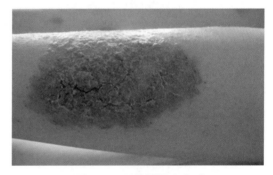

图 33-4 亚急性湿疹（3）

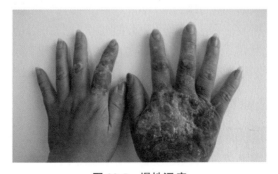

图 33-5 慢性湿疹

（王姗姗 刘 玮）

第34章

慢性单纯性苔藓

一、概述

(一)定义与流行病学规律

慢性单纯性苔藓(lichen simplex chronicus),又称神经性皮炎(neurodermatitis),是一种以阵发性剧痒及皮肤苔藓样变为特征的慢性炎性皮肤病,其发病原因尚不清楚,一般认为与长期搔抓、摩擦和神经精神因素及某些外在刺激因素有关。本病呈慢性经过,时轻时重,易于复发,没有渗出倾向。

Liao等于2013年进行的近7万大样本量的流行病学研究发现,在我国台湾地区,慢性单纯性苔藓患病率为0.1777%,但在易焦虑人群中患病率为0.2568%,明显升高。我军调研发现,演习野外驻训人群中,慢性单纯性苔藓的发病率为0.9%。参加四川北川地区抗震救灾部队的战士中,慢性单纯性苔藓的发病率为2.5%,这些数据都说明此疾病和神经精神因素密切相关,而航空飞行会给飞行人员带来极大的精神压力,因此在招收飞行学员体格检查过程中,要重点检查排除这一疾病,以便及时处理。

(二)发病原因

慢性单纯性苔藓的病因尚不明确。大脑皮质兴奋和抑制功能失调与本病的发生有明显关系,因患者常伴有神经衰弱、失眠和更年期综合征,每因情绪波动、精神过度紧张而病情加重或复发。此外内分泌紊乱、胃肠功能障碍、感染病灶、搔抓及摩擦、日晒、食辛辣食物、饮酒等也会促发及加重本病。

(三)疾病发病规律与飞行人员医学选拔

本病为慢性经过,症状时轻时重,治愈后容易复发,严重者可继发毛囊炎及淋巴炎,持久性搔抓、摩擦胫部或上背部可引起淀粉样物质沉积于真皮,进而分别发展为斑状和苔藓性皮肤淀粉样变性,皮疹瘙痒明显,有可能会干扰飞行员的注意力,影响任务的完成。因此,在招飞体检工作中,应结合部位及分型等众多因素进行综合评估。

二、诊断与鉴别诊断

（一）诊断

依据受累范围，本病可分为局限性及播散性。

1. 局限性慢性单纯性苔藓　中青年多见，表现为局部皮肤阵发性瘙痒，皮损初为成群粟粒至米粒大小的扁平丘疹，圆形或多角形，渐融合成境界清楚的损害，呈皮纹加深、皮嵴隆起的苔藓样变，淡红色、褐黄色或正常肤色，表面光滑或有不易刮除的鳞屑，伴有抓痕、血痂及色素沉着。其好发于小腿、腕、踝、颈后侧、肘部、腰骶、眼睑、外耳、会阴等部位。患者自觉阵发性剧烈瘙痒，夜间加重甚至可以影响工作、睡眠。

2. 播散性慢性单纯性苔藓　成年人及老年人多见，皮肤肥厚粗糙，呈苔藓样变及色素沉着，皮损广泛分布于全身多处，奇痒难忍，严重影响睡眠和工作。

（二）鉴别诊断

本病需和下列疾病相鉴别。

1. 慢性湿疹　因可出现苔藓化，皮肤浸润肥厚及剧痒而需和慢性单纯性苔藓相区别。区别为慢性湿疹多由急性湿疹转化而来，在经过中有渗出倾向。

2. 扁平苔藓　和慢性单纯性苔藓相同之处为圆形或多角形扁平丘疹，自觉瘙痒。区别为扁平苔藓的扁平丘疹较后者大，为紫红色，有蜡样光泽，可见 wicknam 纹。同形反应好发于前臂、小腿伸侧、躯干等处，此外有黏膜损害（如颊黏膜和龟头处损害）。组织病理有特异性。

3. 皮肤淀粉样变性　发生于小腿的慢性单纯性苔藓可呈疣瘤状，故需两者相区别。皮肤淀粉样变性的皮损为呈高粱至绿豆大棕褐色坚硬丘疹，有时皮疹沿皮纹呈念珠状排列，组织病理上淀粉样蛋白沉积具有特征性改变。

4. 银屑病　发生于小腿伸侧及头皮的慢性局限性肥厚性银屑病，类似慢性单纯性苔藓，但银屑病皮损基底呈淡红色或暗红色浸润，上覆银白色鳞层，剥离后可见薄膜现象及点状出血，全身其他部位常见有银屑病损害，患者自觉不痒或轻微瘙痒，组织病理有诊断价值。

三、体检方法

让受检对象充分暴露全身皮肤，自然站立，目视前方，体检人员重点观察颈后部、颈部两侧及四肢伸侧皮肤特别是肘膝部是否有苔藓化扁平丘疹，表面是否有鳞屑、结痂，境界是否清楚等。

四、航空医学考虑

飞行人员由于训练强度大和职业的特殊性，容易精神紧张，慢性单纯性苔藓发病率较高。慢性单纯性苔藓如果皮损广泛，瘙痒明显，症状难以控制，应视为飞行暂时不合格。航空医学的关注点包括飞行中转移注意力降低性能的风险及疾病的进展和医学治疗与军事航空环境不相容。慢性单纯性苔藓影响航空安全的问题主要在于皮损的瘙痒，飞行过程中出现瘙痒症状会影响飞行员的飞行表现。慢性单纯性苔藓的诱发因素又包括日光、搔抓、炎热、摩擦及精神紧张等因素，这些均与航空环境相关，因此飞行过程中很容易诱发此类疾病，皮肤瘙痒或痛苦导致的不适可能是严重的，可能会危及飞行安全或最佳操作。瘙痒症状的出现会极大干扰飞行员的注意力，影响任务的完成，同时，严重的慢性单纯性苔藓还会出现渗出、糜烂、结痂等表现，有可能影响军事设备的穿戴及使用。受感染的皮肤，还有不断的压力，来自于航空装备（头盔、手套、面具、安全带和座椅）的摩擦可能会导致病情恶化，或因此导致额外的性能减低。但如皮损稳定或消退，症状轻微，可以视为飞行合格。对鉴定合格的患慢性单纯性苔藓的飞行人员，应定期了解飞行人员皮损和治疗情况，做好心理疏导，消除可能的诱发因素。

五、图谱

图谱详见图 34-1 ～图 34-3。

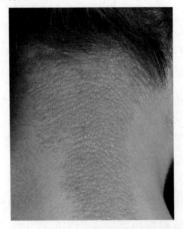

图 34-1　非对称性后颈部局限性慢性单纯性苔藓

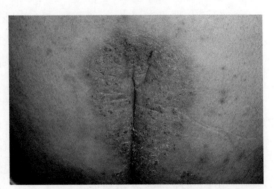

图 34-2　股部局限性慢性单纯性苔藓

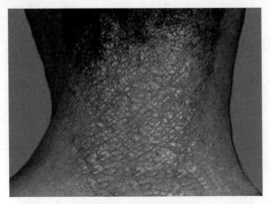

图 34-3　对称性后颈部局限性慢性单纯性苔藓

（李　菲　刘　玮）

第35章

荨 麻 疹

一、概述

（一）定义与流行病学规律

荨麻疹（urticaria），俗称"风疹块"，是由于皮肤、黏膜小血管扩张及渗透性增加而出现的一种局限性水肿反应，临床上表现为大小不等的风团，有明显瘙痒，可伴有血管性水肿，病情严重者可有发热、腹痛、腹泻或其他全身症状，皮损通常在 2～24h 消退，但反复发生新的皮损。由于皮损持续时间有限，在招收飞行学员体格检查过程中，这一疾病相关的检查可能要与神经科配合完成。

荨麻疹为全球范围内发生的疾病，可见于任何年龄，发病率的高低取决于病因，目前研究发现，该病全球人群发病率为 1%～30%，中国人发病率为 23%，即约有 1/5 的人一生发生过一次荨麻疹。陈雪涛等对 1997～2006 年 16 个省市招收军队飞行学员人工性荨麻疹发病情况调查发现，人工性荨麻疹的平均检出率为 2.53%，并且随着时间推移，该病的检出率有升高的趋势。同时按照区域分析，重庆、四川、河南及黑龙江等省（直辖市）检出率较高，北京、河北、山西、湖北及甘肃等省（直辖市）较低。

（二）发病原因

通常将荨麻疹的病因分为外源性和内源性。外源性因素多为暂时性，包括物理刺激（摩擦、压力、冷、热、日光照射等）、食物（动物蛋白如鱼、虾、蟹、贝壳类、蛋类等，植物或水果类如柠檬、芒果、李子、杏子、草莓、胡桃、可可、大蒜、西红柿等，腐败食物和食品添加剂）、药物（免疫介导的如青霉素、磺胺类药、血清制剂、各种疫苗等，或非免疫介导的肥大细胞释放剂如吗啡、可待因、阿司匹林等）、置入物（人工关节、吻合器、心脏瓣膜、骨科的钢板、钢钉及妇科的节育器等）及运动等。内源性因素多为持续性，包括肥大细胞对 IgE 高敏感性，慢性隐匿性感染（细菌、真菌、病毒、寄生虫等感染，如幽门螺杆菌感染在少数患者可能是重要的因素），劳累或精神紧张，针对 IgE 或高亲和力 IgE 受体的自身免疫及慢性疾病如风湿热、系统性红斑狼疮、甲状腺疾病、淋巴瘤、白血病、炎症性肠病等。一般来说，急性荨麻疹常可找到病因，但慢性荨麻疹的病因多难以明确。

（三）疾病发病规律与飞行人员医学选拔

本病无明显的性别、年龄、季节及地域差异，常先有皮肤瘙痒，随即出现风团，呈鲜红色或苍白色，少数病例也可仅有水肿性红斑。风团逐渐蔓延，可相互融合成片，由于真皮乳头水肿而可见表皮毛囊口向下凹陷。皮疹常反复发生，以傍晚为著，由于剧烈瘙痒可影响睡眠，本病病程长短不一，疾病于短期内痊愈者称急性荨麻疹，如反复发作达每周至少2次，持续时间大于6周者称为慢性荨麻疹。除以上两种类型外，根据不同的发病规律和特殊病因，荨麻疹还包括多种特殊类型，如下。

1. 人工性荨麻疹　患者在搔抓后，或在紧束的腰带、袜带等处局部起风团、瘙痒，同时由于瘙痒而再次搔抓进一步加重了风团的产生。

2. 寒冷性荨麻疹　常见于接触寒冷处、浸入冷水或吹冷风后，数分钟内发生局部或全身的风团伴瘙痒，遇热后皮损可在短时间内消退。

3. 遇热性荨麻疹　局部皮肤在受热（43℃）后，数分钟至2h内出现发红、肿胀，有烧灼刺痛感，并反复发生。

4. 胆碱能性荨麻疹　运动、出汗及情绪激动等使胆碱能性神经发生冲动而释放乙酰胆碱，导致肥大细胞和嗜碱性粒细胞释放组胺引起。典型皮损为躯干和肢体近端皮肤（腋、掌跖除外）出现的2mm左右红色风团。停止运动或心情平复后，皮损很快消退。

5. 日光性荨麻疹　皮肤暴露于日光数分钟后，局部迅速出现瘙痒、红斑和风团，避光后，约1h至数小时皮损可消退。

6. 压力性荨麻疹　皮损发生于局部皮肤受压后4～6h，通常持续8～12h。临床表现为局部深在疼痛性肿胀，易发生于掌、跖或臀部。

7. 接触性荨麻疹　皮肤接触某些变应原后15～30min，局部皮肤出现风团和红斑伴痒，称为接触性荨麻疹。

二、诊断与鉴别诊断

（一）诊断

典型的荨麻疹表现为皮肤上出现大小和形态不一的风团伴明显瘙痒，风团持续数分钟至数小时后自行消退，不留任何痕迹，但皮损可反复或成批发生，部分患者可伴有发热、腹痛、腹泻、胸闷、憋气，甚至出现脉搏细弱及血压下降等全身症状。根据以上临床特点，本病诊断不难，但该病病因复杂，临床分型繁多。必须根据病程、病史结合体检，才能对该病做出比较准确的临床分型诊断。

（二）鉴别诊断

本病需要和以下几种以风团为主要临床表现的皮肤病进行鉴别。

1. 荨麻疹性血管炎　该病多发于中年，以女性居多，临床表现及病程极像慢性荨麻疹。但风团皮损持续时间超过24h甚至数天不消失。皮损消退后遗留色素沉着或脱屑。组织病理提示有白细胞碎裂性血管炎表现（表35-1）。

表 35-1　慢性荨麻疹与荨麻疹性血管炎鉴别表

	慢性荨麻疹	荨麻疹性血管炎
好发年龄	任何年龄	中年
风团持续时间	小于 24h	24h 以上
自觉症状	痒	刺痛或灼烧感
关节症状	无	有
并发肾小球肾炎	无	偶有
红细胞沉降率	正常	增快
血清补体	正常	减低或正常
组织病理	无血管炎变化	白细胞碎裂性血管炎
治疗	抗组胺药有效	糖皮质激素有效

2. 荨麻疹型药疹　其皮疹特点为大小不等的风团，这种风团性皮损较一般荨麻疹色泽红，持续时间长。该病患者一般发病前 1 周之内有明确的用药史，可以以此与荨麻疹相鉴别。

3. 丘疹性荨麻疹　其皮损特点为绿豆至花生米大小的略带纺锤形的红色或淡红色风团样损害，顶端常有小水疱，本病为蚊虫叮咬所致，皮疹一般经 1～2 周才可消退，留下暂时性色素沉着。本病在临床上较易与荨麻疹相鉴别。

三、体检方法

该病的体检主要靠人工性荨麻疹诱导试验（即皮肤划痕症）来检测，具体方法如下：经过培训的体检医师采用钝骨针在受检者上胸部皮肤对称部位，以中等速度、稍重而不引起疼痛的力量划过，连续观察 30min 后判定。将被划处的皮肤先呈白色，后变成红色，红色最迟在 20min 内消失者判定为皮肤划痕症阴性，皮肤划痕症阴性者鉴定为体检合格。将划痕处皮损出现时间快，持续时间长且局部红晕增宽超过 1.5cm 以上，并伴有水肿、隆起者判定为皮肤划痕症阳性，皮肤划痕症阳性者鉴定为体检不合格。将划痕处皮肤红色持续超过 20min，但无局部红晕增宽超过 1.5cm 以上及无水肿、隆起者判定为可疑阳性，对可疑阳性者再在受检者背部重新检测。

四、航空医学考虑

荨麻疹分型较多，与其发病诱因种类不同有关，总的原则是根据荨麻疹临床症状及病史采集，对荨麻疹进行具体的分型，然后根据分型分析诱发原因对航空安全的影响。目前，比较重视的是人工性荨麻疹的筛查，因为人工性荨麻疹（皮肤划痕症阳性）是自主神经功能不稳定的一种表现，多见于青壮年，病程较长，易反复发作，主要表现为搔抓后出现与抓痕一致的线状风团，衣服紧压处也容易发生风团，发病时局部灼热、瘙痒明显。而飞行人员在高空紫外线刺激下或身着抗荷服飞行时，一旦出现皮肤风团就会明显影响飞行注意力和对飞机操作能力。如果病情反复发作，还会使飞行人员产生精神负担，加剧病情甚至导致机体免疫力下降，诱发其他疾病和身体不适，所以在招收飞行学员时要进行专项检查。

五、图谱

图谱详见图 35-1 ～图 35-6。

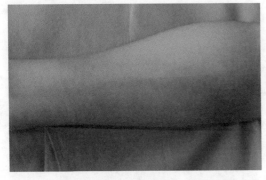

图 35-1　皮肤划痕症检查 1min 后，局部可见淡红色皮肤划痕

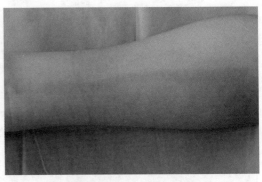

图 35-2　皮肤划痕症检查 5min 后，局部可见明显红色划痕，无水肿及隆起

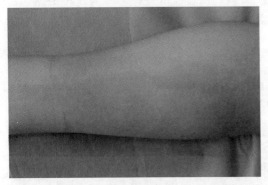

图 35-3　皮肤划痕症检查 20min 后，局部划痕基本消退

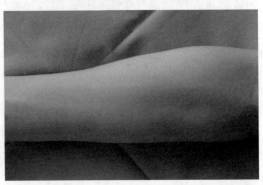

图 35-4　皮肤划痕症检查 1min 后，局部可见淡红色皮肤划痕，局部轻度隆起

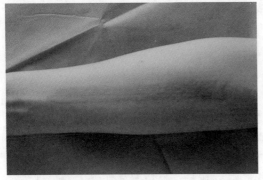

图 35-5　皮肤划痕症检查 5min 后，局部可见明显红色划痕，划痕增宽伴水肿及隆起

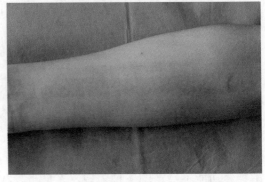

图 35-6　皮肤划痕症检查 20min 后，局部划痕未完全消退，局部仍可见轻度水肿及隆起

（牛建荣　刘　玮）

第 36 章

色 素 痣

一、概述

（一）定义与流行病学规律

色素痣是由痣细胞组成的良性新生物，又称黑素细胞痣、细胞痣、痣细胞痣。本病常见，婴儿期到老年期都可发生。随年龄增长数目增加，常青春发育期明显增多。女性的痣趋向比男性更多，白种人的痣比黑种人更多。其偶见于黏膜表面。临床表现有多种类型。颜色多呈深褐色或墨黑色，少数为没有颜色的无色痣。在飞行学员招收过程中其是最为常见的皮肤疾病之一。

色素痣几乎每人都有，婴儿期到老年期均可发生。色素痣不稳定，常经历成熟至衰老的生长演化过程，即出生后数年内开始出现，20～30岁时发病率增加、皮疹数量增多，随后开始稳定下降，损害变平、消退。一般平滑无毛，颜色较深的色素痣为交界痣的可能性较大，稍高起，有毛的色素痣为混合痣，半球形或有蒂的色素痣为皮内痣的可能性较大。交界痣恶变时，局部常有轻度疼痛、灼热或刺痛，边缘处出现卫星小点，如突然增大、颜色加深、有炎症反应，破溃或出血时，应提高警惕。

（二）发病原因

色素痣属于发育畸形，黑素细胞在由神经嵴到表皮的移动过程中，由于偶然异常，造成黑素细胞的局部聚集而成，根据聚集的部位及大小，又分为先天性巨痣及先天性小痣，先天性巨痣临床少见，约2万新生儿中有1例。因为其好发于头面部、背腰及一侧肢体，因此对外观及功能影响较大，且10%～30%的先天性巨痣患者在痣或卫星状损害处发生恶性黑素瘤，应引起高度警惕。先天性小痣，无特定好发部位，约1%的先天性小痣也可发生黑素瘤，较一般人群的0.4%为高，也应定期随访，及时手术切除。

（三）疾病发病规律与飞行人员医学选拔

此疾病的发展一般都是缓慢增大，如果突然增大、出现色素的不均匀、破溃或结节性增生要考虑恶变可能，及时就诊。在招飞工作中，主要根据部位及大小等众多因素进行综合评估。

二、诊断与鉴别诊断

（一）诊断

基本损害一般为直径＜ 6mm 的斑疹、丘疹、结节，疣状或乳头状，多为圆形，常对称分布，界线清楚，边缘规则，色泽均匀。数目多少不等，单个、数个甚至数十个，有些损害处可有一根至数根短而粗的黑毛。由于痣细胞的色素含量不同，临床上可呈棕色、褐色、蓝黑色、黑色或正常肤色、淡黄色、暗红色。日晒可增加暴露部位色素痣的数量。根据痣细胞的分布部位，色素痣分为交界痣、皮内痣和混合痣。

交界痣：出生时即有，或出生后不久发生，通常较小，直径为 1 ～ 6mm，一般平滑、无毛，扁平或略高出皮面，淡褐色至深褐色斑疹。身体任何部位均可发生。掌跖及外阴部的色素痣往往为交界痣。其可转为混合痣或皮内痣。

混合痣：多见于儿童和少年，可高出皮面，有时有毛发穿出，外观类似交界痣。

皮内痣：成年人常见。其多表现为半球状隆起的丘疹或结节，直径可达数毫米至数厘米，表面光滑或呈乳头状，或有蒂，可含有毛发。其多见于头部、颈部，不发生于掌跖或外生殖器部位。

（二）鉴别诊断

儿童期交界痣需与雀斑及黑子相鉴别，交界痣随年龄而稍增大且逐渐高起，黑子一般持续不变。混合痣和皮内痣需与脂溢性角化病、色素性基底细胞癌、皮肤纤维瘤、神经纤维瘤等相鉴别，鉴别要点如表 36-1 所示。

表 36-1　色素痣与其他疾病鉴别要点

	色素痣	脂溢性角化病	色素性基底细胞癌	皮肤纤维瘤	神经纤维瘤
发病年龄	任何年龄	多见于中老年	多见于老年人	20 ～ 50 岁	出生即有，出生数月至 1 年内发生
发病原因	先天发育	皮肤老化	紫外线等外界刺激引起的基因突变造成的肿瘤发生	多有外伤、昆虫叮咬史	先天基因突变
临床表现	斑疹、丘疹、结节，疣状或乳头状，多为圆形，常对称分布，界线清楚，边缘规则，色泽均匀	毛囊角栓、天鹅绒状表面、"黏着性"外观和角化过度的鳞屑	色素不均匀，边缘部分深，中心部分呈点状或网状	质地坚实高出皮面半球形或纽扣状，表面光滑	多发，除掌跖外任何部位

三、体检方法

在自然光线充足的室内，让受检对象充分暴露全身皮肤，自然站立，目视前方，体检人员对全身皮肤进行观察，根据上述鉴别要点鉴别诊断，明确诊断后，重点观察皮损的范围和厚度，针对关节等特殊部位的色素痣，要对关节功能进行评估，对暴露部位的色素痣，要对个人形象的影响进行评估，类似瘢痕的体检要点。

四、航空医学考虑

色素痣因可发生于全身任何部位，所以某些特殊部位的色素痣，在穿戴军事设备时可能会引起反复的摩擦、损伤，在一定程度上会引起恶变概率的增加，存在一定风险，同时，一些关节部位的面积较大的先天性巨痣会影响肢体功能。外军标准中未提及色素痣，可能与现代皮肤外科的发展相关，大多数色素痣都可以通过手术切除，而且最大程度地保留外观，对功能也不会产生太大影响；发生于暴露部位，面积较大的色素痣会影响军容，但非暴露部位的色素痣，非军事装备反复摩擦的部位，非关节部位的色素痣对航空安全影响不大，而且所有部位的色素痣都可以通过皮肤外科手术的方式进行较好的治疗，除非面积巨大的色素痣。因此，在招飞过程中，仅当遇到无法通过常规手术切除，影响外貌及机体功能的色素痣才要慎重考虑。

五、图谱

图谱详见图 36-1 ～ 图 36-8。

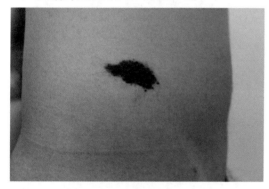

图 36-1 右腰部先天性色素痣，表面可见少量毛发生长，大小约 4cm×2cm

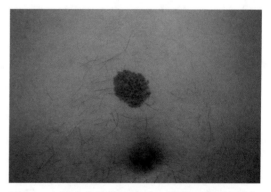

图 36-2 脐上先天性色素痣，界清，可见斑状色素岛，大小约 2.5cm×2.5cm

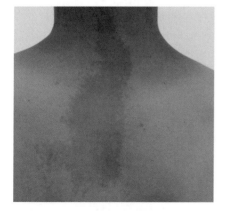

图 36-3 咖啡斑

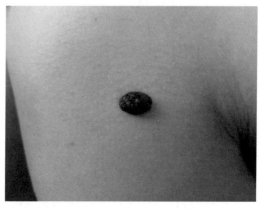

图 36-4 右上肢结节样先天性色素痣，大小约 1cm×1cm

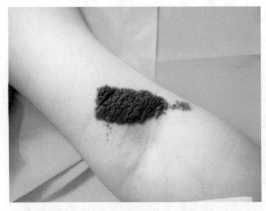

图 36-5　肘窝处先天性肥厚性色素痣，大小约
10cm × 4cm

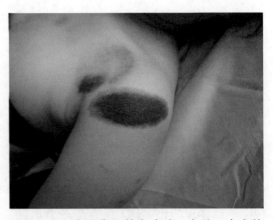

图 36-6　左肩胛先天性色素痣，色均，大小约
10cm × 4cm

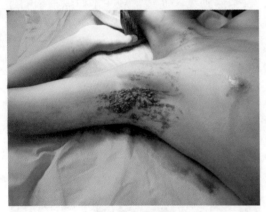

图 36-7　疣状痣

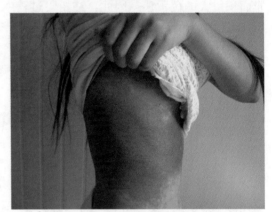

图 36-8　色素性毛表皮痣

（陈晶晶　刘　玮）

第 37 章

白 癜 风

一、概述

（一）定义与流行病学规律

白癜风（vitiligo）是一种常见的后天性色素性皮肤黏膜病，主要表现为皮肤局限性或泛发性色素脱失斑，由于本病的皮肤损害直接影响着人们的外观容貌，给患者带来了极大的精神压力和心理负担，从而影响了患者的生活质量。临床上易诊而难治，迄今为止尚无确切有效的治疗方法。在招收飞行学员中常见到，需仔细鉴别。

白癜风常见，世界不同种族、地域发生率为 0.5% ～ 4%，可发生于任何年龄，儿童或青少年期多发，且呈逐年上升趋势。对大样本白癜风患者资料进行统计分析，64.3% 发生于 20 岁前，青少年是主要受累群体。

（二）发病原因

病因尚不完全清楚，可能与遗传、免疫功能异常、氧化应激、神经精神因素、内分泌因素、代谢功能紊乱等有关。但目前大多数证据证明，白癜风是一种与自身免疫相关的疾病，遗传基因为该疾病的基础。

（三）疾病发病规律与飞行人员医学选拔

白癜风的发生发展受很多因素影响，诱发因素包括精神紧张、抑郁、外伤、日光暴晒、接触化工产品等。在这些因素存在的情况下，病情容易进展；另外，白癜风主要是皮肤的黑素细胞发生破坏引起的，一般不会影响其他器官，如肝脏、心脏、肾脏等。但也有例外，部分白癜风患者常伴发眼睛的异常和听力的减退，但这些伴发损害只存在于极少数的白癜风患者。在招飞工作中，主要根据部位、大小及是否有并发症等众多因素进行综合评估。

二、诊断与鉴别诊断

（一）诊断

白癜风诊断相对容易，皮损可发生于任何部位，好发于暴露和皱襞部位，多见于面部、颈部、手背和躯干，口唇、阴茎、女阴和肛门也可累及；也常见于外伤部位；白斑皮损大部分对称分布，也有部分白斑沿神经节段分布。皮损为局限性色素脱失斑，皮损的大小和形态不一，呈乳白色样改变，与正常皮肤之间的边界清楚，早期周围常有红晕。少数病例白斑相互融合成大片，泛发全身如地图状。白斑部位的毛发可变白或无变化。白癜风临床上一般无明显自觉症状。

辅助检查：黑素吸收全波段紫外线，若黑素减少则折光强，呈浅色。在白炽灯下白癜风白斑区见亮白色荧光。

临床分型：白癜风的分类方法较多，现主要参照中国中西医结合学会皮肤性病专业委员会色素病学组《黄褐斑和白癜风的诊疗标准》（2010 年版）进行分型，具体如下：①局限型，局限于某一部位皮肤或黏膜，皮损面积＜1%。②散在型，散在、多发白斑，累及多个部位，皮损面积＜50%。③泛发型，由散在型发展而来，白斑多相互融合成不规则大片，有时仅残留小片岛屿状正常肤色。皮损面积＞50%。④肢端型，白斑初发于肢端，可累及黏膜。⑤节段型，白斑为一片或数片，沿皮神经节走向分布，一般为单侧。

（二）鉴别诊断

通过上述手段，白癜风一般不难做出诊断，但须注意与以下疾病进行鉴别。

1. 单纯性糠疹　常见于儿童，面部局限性色素减退斑，而非脱色斑，且皮损边界不清，表面可有细小皮屑。

2. 花斑癣　多见于中青年，尤其是多汗的男青年，湿热季节易发生，开始为点状白斑，逐渐变大融合成不规则边缘较清楚的白斑，表面少许鳞屑。

3. 贫血痣　先天性色素减退斑，由于病变局部毛细血管稀少，摩擦后白斑周围皮肤充血，而白斑区仍苍白，可与白癜风相鉴别。

4. 无色素痣　出生时或出生后不久即有局限性浅色斑，境界模糊，损害往往沿神经节段分布，一般单发，持续终身。

5. 炎症后色素减退　多发生于其他皮肤病恢复后，通常边界不清，上覆少许鳞屑。

三、体检方法

在自然光线充足的室内，让受检对象充分暴露全身皮肤，自然站立，目视前方，体检人员对全身皮肤进行观察，根据上述鉴别要点鉴别诊断，明确诊断后，重点观察皮损的范围和分布特点，对暴露部位的皮损，要对个人形象的影响进行评估，尤其是黏膜部位的皮损不要遗漏。总体来说，通过肉眼检查即可判断，部分疑难患者可结合白炽灯或真菌检查进行鉴别诊断。

四、航空医学考虑

白癜风临床症状较为单一，多表现为皮肤的白斑，无功能性影响，因此对飞行影响不大，但需要注意的是，极少数白癜风患者会伴发自身免疫性疾病，如糖尿病、甲状腺疾病、肾上腺功能不全、硬皮病、异位性皮炎、斑秃等，这些疾病可能有航空医学安全的威胁，需要进行鉴别，通过临床症状即可辨别，另外一些色素脱失性疾病如白化病等，会有眼等其他器官的累及，要注意鉴别。另外，大量的临床病例证明，精神因素是白癜风发病或病情加重的一个常见的诱因，情感的异常反应是疾病发生的内在因素。据临床统计，约 35% 以上的病例在起病或皮损发展阶段有精神创伤、过度劳累、思虑过度、焦虑悲哀甚至寝食不安、彻夜不眠、寐则梦扰等精神过度紧张情况，60.3% 的患者存在心理问题。因此，在进行医学鉴定时需要综合考虑，需考虑受检对象是否合并严重的心理问题；是否为散发型白癜风患者；是否为好发于头面部影响军容的节段性白癜风患者；是否合并有其他器官损伤，如听力下降、视网膜色素减少、甲状腺功能亢进、甲状腺炎等。

五、图谱

图谱详见图 37-1 ～图 37-13。

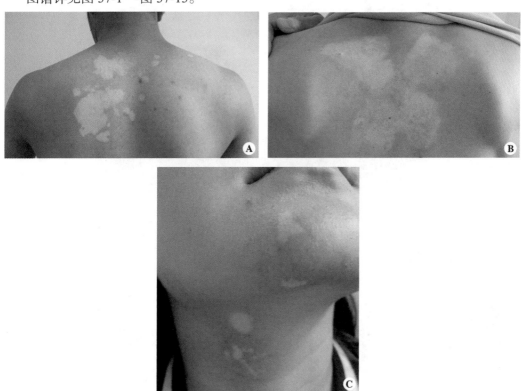

图 37-1 局限型白癜风

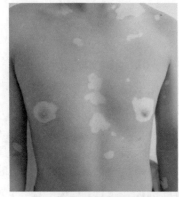

图 37-2 散发型白癜风

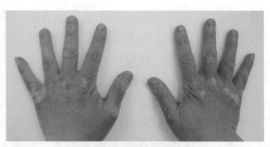

图 37-3 肢端型白癜风

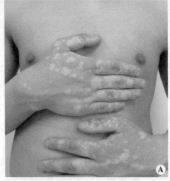

图 37-4 面部肢端型白癜风

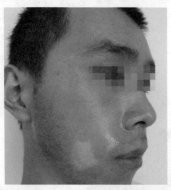

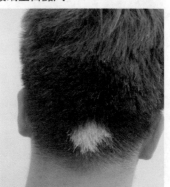

图 37-5 节段型白癜风 图 37-6 局限型白癜风伴发白发

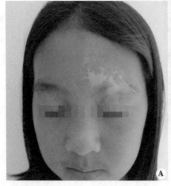

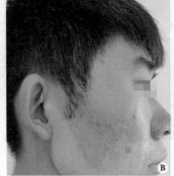

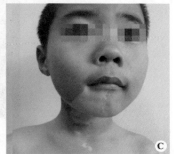

图 37-7 节段型白癜风（暴露部位）

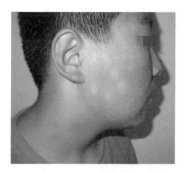

图 37-8 白色糠疹

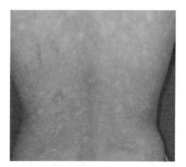

图 37-9 花斑癣

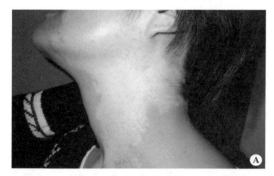

图 37-10 无色素痣

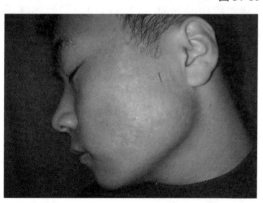

图 37-11 贫血痣

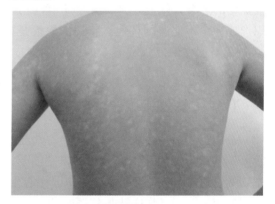

图 37-12 炎症后色素脱失（银屑病）

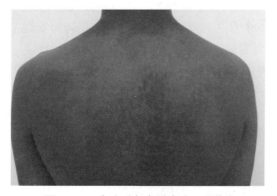

图 37-13 炎症后色素脱失（日晒伤）

（李 强 刘 玮）

第38章

瘢痕及瘢痕疙瘩

一、概述

（一）定义与流行病学规律

瘢痕（scar）是人体创伤修复过程的必然产物。创伤的愈合有两种形式：一种是完全性修复，即由原有损伤组织相同的细胞来修复，如胎儿早期伤口的无瘢痕愈合，或表浅擦伤的愈合；除此之外，几乎所有的伤口都是上皮化的同时，以瘢痕增生对损伤前组织形成一个不完善的替代。普通的瘢痕是正常组织修复的产物，称为正常瘢痕（normal scar），当创伤修复过程异常时，发生真皮组织的过度增生，就出现了病理性瘢痕（abnormal scar），这就是增生性瘢痕（hypertrophic scar）或瘢痕疙瘩（keloid）。

（二）发病原因

组织受伤后，创面上有血清、纤维蛋白和凝血块，2～3天后成纤维细胞和毛细血管开始增殖形成肉芽组织，逐渐填塞创腔，并产生胶原纤维束，聚合成胶原组织把创缘密切黏合起来，创口边缘上皮组织向中心生长，覆盖肉芽组织，形成瘢痕组织，伤口愈合。

瘢痕形成后其临床转归分类如下。

增生期：创面愈合后1～3个月开始，瘢痕由淡红色转为鲜红色，表面粗糙，出现硬结，轻度痒痛；3～6个月达到高峰，瘢痕由鲜红色转为紫红色，明显增厚，坚硬，无弹性，易受伤破损，痒痛明显。

成熟期：6～24个月或更长，瘢痕厚度渐变薄、变软，弹性增加，表面毛细血管消退，由紫红色变为淡褐色，最后与邻近肤色接近，痒痛减轻至消失。

瘢痕形成过程中胶原的合成与降解是平衡的。瘢痕的形成过程易受许多因素的影响，从而导致失衡。如发生增生过度和（或）降解减慢，就会形成增殖性瘢痕增生或瘢痕疙瘩而对身体造成危害。

（三）疾病发病规律与飞行员医学选拔

1. 分类　从临床角度出发，根据瘢痕的不同形态和对功能的影响，常常可以把瘢痕分为许多类型，如表浅性瘢痕、凹陷性瘢痕、萎缩性瘢痕、增生性瘢痕、瘢痕疙瘩等。

（1）表浅性瘢痕：也称扁平瘢痕。其是皮肤轻度擦伤，或浅Ⅱ度烧伤，或皮肤受表浅的感染后累及表皮或真皮浅层所形成的。特点：本型局部平坦、柔软，有时与周边正常皮肤界线不清，有时有色素改变。一般无功能障碍，不需特殊处理。

（2）凹陷性瘢痕：是创伤累及真皮深层形成的，较细小的凹陷性瘢痕常见于天花、水痘后遗的瘢痕，或见于痤疮后遗的凹陷性瘢痕。特点：本型瘢痕低于正常皮面，柔软，一般没有功能障碍。

（3）萎缩性瘢痕：损伤累及皮肤全层及皮下脂肪组织而形成的。其发生于大面积Ⅲ度烧伤、长期慢性溃疡愈后，以及电击伤后。特点：本型瘢痕坚硬、低于皮肤表面，与深部组织如肌肉、肌腱、神经等紧密粘连。局部血供差，呈淡红色或白色，表皮极薄，易破溃而形成经久不愈的慢性溃疡。其具有很大的收缩性，可牵拉邻近的组织、器官，而造成严重的功能障碍。

（4）增生性瘢痕：凡损伤累及真皮深层，如深Ⅱ度以上烧伤、切割伤、感染、切取中厚皮后的供皮区等，均可能形成增生性瘢痕。特点：本型瘢痕明显高于周围正常皮肤，局部增厚变硬，但与深部组织粘连不紧，可以推动，与周围正常皮肤一般有较明显的界线，有一定的收缩性。其可引起功能障碍。

（5）瘢痕疙瘩：形成具有明显的个体差异。很轻微的损伤都可以引起。特点：本型为高于周围正常皮肤的、超出原损伤部位的、持续性生长的肿块，形态多样，质硬如软骨，无弹性。局部痒或痛，表面呈粉红色或紫红色，晚期可呈白色。其不能自行退化，切除后易复发，好发于胸前、背、肩等部位。

2. 影响瘢痕形成的因素

（1）全身因素

1）种族：黑种人＞黄种人、棕种人＞白种人。黑种人瘢痕疙瘩发生率比白种人高15倍。

2）年龄：青年人比老年人发生率高。

3）肤色：常发生在色素细胞较密集的地方。

4）家族倾向：个体体质。

5）代谢状态：好发于青少年、孕妇，可能与代谢旺盛、垂体功能好有关。

（2）局部因素：部位、切口、感染、深度、愈合时间。

3. 飞行学员选拔　青年人瘢痕增生的发病率比较高，又是参加招飞的年龄段，在飞行学员选拔中经常会遇到有瘢痕的情况，需仔细鉴别。在选拔中应以是否影响功能作为评判标准。如明确为瘢痕体质，或瘢痕和瘢痕疙瘩，范围较大，严重影响了身体功能、肌肉运动，或影响正常体型和军用装备的佩戴，应判定为不合格。此外，轻微的瘢痕，不影响机体运动和功能的情况，应视为合格。

二、诊断与鉴别诊断

（一）诊断

瘢痕的明确诊断，对治疗方案和治疗时机的选择意义重大。对于瘢痕的诊断，应该明确以下两个方面。

1. 瘢痕的确诊　瘢痕多发生于各种原因导致的皮肤损伤，一般不难诊断，但是瘢痕疙瘩有时起病原因不显著而被患者遗忘，故应仔细追问病史。

2. 瘢痕的分期　瘢痕的增生活动期，表面呈红色、潮红或紫色，充血明显，触之坚硬；进入萎缩退化期，表面颜色变淡，质地变软。同时，不同人种、不同部位、不同因素作用下，增生期和萎缩期的转化也不相同，所以要综合考虑。

（二）鉴别诊断

1. 增生性瘢痕和瘢痕疙瘩的鉴别诊断　目前尚无特异性的诊断方法，主要依靠临床表现和对治疗的反应来鉴别（表 38-1）。

表 38-1　增生性瘢痕和瘢痕疙瘩的鉴别诊断

	增生性瘢痕	瘢痕疙瘩
发病年龄	各种年龄	3 岁以上
好发部位	不定	胸前、上背部、耳垂、肩峰
症状及体征	灼痛和奇痒；病变局限于创口范围内；早期色鲜红、质硬；可伴过度角化、溃疡及挛缩	痒、痛较轻；病变超出原创口范围；边缘呈"蟹足肿"样凸起，质地硬，极少有过度角化、溃疡、挛缩
病程及转归	病程短，数月至 2 年症状消失，逐渐变为暗褐色、平坦、柔软、稳定	病程长，多在数年甚至几十年，多持续增大，极少自行萎缩
病理表现	胶原纤维方向与瘢痕长轴平行，且较整齐，向周围正常皮肤逐渐消失	含较多成纤维细胞，且可见分裂象；后期呈嗜酸性透明样胶原纤维，具有遮光性、较密，纤维方向不规则，呈旋涡状，与周围皮肤分界清楚
细胞培养	无Ⅱ型细胞，无黏液	有 5%～10% Ⅱ型细胞，产生黏液
压力疗法	持续加压数月，多能促使萎缩	多无效
手术切除	复发少	极易复发

2. 瘢痕疙瘩和隆突性纤维肉瘤的鉴别　临床上都表现为结节样凸起，但可以从病理组织学上进行鉴别。

三、体检方法

体检步骤如下。

1. 望　嘱被检者暴露全身皮肤，按从上至下、由前至后的顺序，观察是否存在处于增生期或萎缩期的瘢痕；特别注意胸前、肩背部、耳垂及腋窝、股沟等隐蔽部位。如发现瘢痕，则观察颜色、边界、是否有浸润。

2. 触　如发现瘢痕，轻触感受瘢痕温度、是否高于周围皮肤，轻压观察颜色改变，轻推观察与周围组织的粘连，深推观察与深部组织的关系。

3. 问　询问受伤原因、时间和处置过程，以利于诊断和推断可能的转归。

4. 查　必要时做皮肤镜及病理活检，以明确诊断。

四、航空医学考虑

瘢痕种类较多，增生性瘢痕、萎缩性瘢痕及瘢痕疙瘩在关节附近，多会造成一定的功能障碍，此外一些特殊部位的瘢痕，虽然不影响功能，但有可能影响军事装备的穿戴和使用，如颈部及腰部等，因此针对瘢痕在体检过程中，要注意其范围、对机体功能影响等因素，其中范围较大，严重影响了身体功能、肌肉运动，或影响正常体型和军用装备的佩戴的要谨慎考虑。瘢痕疙瘩存在很大潜在风险，每次的外伤均有可能继发严重的瘢痕增生，以致影响机体功能或影响军事装备的穿戴和使用。因此，凡是有瘢痕疙瘩的受试对象，意味着其具有瘢痕体质，要慎重考虑。

五、图谱

图谱详见图 38-1～图 38-5。

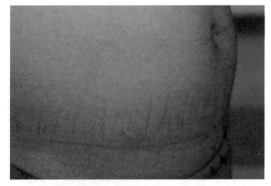

图 38-1　右下腹表浅性瘢痕

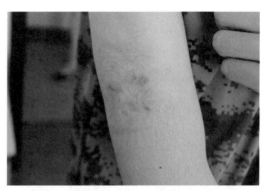

图 38-2　凹陷性瘢痕

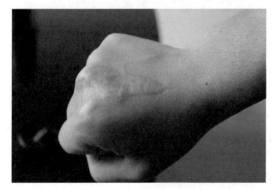

图 38-3　增生性瘢痕 1

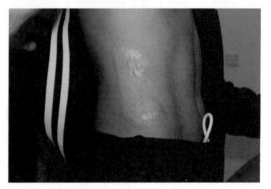

图 38-4　增生性瘢痕 2

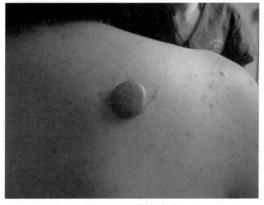

图 38-5　瘢痕疙瘩

（方　帆　刘　玮）

第39章

腋　臭

一、概述

（一）定义与流行病学规律

腋臭（bromhidrosis）又称狐臭、臭汗症等，属于一种皮肤附属器性疾病，该病患者腋窝部位的大汗腺所排泄汗液含有特殊有机物质，经细菌分解会产生不饱和脂肪酸而发出臭味，多见于中青年。

腋臭多发生于青春期，更年期后逐渐减轻，其发病可能与性激素有关。流行病学调查显示，腋臭的总患病率在 6% 左右：女性 9.3%、男性 5.5%。腋臭的发生多呈家族聚集性，约 80% 的腋臭患者有家族遗传倾向，其遗传方式为常染色体显性遗传。

（二）发病原因

腋臭是由腋窝顶泌汗腺产生的分泌物排出体外后，经细菌分解产生一种难闻的气味，其确切病因目前尚不明确。腋臭患者顶泌汗腺的数量更多，腺体的体积更大，刚排出的顶泌汗腺分泌物呈乳白色、无味，由于腋窝表面细菌的分解而产生辛辣的刺激性气味。患者腋窝附生的细菌以类白喉杆菌及表皮葡萄球菌为主要菌种，其密度与腋臭气味产生的轻重程度有关；细菌的生长繁殖也与环境的温度、湿度有关。

（三）疾病发病规律与飞行学员医学选拔

腋臭与出汗相关，在青春期皮肤附属器再次发育，症状会尤其明显，这个时期的人群又是参加招飞的年龄段，因此，在招飞工作中会经常遇到，需要做好鉴别诊断，根据病情的轻重及是否有其他部位的多汗等因素综合评价。

二、诊断与鉴别诊断

（一）诊断

根据特殊气味及局部体征通常易于诊断。

（1）腋下局部体征：腋臭的引发主要与腋下大汗腺的异常分泌有关，因此会出现有异常的分泌物，腋下皮肤潮湿，腋下常可见比普通汗液更黏稠的分泌物，严重时腋毛粘连，并可见汗斑等症状。

（2）油脂性耵聍：人体的大汗腺除了腋腺，还包括乳晕腺、睫毛腺、耳耵聍腺、鼻翼汗腺及肛周腺等。腋腺分泌异常造成腋臭，耳耵聍腺分泌异常会出现耳道内耵聍增多、稀薄潮湿等症状。

（3）家族史：腋臭是一种显性遗传的疾病，约 80% 的患者有腋臭家族遗传史，所以阳性家族史也可作为诊断的依据。

根据特殊异味传播的距离和局部分泌物的情况可将腋臭分为轻、中、重三种程度。

（1）轻度：一般不易嗅知。如事先对腋下不进行任何清洗，适度运动发热后，可闻到轻微异味儿则为轻度狐臭，通过设备检查可发现大汗腺分布较正常人稍浓密。

（2）中度：30 ～ 40cm 以外能嗅知腋部异味；观察可见腋毛上少量黄色分泌物结晶，则为中度狐臭。用纱布擦拭腋毛部，可嗅知明显异味。通过相关设备检查可见腋毛部大汗腺分布较浓密。

（3）重度：1m 以外即可嗅知其腋臭者；观察腋毛上附有较多黄色分泌物结晶，则为重度狐臭。通过设备检查发现大汗腺分布非常浓密。

（二）鉴别诊断

当患者主诉有臭味时，需与汗臭恐惧症、鼻腔异物或慢性鼻窦炎及鱼腥味综合征相鉴别，鱼腥味综合征是一种遗传性疾病，患者自觉的臭味与三甲胺代谢紊乱有关。通过病史和检查，可以鉴别。

三、体检方法

体检步骤如下。

1. 望　观察内衣腋窝部位是否发黄变色。观察腋毛部是否可见异常油腻物或比汗液黏的分泌物，腋毛是否粘连。观察耳耵聍是否潮湿粘连。

2. 闻　用柔软无味的手帕或纸张，稍用力擦拭腋毛部位，鉴别是否有特殊气味，轻度运动发热后操作最佳。

3. 问　询问相关家族史，如有阳性家族史即可佐证诊断。

4. 查　必要时，可做腋毛分泌物镜检及皮肤镜等检查，以明确诊断。

四、航空医学考虑

关于腋臭临床上影响航空安全的主要是多汗症状，分布于腋窝、腹股沟、肛周、外阴等部位的大汗腺分泌大量汗液，可能会影响军事装备的穿戴，部分严重腋臭患者会出现这样的问题，另外，部分腋臭患者伴有小汗腺的多汗症多发生在手足，可能会影响飞行人员对设备的操作能力，因多汗引起误操作的可能性增加，因此，严重、慢性的多汗症应归为不合格。大汗腺多汗症——以腋臭形式体现，临床严重的程度主要靠味道进行评估，我军以 1m 的距离是否能闻到臭味为标准，这一标准主要考虑对飞行学员集体生活的影响，但并不是所有腋臭患者都存在多汗，因为味道不仅与汗液有关，还和局部定殖的细菌有关，因此，在这一疾病判断上存在一定主观性，在具体操作过程中，要注意观察多汗症状，包括手足等部位，强调对手足发汗情况的观察，必要时增加淀粉碘实验对体检对象的出汗情况进行定量分析。现阶段的腋臭治疗方式也比较完善，微创治疗已经有了长足的发展，可以建议参与飞行人员医学选拔的候选人在自愿原则及愿意承担手术风险的前提下先进行治疗，再进行评估。

（方　帆　刘　玮）

第40章

斑　秃

一、概述

（一）定义与流行病学规律

斑秃（alopecia areata）是一种突然发生的局限性斑片状脱发，患处皮肤正常，一般无自觉症状。其是病程慢性、免疫介导的非瘢痕性脱发，在儿童、青少年中较为多见。通常只累及头皮，严重时会发生全秃和普秃，部分斑秃患者合并其他自身免疫性疾病。

斑秃的全世界发病率为 0.1%～0.2%，不同种族患病率相似。斑秃在人一生的患病率为 1.7%～2%，发病率在性别间没有显著差异。其可发生于任何年龄，70%～80% 的斑秃在 40 岁之前发病，较大比例（48%）在患者 10～20 岁就出现临床迹象，使斑秃成为儿童、青少年脱发的常见原因。

（二）发病原因

准确的斑秃原因目前仍然未知，目前较多证据支持自身免疫起源和基因的因素，以及未知的环境影响。

基因因素：本病常与患者遗传素质有关，多种基因的作用可引起斑秃的发生。基因因素表现在 10%～25% 的病例中具有阳性家族史，另有研究显示，同卵双生同患率约为 42%，远高于异卵双生的 10%。

分子因素：斑秃被认为是一种 CD8⁺ T 细胞依赖的毛囊特异的自身免疫性疾病。毛囊在根本上被认为是免疫的特殊位点，一些机制控制免疫过程及阻止正常情况下自身免疫的攻击，而斑秃的发展被认为是这种免疫特殊位点被摧毁的结果。有研究显示，斑秃与 139 个单核苷酸多态性及 8 个基因高度相关。一些易感性位点在其他自身免疫过程如 1 型糖尿病和类风湿关节炎中也有作用，加强了斑秃的自身免疫假说。

研究显示，16% 的斑秃患者有其他共同存在的自身免疫性疾病，甲状腺疾病 8%～28%，白癜风 2.5%～4.1%，还有 1 型糖尿病、红斑狼疮等。特应性皮炎与斑秃关联也很强，伴随率约 40%，相比较背景发病率为 20%。

斑秃还可能与精神因素有关，部分病例在发病前往往有精神创伤史，或由忧虑、紧张、失眠等引起。另外本病也可由自主神经功能紊乱、内分泌异常、病灶感染、头皮血液供应循环不良等引起。

（三）疾病发病规律与飞行人员医学选拔

本病的典型特征为快速起病，其间患者具有范围局限的脱发斑。大部分常影响头皮或胡须，但在严重类型中全头皮（全秃）甚至全身（普秃）完全的毛发脱失也可出现。一般均先发生于头皮，在罕见情况下可先于眉毛、胡须或四肢毫毛处出现边缘清楚的脱毛斑。儿童除发生如成人一样的斑秃外，还可在枕下沿后发际线头发脱落，称匍行性脱发，很难治愈。临床上，依病情的发展状况，斑秃可分为三期，即进行期、静止期、恢复期。斑秃痊愈后常可复发。经过数月，毛发可长出而恢复正常，故具有一定自限性。有的患者几个月后复发，也有的几年后又复发。有的患者只复发1次，有的复发多次，复发没有规律，预后差异很大，较差预后与发病年龄早、毛发过多脱落、匍行性脱发改变、指甲改变、有斑秃家族史或并存自身免疫性疾病有关。少数患者斑秃多次复发后，可发展成全秃或普秃。在招飞体检工作中，应结合范围、程度及是否存在并发疾病等众多因素进行综合评估。

二、诊断与鉴别诊断

（一）诊断

本病特点为突然发生局限性、大小不等、圆形或椭圆形斑片状秃发，单片或多片，可自行缓解和复发，病变处头皮外观正常，无炎症，也无自觉症状。

恢复期脱发区出现纤细淡色毫毛，可随长随脱。痊愈时毛发渐变粗变黑。

若整个头发全部脱落称为全秃，有的甚至眉毛、腋毛、阴毛和全身毫毛等全部脱落，称为普秃。

实验室评估大部分斑秃病例不需要做活检。活检显示淋巴细胞围绕毛囊球部区域浸润，退行期的毛囊比例增加。少见的斑秃类型，包括泛发的斑秃可能会很像其他疾病，使得活检在这些情况下有助于诊断。

常规检查有全血计数和铁蛋白、促甲状腺素、25-羟基维生素D在斑秃中水平，目前还没有大样本证据指导说明其平行关系。

（二）鉴别诊断

多种毛发脱失疾病可以类似斑秃。在检查的时候，应当考虑如拔毛癖、头癣、瘢痕性秃发和休止期秃发的可能性。

拔毛癖个体在被问诊时可能说或也可能不说有拔毛史，典型表现是在脱发区可见长度不等的毛发，参差不齐，而未受累区域毛发正常。损害可以单发，但可以面积很大。

头癣为头皮的真菌感染，表现可从类似脂溢性皮炎的非炎性脱屑到伴脱发的严重脓疱性皮疹。伴或不伴鳞屑的脱发是头癣最常见的表现。脱发可以是散在斑片，也可累及整个头皮。许多患者有颈后或耳后淋巴结肿大，还可以通过对受累区域头皮刮屑和送培养鉴别。

　　瘢痕性秃发中的假性斑秃,可以很类似斑秃,然而毛发缺损区是永久的,这种病情下毛囊开口在临床检查中不可见,头皮活检可以区别上述情况。

　　休止期秃发,毛发稀疏累及整个头皮,且可影响身体其他有毛部位。行轻拉毛发检查时每拉一下有两根以上毛发脱落,这些毛发在显微镜下呈正常终毛表现,组织病理检查可见休止期毛发比例超过 20%。

三、体检方法

　　视诊:斑秃的特点为一个或数个边界清楚的圆形或椭圆形脱发斑,直径 1 ~ 2cm 或更大。脱发的头皮看上去较薄稍凹,这是由毛发和发根消失引起的,并不是真正的头皮变薄。活动期脱发边缘处头发松动易脱落,把该毛发拔出,可以看到该毛发上粗下细而像惊叹号。脱发严重时脱发斑可互相融合发展为全秃,如眉毛、睫毛、腋毛、阴毛和全身毳毛全部脱落则发展为普秃,所以注意全身毛发的检查。脱发停止时脱发区范围不再扩大,边缘毛发也较牢固,不易拔出。注意检查有无合并白癜风、红斑狼疮、特应性皮炎的皮损。触诊斑秃的皮损区光滑,同时注意有无甲状腺的异常改变。

四、航空医学考虑

　　单位面积较小的单纯性斑秃对航空安全影响较小,但若患者的发病年龄偏早、毛发过多脱落,出现匐行性脱发改变、指甲改变及有斑秃家族史或斑秃复发病史,并有其他自身免疫性疾病,说明未来加重或复发的可能性较大,预后较差,这种情况要进行仔细的评估,谨慎对待,但这一类患者的比例不高,通过仔细地查体和询问病史常可以鉴别。脱发的面积较大的斑秃对军人形象影响较大,也不符合飞行员要求。另外,精神心理因素可能与本疾病发病有一定相关性,飞行员工作压力偏大,本来就是这一疾病的好发人群,这也提示飞行选拔心理测评的必要性,可以对这部分人群进行一个初步筛选,降低飞行人员此项疾病发生率。

五、图谱

　　图谱详见图 40-1 ~ 图 40-4。

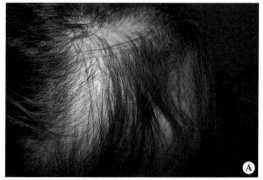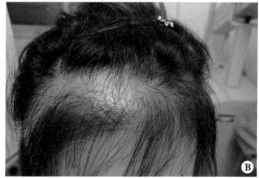

图 40-1　大面积斑秃

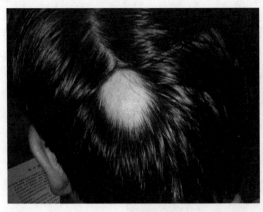

图 40-2 单发的斑秃

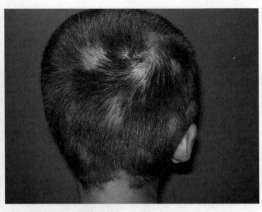

图 40-3 多发的斑秃

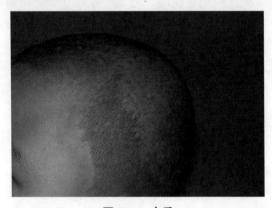

图 40-4 全秃

（黄 也 刘 玮）

第41章

毛发颜色改变

一、概述

（一）定义与流行病学规律

毛发的颜色不仅影响外观形象，而且能够一定程度提示机体健康状况或疾病，毛发色素减退在临床中越来越受重视。较常见的颜色改变有白发症（poliosis）和灰发症（canities）。头发颜色黑的程度，是由毛囊中黑素细胞合成的黑素颗粒决定的。毛发色素减退有遗传造成的，与基因相关，也有后天环境如压力、药物使用等引起的。

流行病学调查表明，世界毛发疾病的发病情况非常严重，总发病率达到60%，其中男性的发病率占75.6%，女性的占24.4%，其中白发占21.7%。对于男性，毛发色素减退通常开始于鬓部和太阳穴，之后蔓延到头顶部和头皮的其余部位，最后影响枕部。对于女性，通常在发际线周边开始。白发通常只影响头皮，也可以涉及身体的任何毛发区域，包括头皮、眉毛、睫毛或胡须。

多数少白头与遗传关系更大，后天因素不是主要因素。若为遗传，白发逆转的可能性不大；若与精神（如用脑过度、过度焦虑、心理原因）、营养不良、慢性疾病有关，大部分是可逆的。因为黑素细胞没有被破坏，状态调整过来，黑发还会恢复。如因一些疾病（如白癜风）引起的白发，针对原发病治疗也会恢复。

（二）发病原因

亚洲人毛发色素减退通常开始出现于35～39岁，在25岁之前则视为提前改变。目前白发的发生可能是由于遗传的黑化作用缺陷，继发黑素细胞、毛囊的破坏。由角质形成细胞免疫反应引起的黑素细胞的转运缺陷可能导致白发的出现。白发可出现在一些遗传性皮肤病中，也与其他自身免疫疾病如斑秃有关。后天获得性损害包括药物、肿瘤性皮损和炎性环境也可引起白发。

此外，营养不良、精神压力大、睡眠不足、消化功能不佳也会影响黑色素的合成。有些"少白头"就是这些原因导致的。

灰发的病因也不完全可知，近来主要认为是基因和多种环境因素交互作用的结果。

在 20 岁之前的提前灰发可能单独出现，也可能与一些自身免疫疾病（如恶性贫血）、甲状腺功能亢进症、甲状腺功能减退症、早衰和特应性体质有关。

（三）疾病发病规律与飞行人员医学选拔

在招飞工作中，最常见的毛发色素减退是"少白头"，因为其与基因遗传有关，所以多在青春期就已经表现出来，因此，在医学选拔过程中，应结合范围、程度及是否存在并发疾病等众多因素进行综合评估。

二、诊断与鉴别诊断

（一）诊断

视诊毛发颜色改变情况，白发的组织病理显示在受累毛囊的毛球部黑色素减少或缺失。

（二）鉴别诊断

毛发色素减退是一种临床症状，不同的毛发颜色可能提示不同的原因。例如，白发可见于白化病、白癜风，黄发可见于苯丙酮尿症、白化病，红发和浅黄发有可能是应用氯喹治疗而出现色素脱失；灰发提示缺铁性贫血、血清铜含量降低等。

三、体检方法

视诊即可明确是哪一种毛发颜色改变，皮肤镜有助于明确毛发周围的皮肤状况。

四、航空医学考虑

大部分毛发变白是单纯的临床表现，但毛发色素减退的面积直接影响个人形象及外貌，一般认为白发超过 1/3 对外貌影响较大。另外，也要考虑有一些遗传病与早年白发有关，如白癜风、斑驳病、运动失调性毛细血管扩张症等，所以要注意进行仔细的皮肤科检查，排除一些伴发白发的疾病和综合征。另外，一些药物包括氯喹、环孢素等可引起白发，注意询问用药史。白发在很少数情况下可与良恶性痣或肿瘤伴发，注意头皮周围环境的检查。

五、图谱

图谱详见图 41-1 ～图 41-3。

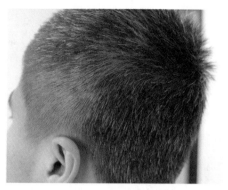

图 41-1 白发，占全发约 1/3（侧位观）

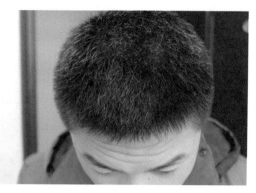

图 41-2 白发，占全发约 1/3

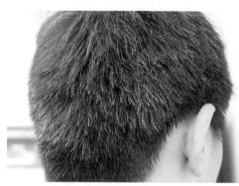
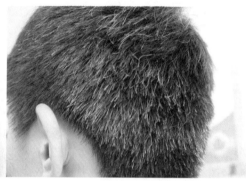

图 41-3 白发，占全发约 2/3，部分染发

（黄 也 刘 玮）

第 42 章

鱼 鳞 病

一、概述

（一）定义与流行病学规律

鱼鳞病（ichthyosis）是一种遗传性皮肤病，以泛发性的皮肤干燥、脱屑和角化为特征。2009 年，法国举办了首届国际鱼鳞病共识讨论会，将鱼鳞病分为非综合征型鱼鳞病及综合征型鱼鳞病，后者除了皮肤表现外，还常累及其他器官，临床症状多样，系统症状较重，发病率低，属于罕见皮肤病；而前者只累及皮肤，包括寻常型鱼鳞病及隐性 X 连锁鱼鳞病等，在招收飞行学员体格检查过程中最常见。

鱼鳞病是符合孟德尔遗传规律的单基因遗传性疾病，是参与表皮分化的基因突变造成的表皮细胞动力学的稳定机制紊乱或分化异常，导致以皮肤干燥为特征的遗传性角化障碍性疾病，但具体到不同亚型鱼鳞病，其遗传方式及致病基因不同，寻常型鱼鳞病是具有不全外显率的常染色体显性遗传病，属于常见多发病，2009 年鱼鳞病国际研讨会公布的全球流行病学数据显示，发病率为 1 ：（250 ～ 1000）。2006 年，F.J.Smith 等报道寻常型鱼鳞病的致病基因是丝聚合蛋白原（profilaggrin），该基因定位于 1 号染色体短臂 2 区 1 带（1q21）的表皮分化复合体，编码丝聚合蛋白的前体，丝聚合蛋白是促进表皮终末分化的重要蛋白，参与皮肤屏障的形成。在表皮颗粒层，丝聚合蛋白聚集角蛋白中间丝交叉连接到角质细胞胞膜，形成表皮屏障。寻常型鱼鳞病中，丝聚合蛋白的减少或缺失导致角质化过程异常。

隐性 X 连锁鱼鳞病又称类固醇硫酸酯酶缺乏症，仅由杂合子的母亲传给男性，为 X 染色体连锁隐性遗传方式，几乎全部见于男性，是第二高发的鱼鳞病，发病率为 1 ：（2000 ～ 6000）。发病原因是位于 X 染色体短臂二区二带三亚带上（Xq22.3）的类固醇硫酸酯酶基因（STS）突变。患者的角质形成细胞及成纤维细胞类固醇硫酸酯酶缺乏导致胆固醇硫酸酯和脱氢表雄酮硫酸酯水解异常，继而 3- 硫酸胆固醇在表皮中聚集，角质细胞紧密结合，影响正常脱落而形成鳞屑。

（二）发病原因

寻常型鱼鳞病患者出生时症状不显著，但出生后 2 个月左右开始出现临床症状，常在第 2 年病变范围和程度达高峰。临床症状和严重程度取决于季节和气候，夏季和湿热地区患者临床症状减轻，在干燥和寒冷环境下加重。总体上寻常型鱼鳞病患者在儿童期症状逐渐进展，但通常随着年龄的增长临床症状有所改善，成年后，每当皮脂腺和汗腺活跃时，症状减轻或消失，仅有皮肤干燥。很多患者易并发特应性皮炎、花粉症、湿疹、哮喘等。

隐性 X 连锁鱼鳞病通常出生后不久即发病，不随着年龄增长而好转，夏季皮疹变轻，本病患者一般不合并毛周角化或特应性皮炎，但 50% 的患者有角膜混浊，呈逗点样混浊，其他皮肤外特征为隐睾症（5% ～ 20%）。

（三）疾病发病规律与飞行人员医学选拔

这两型鱼鳞病的发展规律刚好相反，寻常型鱼鳞病通常随着年龄的增长临床症状有所改善，而隐性 X 连锁鱼鳞病不随着年龄增长而好转，因此，在医学选拔过程中要区分好这两型鱼鳞病，结合临床严重程度、范围及有无并发疾病进行综合评估。

二、诊断与鉴别诊断

（一）诊断

寻常型鱼鳞病典型临床表现为手背及四肢伸侧淡褐色至深褐色菱形或多角形鳞屑，紧贴在皮肤上而其边缘呈游离状，在腹股沟和屈侧由于潮湿而无皮损。皮肤干燥，下肢的鳞屑较躯干的粗糙，腋下及臀裂常不累及（图 42-1）。本病常见轻度的掌跖角化，皮纹明显。病情严重时，鳞屑可波及躯干、头皮、前额进而面颊部位，可伴有瘙痒。25% ～ 50% 的寻常型鱼鳞病患者伴有特应性皮炎，特应性皮炎可掩盖鱼鳞病身体屈侧无皮损的特点。根据上述特征性的分布及皮损形态，诊断可成立。

隐性 X 连锁鱼鳞病出生后不久发病，早期表现为轻度红皮和全身脱屑或大片透明鳞屑，后期表现为黏附于皮肤大的、多角形的、暗褐色鳞屑。

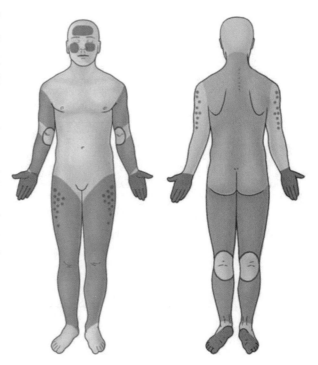

图 42-1　寻常型鱼鳞病皮损分布范围

皮损可泛发或局限，对称分布于颈前部、四肢伸侧和躯干部，头皮可有小鳞屑，下肢鳞屑更大。除了耳前区，面部及掌跖部位不受累。幼儿期可累及肘窝、腋窝，成人期腘窝较易受累。颈部最常受累，而且皮损最重，常描述为"脏颈病"，腹部皮疹较背部更多或鱼鳞病样皮疹向下延伸至整个小腿伸侧，可诊断此病（图 42-2）。

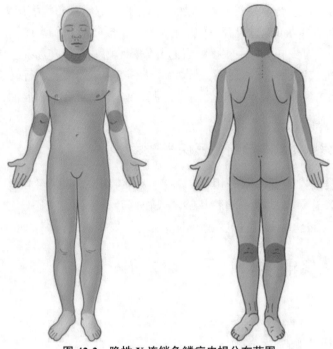

图 42-2　隐性 X 连锁鱼鳞病皮损分布范围

（二）鉴别诊断

男性寻常型鱼鳞病患者需要与隐性 X 连锁鱼鳞病相鉴别，鉴别要点如表 42-1 所示。

表 42-1　寻常型鱼鳞病与隐性 X 连锁鱼鳞病鉴别

	寻常型鱼鳞病	隐性 X 连锁鱼鳞病
遗传模式	常染色体半显性	X 染色体隐性
发病时间	出生 2～6 个月后	新生儿期
起始临床表现	干燥、脱屑、瘙痒、湿疹	脱屑
病程	稳定，夏季缓解，随年龄缓解	不随年龄缓解
皮损范围	泛发，肘窝及腘窝常不累及	可泛发，屈侧通常不累及，颈部症状通常较重
脱屑类型	细小或轻度脱屑	大的菱形鳞屑
鳞屑颜色	白灰色	深棕色或浅灰色
掌跖症状	有	无
伴发症状	湿疹	无
皮肤外症状	伴发特应性皮炎	角膜混浊及隐睾症

三、体检方法

让受检对象充分暴露全身皮肤，自然站立，目视前方，体检人员重点观察伸侧皮肤是否有上述的鱼鳞病特征性鳞屑，屈侧皱褶部位是否存在豁免现象，同时，询问是否存在家族史，有助于判定遗传模式，进一步根据皮损分布特点判断是寻常型鱼鳞病还是隐性 X 连锁鱼鳞病。如果怀疑寻常型鱼鳞病，还要重点观察腘窝及肘窝是否有特应性皮炎表现，协助判定并发症；如果怀疑隐性 X 连锁鱼鳞病，要重点观察颈部皮损及进行睾丸检查，必要时请眼科协助观察角膜情况。

四、航空医学考虑

重度鱼鳞病因瘙痒存在潜在的航空安全隐患，外观也会影响军容，寻常型鱼鳞病皮损体表面积大于 50% 通常认为是重度，如果伴发特应性皮炎，则无论皮损面积大小均认为不适合飞行；隐性 X 连锁鱼鳞病因其不缓解的发展规律，均不适合飞行。航空医学的关注点包括飞行中转移注意力降低性能的风险及疾病的进展和医学治疗与军事航空环境不相容。鱼鳞病影响航空安全的问题主要在于皮损的瘙痒，皮肤干燥造成的皮肤屏障功能损害，对外界刺激的抵抗力降低，容易出现接触性皮炎及湿疹，飞行过程中的瘙痒症状会影响飞行员的飞行表现。如果伴发特应性皮炎，最明显的临床症状是瘙痒，诱发因素又包括日光、搔抓、炎热、摩擦及精神紧张等因素，均与航空环境相关，因此飞行过程中很容易诱发此类疾病，皮肤瘙痒或痛苦导致的不适可能是严重的，可能会危及飞行安全或最佳操作。瘙痒症状的出现会极大干扰飞行员的注意力，影响任务的完成，同时，严重的特应性皮炎还会出现渗出、糜烂、结痂等表现，有可能影响军事设备的穿戴及使用。受感染的皮肤，还有不断的压力，来自于航空装备（头盔、手套、面具、安全带和座椅）的摩擦可能会导致病情恶化，或因此导致额外的性能减低。但寻常型鱼鳞病具有随着年龄增长临床症状逐渐缓解的发病规律，因此轻度鱼鳞病患者，注意保湿的情况下，可以进行飞行。而隐性 X 连锁鱼鳞病，通常症状较寻常型鱼鳞病要重，而且临床症状不随年龄增长而缓解，如使用全身皮质类固醇激素、高效价局部类固醇药物和抗组胺药可能引起副作用，会危及飞行安全，因此认为隐性 X 连锁鱼鳞病患者不适合飞行。

五、图谱

图谱详见图 42-3 ～图 42-8。

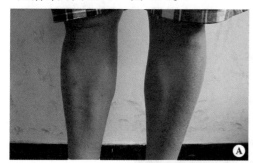
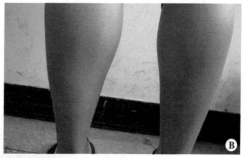
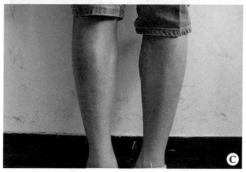

图 42-3 轻度寻常型鱼鳞病

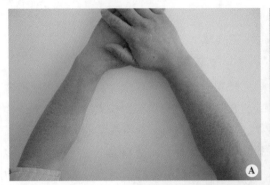
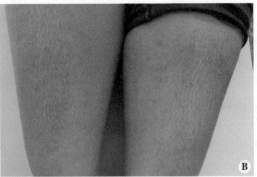

图 42-4　中度寻常型鱼鳞病

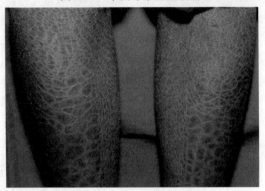

图 42-5　重度寻常型鱼鳞病

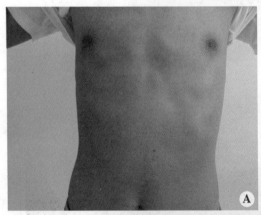
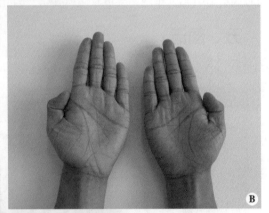
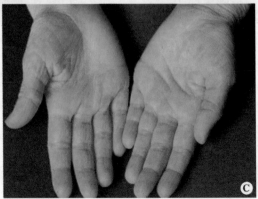

图 42-6　寻常型鱼鳞病伴特应性皮炎

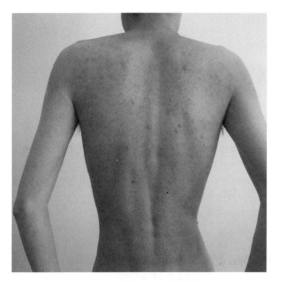

图 42-7 隐性 X 连锁鱼鳞病

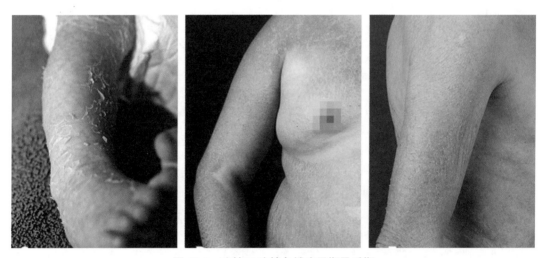

图 42-8 隐性 X 连锁鱼鳞病早期及后期

（晋 亮 刘 玮）

参考文献

敖英芳，田得祥，崔国庆，等 .2000. 运动员前交叉韧带损伤的流行病学研究 [J]. 体育科学，20（04）：47-48.

蔡恩鸿 .1990. 254 例寰椎髁后椎动脉环的 X 线观察 [J]. 中华放射学杂志，（6）：342-344.

陈金源，刘兴太，吕辉，等 .2001. 武警某部青年足弓与运动能力关系的研究 [J]. 解放军预防医学杂志，19（3）：185-188.

陈君洁，梁峭嵘，石星，等 .2006. 膝关节交叉韧带损伤高频超声诊断的价值 [J]. 中国超声诊断杂志，7（9）：675-678.

陈平，田振国，周璐，等 .2015. 湖北省城区居民肛肠疾病流行病学调查 [J]. 卫生统计与流行病，03（5）：188-192.

陈文辉，王亦舟，徐其士，等 .2009. 20 年招飞初检外科淘汰情况分析 [J]. 海军总医院报，09（22）：175-178.

陈孝平 .2008. 外科学 [M]. 2 版 . 北京：人民卫生出版社 .

陈雪涛，王代德，韩继泉，等 .2008. 招收军队飞行人员人工荨麻疹发病情况调查 [J]. 人民军医，51（6）：345-346.

陈永强，罗泽斌，郁成 .2007. 胫骨结节骨软骨炎的 X 线诊断 [J]. 中华实用诊断与治疗杂志，21（07）：497-498.

陈之白，周良安，王义生，等 .2006. 腰椎滑脱症的回顾与治疗新进展 [J]. 中国矫形外科杂志，14（3）：167-169.

陈仲强，刘忠军，党耕町 .2013. 脊柱外科学 [M]. 北京：人民卫生出版社 .

丛忠威，申卫民，陈雪涛，等 .2000. 飞行学员髂胫束挛缩 2 例飞行结论探讨 [J]. 航空军医，（3）：138.

崔顺泉，谢悦钦 .1992. 楔形椎为正常变异或压缩骨折的探讨（分别附 400 例与 140 例测量）[J]. 实用放射学杂志，8（4）：247.

邓小博 .2003. 创伤性环枢椎脱位 42 例诊治分析 [J]. 中国现代医学杂志，13（8）：97-98.

刁立峰，李晓莹 .2003. 寰椎椎动脉环的临床及 X 线表现分析 [J]. 实用医技杂志，10（2）：137.

丁德修，郭雄，谭希旺 .1995. 儿童大骨节病踝关节功能障碍与 X 线改变的关系 [J]. 西安交通大学学报（医学版），（02）：132-134.

丁旗，邱勇，孙旭，等 .2011. 青少年特发性脊柱侧凸不同弯型患者椎体和椎间盘楔形变的差异及临床意义 [J]. 中国脊柱脊髓杂志，21（9）：708-713.

丁媛，普雄明 .2006. 瘙痒的发生机制、相关疾病和治疗 [J]. 中国麻风皮肤病杂志，22（6）：492-495.

董燕敏 .2010. 秦皇岛在职妇女乳腺病流行病学分析 [J]. 中国妇幼保健，25（2）：3462.

杜杰，凌雪蓉，柳树太 .2002. 歼击机飞行员腰椎 X 线平片分析 [J]. 航空军医，（5）：185-186.

段宣旺，田茂霖，刘素君 .2012. 腹腔镜疝囊高位结扎术治疗小儿腹股沟疝的应用体会 [J]. 中华疝和腹壁外科杂志（电子版），6（4）：978-980.

范少地，钟桂午，于杰，等 .2002. 叉状颈肋并斜角肌止点变异 1 例 [J]. 中国临床解剖学杂志，20（4）：289.

冯天有，赵平，张挽时，等 .1997. 歼击机飞行员无症状腰椎间盘突出的 CT、X 线检查分析 [J]. 中华航空航天医学杂志，（2）：106-110.

冯艺，叶忠明，郭彦祥，等 .2004. 501 名飞行员腰椎间盘突出症发病情况调查 [J]. 中国疗养医学，13（4）：217-218.

冯瑛琦，徐斌，徐洪港，等 .2006. 膝关节弹响的发生和关节镜诊治 [J]. 安徽医科大学学报，41（1）：94-96.

冯宇，郭伟，孙鹏，等 .2005. 青少年胸 12 腰 1 段椎体楔形变在下腰椎间盘退变发病中的意义 [J]. 颈腰痛杂志，26（2）：131.

高天文，李强，李春英，等 .2008. 白癜风 2008 例临床分析 [J]. 中国皮肤性病学杂志，16（5）：304-306.

高雪梅，周鹏 .2002. 腰 5 横突肥大的 X 线平片检查及其临床意义 [J]. 实用医技杂志，9（7）：510.

郭哲，敖英芳，田得祥，等 .1999. 后交叉韧带损伤的诊断治疗 [J]. 中华骨科杂志，19（04）：222-224.

郝飞，陆前进，宋志强，等 .2014. 中国荨麻疹诊疗指南（2014 版）[J]. 中华皮肤科杂志，47（7）：514-516.

郝冉，吴志宏，韩江娜 .2011. 脊柱侧弯对呼吸功能的影响 [J]. 中国医学科学院学报，33（1）：102-106.

何洪芹，李梅岭，王文进，等 .2009. 挂浮线治疗高位复杂性肛瘘临床研究 [J]. 现代中西医结合杂志，18（22）：2622-2623.

何林，孙峰，贾方艳，等 .2012. 经脐入路脂肪抽吸术治疗男性乳房发育症 [J]. 中国美容医学，21（12）：2154-2156.

贺西京，李浩鹏，王栋，等 .2001. 苯甲醇是引起臀肌挛缩症的主要原因 [J]. 中华外科杂志，39（4）：324.

贺西京，李浩鹏，王栋，等 .2003. 臀肌挛缩症的分级与治疗 [J]. 中华骨科杂志，23（02）：96-99.

洪伟，蔡宗升 .2006. 飞行员腰背痛现况调查及危险因素分析 [J]. 临床军医杂志，34（2）：202-203.

侯黎升，崔洪鹏，阮狄克，等 .2010. 腰椎平片漏诊的腰椎骶化及骶椎腰化 [J]. 中华解剖与临床杂志，15（2）：88-90.

侯明钟，袁启智，董燮青，等 .1998. 掌腱膜挛缩症的病理分期与临床分型 [J]. 上海医学，（12）：732-733.

胡景铃，徐燮渊 .1976. 腰椎椎弓崩裂病因的探讨 [J]. 人民军医，（12）：82-84.

胡溱，诸寅，楚作铭 .1998. 掌腱膜挛缩症 50 例报告 [J]. 中华手外科杂志，14（2）：103-104.

胡群辉，龚向阳 .2005. 半月板囊肿的 MRI 诊断 [J]. 浙江创伤外科，10（3）：153-154.

黄菊芬，熊润青，董昌元，等 .2002. 胫骨结节骨软骨炎的超声诊断 [J]. 中华超声影像学杂志，11（02）：127-128.

198

黄霖，潘朝明，罗崇谦 .1999. 乳痛贴治疗乳腺增生 76 例临床研究 [J]. 中医外治杂志，8（4）：5.

黄耀添，李建文，雷伟 .1999. 臀肌挛缩症的病因、类型及治疗 [J]. 中华骨科杂志，19（02）：106-108.

焦晨，敖英芳 .2008. 后交叉韧带损伤的临床流行病学研究 [J]. 中国运动医学杂志，27（4）：420-423.

金永必 .2010. 他莫昔芬联合红金消结胶囊治疗男性乳房发育症 68 例疗效观察 [J]. 中国医药指南，8（2）：101-102

柯扬 .2009. 青少年脊柱侧弯流行病学研究进展 [J]. 中国矫形外科杂志，17（13）：990-994.

李海峰，阮狄克，何勍 .2006.Scheuermann 病的研究进展 [J]. 中国矫形外科杂志，14（5）：390-393.

李浩，邹志康，刘庆元，等 .2016. 中美飞行学员医学选拔对照实证研究——肛门、肛周疾病 [J]. 军事医学，40（1）：27-30.

李玲，许立奇，闻颂苏，等 .2008.Scheuermann 病 MRI、X 线及 CT 诊断的比较分析 [J]. 医疗卫生装备，29（10）：277-280.

李强，高天文，李春英，等 .2001.498 例儿童白癜风临床分析 [J]. 第四军医大学学报，22（24）：2300-2302.

李强，李箭 .2004. 膝关节半月板损伤的治疗进展 [J]. 中国骨与关节损伤杂志，19（06）：429-432.

李少泉，张义 .2009. 椎体楔形变常见病的鉴别诊断 [J]. 齐齐哈尔医学院学报，30（11）：1355-1356.

刘福祥 .2007. 飞行人员疾病诊疗规范 [M]. 北京：人民军医出版社：5.

刘晖，何明长，林斌，等 .2009. 腰椎峡部裂对上位脊椎稳定性影响的生物力学研究 [J]. 中国脊柱脊髓杂志，19（10）：745-747.

刘士明，张杰，张闻生 .2002. 一种评估髂胫束挛缩的新实验 [J]. 中国矫形外科杂志，9（1）：22.

刘学光，邱勇 .2011. 休门氏病矫形术后交界性后凸的危险因素及预防进展 [J]. 中国脊柱脊髓杂志，21（4）：338-341.

卢美源，高春正，李晓光 .1994. 胫骨结节骨软骨炎 56 例治疗体会 [J]. 山东医药，（04）：51.

马中立，王建昌 .2010. 临床航空医学进展：2010[M]. 北京：人民卫生出版社：176-177.

莫知丽，李万梅，郑伟 .2015. 神经性皮炎临床疗效观察 [J]. 中国现代药物应用，9（17）：159-162.

倪耳红 .2012. 腹腔镜下小儿疝囊高位结扎术治疗体会 [J]. 中华疝和腹壁外科杂志（电子版），6（1）：633-635.

欧阳恒，杨志波，朱明芳 .2009. 白癜风诊断与治疗 [M].2 版 . 北京：人民军医出版社 .

亓发芝，2002. 腋臭 [J]. 实用美容整形外科杂志，13（1）：55-56.

齐向芹 .2009. 国人腰骶椎隐裂发生率特点及相关因素 [J]. 山东大学，30（4）：29-30.

秦启贤 .1987. 皮肤癣菌病的新的命名和分类方法附 24 094 例病原菌分析 [J]. 临床皮肤科杂志，16（4）：170.

秦启贤 .2001. 临床真菌学 [M]. 上海：复旦大学出版社 .

秦泗河，王明新，吴鸿飞，等 .1999. 成年人膝内翻的分型与手术方式选择 [J]. 中国矫形外科杂志，6（10）：758-760.

邱贵兴，庄乾宇 .2006. 青少年特发性脊柱侧弯的流行病学研究进展 [J]. 中华医学杂志，86（11）：790-792.

屈国林，刘庆东，徐晓明，等 .2011. 招收飞行学员中腰椎峡部裂的病因探讨 [J]. 中华实用诊断与治疗杂志，25（4）：331-333.

宋知非，任杰，陈晖，等 .2007. 颈肋综合征 13 例分析 [J]. 实用手外科杂志，21（1）：9-11.

隋月林，回俊岭，夏风歧 .2008. 沧州市 1001 名 3～12 岁儿童扁平足发生情况观测 [J]. 现代预防医学，35（7）：1246-1247.

孙铭章，綦万明 .1994. 对低位肛瘘采用瘘管剔除括约肌保留术（附 53 例报告）[J]. 黑龙江医学，6：28.

孙青刚，康庆林，徐佳，等 .2014. 拇外翻畸形的治疗进展 [J]. 山东医药，54（23）：86-88.

孙喜庆 .2005. 航空航天生物动力学 [M]. 西安：第四军医大学出版社 .

孙泽民，高觉民，单洪有 .1993. 腰骶椎隐性脊柱裂合并遗尿的外科治疗 [J]. 江苏医药，19（9）：520.

覃佳强，杨斌，张德文，等 .2003. 青少年先天性肌性斜颈手术及术后处理 [J]. 中国临床康复，7（6）：897-898.

唐学贵，李敏 .2005. 切挂支管药线引流术治疗高位复杂性肛瘘疗效观察口 [J]. 结直肠肛门外科，11（1）：57-58.

田慧中，项泽文 .1994. 脊柱畸形外科学 [M]. 乌鲁木齐：新疆科技卫生出版社 .

田伟 .2008. 实用骨科学 [M]. 北京：人民卫生出版社 .

涂强，丁焕文，刘宝，等 .2009. 第 5 腰椎横突肥大综合征的治疗策略 [J]. 实用医学杂志，25（19）：3258-3259.

王成，胡跃林 .2009. 膝关节半月板囊肿 104 例临床特点分析 [J]. 中国微创外科杂志，9（11）：1032-1034.

王磊，井兰香，回俊岭，等 .2007. 扁平足与运动能力的关系研究 [J]. 中国学校卫生杂志，28（4）：372-373.

王连璞，王琳，李文海，等 .2004. 髂胫束的应用解剖 [J]. 解剖学杂志，3：314-316.

王亮 .2009. 儿童腹股沟疝的治疗 [J]. 中华疝和腹壁外科杂志，3（1），50-52.

王仁贵，高玉洁，1997. 膝关节半月板损伤的 MRI 诊断 [J]. 中华放射学杂志，（7）：459-462.

王生成，郑巨军 .2006. 执行新招飞体检标准，提高飞行学员体质量量 [J]. 航空军医，34（1）：30-32.

王守丰，邱勇，王斌，等 .2010. 青少年特发性脊柱侧凸与神经源性脊柱侧凸患者椎体和椎间盘的楔形变及其临床意义 [J]. 中国脊柱脊髓杂志，20（2）：94-97.

王炜 .1999. 整形外科学 [M]. 杭州：浙江科学技术出版社：426-432.

温建民，梁朝，佟云，等 .2006. 遗传因素与外翻相关性的临床研究 [J]. 中国矫形外科杂志，14（7）：516-518.

吴惠忠，李丽，毛川涛，等 .2010.1995—2009 年宁夏全民食盐加碘防治碘缺乏病的效果观察 [J]. 宁夏医学杂志，32（9）：797-798.

吴玲玲，高明太 .2013. 小儿腹股沟疝的治疗进展 [J]. 医学综述，19（6）：1045-1048.

吴蔚，李玲，李鸣，2006.膝盘状半月板并损伤的关节镜治疗 45 例回顾分析 [J]. 中国骨与关节损伤杂志，21（03）：228-230.

吴志华 . 1999. 皮肤性病学 [M]. 广州：广东科技出版社：8.

夏春，周江南，2002.关节镜下盘状半月板的治疗 [J]. 中国微创外科杂志，2（06）：381-382.

夏凤歧，回俊岭，尹爱华，等.2007.某市 628 名青少年扁平足发生情况研究 [J].武警医学院学报，16（6）：651-652.

谢利民 . 1997. 后交叉韧带损伤 [J]. 中华外科杂志，35（8）：472-474.

胥少汀，2001. 长骨干骨折的生物学固定 [J]. 中国创伤骨科杂志，（3）：166.

胥少汀，葛宝丰，徐印坎 . 2005. 实用骨科学 [M]. 3 版 . 北京：人民军医出版社 .

徐先荣，付兆君，尹欣，等 . 2005. 歼击机飞行员住院疾病谱分析 [J]. 中华航空航天医学杂志，16（2）：135-138.

颜世臣 . 2006. 招飞体检中皮肤划痕试验结果调查分析 [J]. 航空军医，34（3）：119.

杨春明 . 2009. 甲状腺结节的临床重要性 [J]. 中华内分泌外科杂志，3（4）：218-219.

杨海平，杨苏 . 2006. 实用美容皮肤外科技术 [M]. 上海：第二军医大学出版社：287.

杨为民，杜广辉 . 2005. 阴囊及其内容物外科学 [M]. 北京：人民军医出版社：104.

杨雪琴 . 2015. 银屑病防治新理念 [M]. 北京：人民军医出版社：8.

杨志林，徐万华，尹鉴淳，等 . 2013. 腹腔镜手术治疗小儿鞘膜积液 1220 例报道 [J]. 中华小儿外科杂志，34（10）：788-789.

杨志明 . 2000. 修复重建外科学 [M]. 北京：人民卫生出版社：508-513.

尹培荣，卢膊康，付家智，等 . 1998. 自发性环枢椎脱位 58 例病因和疗效分析 [J]. 中国骨伤，（3）：58-59.

袁超凡，邹志康，陈肇一，等 .2016.中美飞行学员医学选拔对照实证研究——腰椎峡部裂与脊柱侧弯 [J].军事医学杂志，40（1）：20-23.

张春礼，徐虎，范宏斌，等，2006. 半月板囊肿的关节镜下手术治疗 [附 20 例病例报告][C]// 全国微创外科论坛暨中国微创外科杂志创刊五周年纪念大会：1137-1139.

张素萍，申欢莲，颜祖侠，等 . 2006. 高频超声在膝关节前交叉韧带损伤的诊断价值 [J]. 国际医药卫生导报，19（10）：77-79.

张同华，杜艺影 . 2002. 成人颈椎先天性融合畸形并发颈椎病 4 例报告 [J]. 实用骨科杂志，8（4）：311.

张英泽 . 2008. 拇外翻 [M]. 石家庄：河北科学技术出版社 .

张志明，杨惠林，袁峰 .2004. 腰椎骶化与腰痛症 [J]. 中国临床康复，8（2）：354.

张忠明，张四新，茆成祥，等 .2011. 经腹疝环口腹腔外置术治疗青年腹股沟斜疝 52 例 [J]. 中华普通外科杂志，26（7）：607.

张作明 . 2005. 航空航天临床医学 [M]. 西安：第四军医大学出版社 .

赵辨，2009. 临床皮肤病学 [M]. 南京：江苏科学技术出版社：12，726-748，1258-1273，1165-1174.

赵辨 . 2010. 中国临床皮肤病学 [M]. 南京：江苏科学技术出版社 .

赵汉平，孙磊，李佩佳，等 . 2002. 临床检查对半月板损伤的诊断价值 [J]. 中国矫形外科杂志，9（07）：643-645.

赵晓洋，竭福，等 .1995. 哈尔滨医科大学近 11 年病原真菌消长趋势与影响因素 [J]. 中华皮肤科杂志，29（5）：366.

甄景琴，李莉，殷春霞，等 .2007. 高频彩超对半月板囊肿的诊断价值 [J]. 中国临床医学影像杂志，18（09）：677-678.

中国中西医结合学会皮肤性病专业委员会色素病学组 .2010. 黄褐斑和白癜风的诊疗标准（2010 年版）[J]. 中华皮肤科杂志，43（6）：373.

周根泉，张悦萍，马金忠，等 .2001. 膝关节盘状半月板的 MRI 诊断 [J]. 临床放射学杂志，20（01）：59-62.

周玲 .2008. 3123 例妇女乳腺疾病普查调查分析 [J]. 浙江临床医学，10（10）：32.

周锡江，熊万里，山院飞，等 .2010. 2005—2010 年华北地区招飞体检外科重复淘汰情况分析 [J]. 西南国防医药，9（9）：1039-1041.

朱宏光 . 2002. 招飞体检中弹响髋的鉴定 [J]. 航空军医，30（5）：191-192.

朱青峰，王国芳，常诚 . 2000. 步兵胫骨结节骨软骨炎流行病学调查 [J]. 临床军医杂志，28（02）：33-35.

朱珊，王植，万业达，等 .2014. 负重与非负重位结合评价膝内翻的临床意义 [J]. 天津医科大学学报，20（4）：309-312.

朱学骏，王宝玺，孙建方，等 .2011. 皮肤病学 [M]. 2 版 . 北京：北京大学医学出版社 .

朱学骏 . 2014. 皮肤病学 [M]. 北京：北京大学医学出版社：935-977，2095-2133.

Agarwal AK，Goel M，Bajpai J，et al. 2014. Klippel Feil Syndrome：A Rare Case Report[J]. J Orthop Case Rep，4（3）：53-55.

Aichroth PM，1992.Cannon WD. Knee surgery[J]. London：Martin Dunitz.

Alastair S Younger，Bonita Sawatzky，Peter Dryden，et al. 2005. Radiographic assessment of adult flatfoot[J]. Foot Ankle Int，26（10）：820-825.

Allam JP，Bieber T，Novak N. 2005. Recenthighlights in the Pathophysiology of Atopic Eczema[J]. Int Arch Allergy Immunol，136：191-197.

Amy E T. 2015. Acne[J]. Journal of the American Medical Association，313（6）：640 .

Arandes-Renu JM，Vilata BC. Vilaro P R，et al. 1994. Osteochondritis dissecans of the patella：12 cases followed for 4 years[J]. Acta Orthop Scand，65：77.

Axelrod T，Zhu F，Lomasney L，et al.2015. Scheuermann's disease（dysostosis）of the spine[J]. Orthopedics，38（1）：4，66-71.

Babbi L，Terzi S，Bandiera S，et al. 2014. Spina bifida occulta in high grade spondylolisthesis[J]. Eur Rev Med Pharmacol Sci，18（1 Suppl）：8-14.

Bautista-Vidal C，Barnoiu O，Garcfa-Galisteo E，et al. 2014. Treatment of gynecomastia in patients with prostate cancer and andro- gen deprivation[J]. Actas Urol Esp，38（1）：34-40.

Beck A. 1973. The risk of minor spinal abnormalities in aircrews：evaluation of ejection cases. In Advisory Group for Aersopace Re- search and Development（AGARD）Conference Proceedings No.129 on Pathophysiological Condtions Compatible with Flying： B10-1-B10-3.

Bigliani LU，Kurzweil PR，Schwartzbach CC，et al. 1994. Inferior capsular shift procedure for anterior-inferior shoulder instability in athletes[J]. Am J Sports Med，22（5）：578-584.

Brouwer RW，Jakma TS，Bierma-Zeinstra SM，et al. 2003. The whole legradiograph：standing versus supine for determining axial alignment[J]. Acta Orthop Scand，74（5）：565.

Brukner P. 1996. Sports medicine. Shoulder pain. Part Ⅲ：shoulder instability[J]. Aust Fam Physician，25（12）：1853-1855.

Callanan M，Tzannes A，Hayes K，et al. 2001. Shoulder instability. Diagnosis and management[J]. Aust Fam Physician，30（7）： 655-661.

Chiu HF，Mcfarlane RM. 1978. Pathogenesis of Dupuytren's contracture：a correlative clinical-pathological study[J]. Journal of Hand Surgery，3（1）：1-10.

Christos CZ. 2014. Acne as a chronic systemic disease[J]. Clinics in Dermatology，32（3）：389-396.

Cooper DS，Doherty GM，Haugen BR，et al. 2009. Revised American Thyroid Association management guidelines for patients with thyroid nodules and differentiated thyroid cancer[J]. Thyroid，19：1167-1214.

Coscia MF，Ogilvie JW. 1988. Scheuermann's kyphosis results in 19 cases treated by spinal arthrodesis and Luque instrumenta- tion[J]. Orhop Trans，12：255.

Cosgarea AJ，Jay PR，2001. Posterior cruciate ligament injuries：evaluation and management[J]. American Journal of Sports Medi- cine，37（2）：252-9.

Curlee PM. 2008. Other Disorders of the Spine//Campbell's Operative Orthopaedics，11thed. Journal of Bone & Joint Surgery，90（4）：943.

DeBerardino TM，Arciero RA，Taylor DC. 1996. Arthroscopic stabilization of acute initial anterior shoulder dislocation：the West Point experience[J]. J South Orthop Assoc，5（4）：263-271.

Don AS，Robertson PA. 2008. Facet joint orientation in spondylolysis and isthmic spondylolisthesis[J]. J Spinal Disord Tech，21（2）： 112-115.

Elsheikh NA，Amr YM. 2016. Effect of Adding Calcitonin to Translaminar Epidural Steroid in Degenerative Lumbar Spinal Canal Stenosis[J]. Pain Physician，19（3）：139-146.

Endo M，Watanabe T，Nakano M，et al. 2009. Laparoscopic completely extraperitoneal repair of inguinal hernia in children：a sin- gle-institute experience with 1257 repairs compared with cut down herniorrhaphy[J]. Surg Endosc，23（8）：1706-1712.

Esnault O，Franc B，Menegaux F，et al. 2011. High-intensity focused ultrasound ablation of thyroid nodules：first human feasibility study[J]. Thyroid，（9）：965-973.

Ferguson RJ，McMaster JH，Stanitski CI. 1974. Low back pain in college football linemen[J]. JS ports Med，2（2）：63-69.

Finner AM. 2011. Alopecia areata：clinical presentation，diagnosis，and unusual cases[J]. Dermatol Ther，24（3）：348-354.

French B，Tometta P. 2002. High-energy tibial shaft fractures[J]. Orthop Clin North Am，33：211.

Friedman MA，Draganich LF，Toolan B，et al. 2001. The effects of adult acquired flatfoot deformity on tibiotalar joint contact char- acteristics[J]. Foot Ankle Int，22（3）：241-246.

Grosfeld JL. 1995. Hernias in children[M]//Spitz L，Coran AG.Rob & Smith's pediatric surgery.5th ed. London：Chapman & Hall Medical：222-227.

Hanavadi S，Banerjee D，Monypenny IJ，et al. 2006. The role of tamoxifen in the management of gynaecomastia[J]. Breast，15（2）：276.

Harry NH，Steven RG. 1999. The spine[M]. 4th ed. Philadelphia：W. B. Saunders：497-509.

Hartmann LC，Sellers TA，Frost MH，et al. 2005. Benign breast disease and the risk of breast cancer[J]. N Engl J Med，353（3）： 229-237.

Jean L B，Joseph L J，Julie V S，et al. 2012. Dermatology[M]. Amsterdam：Elsevier Limited.

Kazarian LE，Belk WF. 1979. Flight physical standards of the1980's：spinal column considerations[J]. Aerospace Medical Research Laboratory（AMRL）Technical Report（TR）：74-79.

Leclercq M，Marie I. 2015. Arterial thoracic outlet syndrome[J]. Rheumatology（Oxford），54（1）：44.

Lipscomb AB，Anderson AF. 1986. Tears of the anterior cruciate ligament in adolescents.[J]. Journal of Bone & Joint Surgery Ameri- can Volume，68（1）：19-28.

Lonstein JE，Carlson JM. 1984. The prediction of curve progression in untreated idiopathic scoliosis during growth[J]. J Bone Joint Surg Am，66（7）：1061.

Lurie J，Tomkins-lane C. 2016. Management of lumbar spinal stenosis[J]. BMJ，352（1）：h6234.

Makurthou AA，Oei L，El SS，et al. 2013. Scheuermann disease：evaluation of radiological criteria and population prevalence[J]. Spine（Phila Pa 1976），38（19）：1690-1694.

Mcginley BJ，Cushner FD，Scott WN. 1999. Debridement arthroscopy 10-year followup[J]. Clin Orthop Relat Res，（367）：190.

Messenger AG，McKillop J，Farrant P，et al. 2012. British Association of Dermatologists' guidelines for the management of alopecia areata 2012[J]. Br J Dermatol，166（5）：916-926.

Montupet P，Esposito C. 2011. Fifteen years ex perience in laparoscopic Inguinal hernia repair in pediatric patients.Results and considerations on a debated procedure[J].Surg Endosc，25（2）：450-453.

Mortensen JD，Woolner LB，Bennett WA. 1955. Gross and microscopic findings in clinically normal thyroid glands[J]. J Clin Endocrinol Metab，15（10）：270-1280.

Nachemson A. 1968. A long-term follow-up study of non-treated scoliosis[J]. Acta Orthop Scand，39（4）：466.

Nathan PA，Cole SC，1969. Discoid meniscus. A clinical and pathologic study[J]. Clinical Orthopaedics & Related Research，64（64）：107-113.

Nilsonne U，Lundgren KD. 1968. Long-term prognosis in idiopathic scoliosis[J]. Acta Orthop Scand，39（4）：456.

Oiso N，Suzki T，Wataya-Kaneda M，et al. 2013. Guidelines for the diagnosis and treatment of vitiligo in Japan[J]. J Dermatol，40（5）：344-354.

Oji V，Tadini G，Akiyama M，et al. 2010. Revised nomenclature and classification of inherited ichthyoses：resuts of the First ichthyosis Consensus Conference in Soreze 2009[J]. J Am Acad Dermatol，63：607-641.

Owski M，Mardjetko S，Siemionow K. 2014. Radiographic spinopelvic parameters in skeletally mature patients with Scheuermann disease[J]. Spine（Phila Pa 1976），39（18）：e1080-1085.

Pandhi D，Khanna D. 2013. Premature graying of hair[J]. Indian J Dermatol Venereol Leprol，79（5）：641-653.

Pehlivan O，Cilli F，Mahirogullari M，et al. 2009. Radiographic correlation of symptomatic and asymptomatic flexible flatfoot in young male adults[J]. International Orthopaedics（SICOT），33：447-450.

Rehman SU，Cope DW，Senseney AD，et al. 2005. Thyroi ddisorders in elderly patients[J].South Med，98（5）：543-549.

Rodriguez TA，Fernandes KE，Dresser KL，et al. 2010. National Alopecia Areata Registry. Concordance rate of alopecia areata in identical twins supports both genetic and environmental factors[J]. J Am Acad Dermatol，62（3）：525-527.

Sansur CA，Reames DL，Smith JS. 2010. Morbidity and mortality in the surgical treatment of 10 242 adults with spondylolisthesis[J]. JN eurosurg Spine，13（5）：589-593.

Schebrook-Kilfoy B，Ward MH，Sabra MM，et al. 2011. Thyroid cancer incidence patterns in the United States by histologic- type，1992—2006[J]. Thyroid，21：125-134.

Schlumberger MJ. 2008. Papillary and follicular thyroid carcinoma[J]. N Eng J Med，338：297-306.

Seong SC，Park MJ. Analysis of the discoid meniscus in Koreans[J]. Orthopedics，1992，15（1）：61-5.

Sherman SI. 2003. Thyroidcarcinoma[J]. Lancet，361：501-511.

Simorov A，Ranade A，Jones R，et al. 2014. Long-term patient outcomes after laparoscopic anti-reflux procedures[J]. J Gastrointest Surg，18（1）：157-162.

Spano F，Donovan JC. 2015. Alopecia areata：Part 1：pathogenesis，diagnosis，and prognosis[J]. Can Fam Physician，61（9）：751-755.

Spano F，Donovan JC. 2015. Alopecia areata. Part 2：treatment[J]. Can Fam Physician，61（9）：757-761.

St Peter SD，Bamhart DC，Ostlie DJ，et al. 2011. Minimal vs extensive esophageal mobilization during laparoseopic fundoplication：a prospective randomized trial[J]. J Pediatr Surg，46（1）：163-168.

Stanitski CL，1988. Anterior cruciate ligament injuries in the young athlete with open physes[J]. American Journal of Sports Medicine，16（16）：424-424.

Stansitski CL. 1997. Pediatric and adolescent sports injuries[J]. Clin Sports Med，16：613-633.

Takeichi T，Akiyama M. 2016. Inherited ichthyosis：Non-syndromic forms[J]. Journal of Dermatology，43：242-251.

Trobisch P，Suess O，Schwab F. 2010. Idiopathic Scoliosis[J]. Dtsch Arztebl Int，107（49）：875-884.

Weinstein S，Dolan L，Spratt K. 2003. Health and function of patients with untreated idiopathic scoliosis：A 50-year natural history study[J]. J Bone Joint Surg Am，289（5）：559-567.

Weinstein SL，Ponstei IV. 1983. Curve progression in idiopathic scoliosis[J]. J Bone Joint Surg，65：447-455.

Witt RL. 2008. Initial surgical management of thyroid cancer[J]. Surg Oncol Clin N Am，17（1）：71-91.

Wülker N, Rudert M, Stukenborg-Colsman C. 1997. Hallux valgus[J]. Der Orthopäde, 26（7）: 654-664.

Yang SY, Boniello AJ, Poorman CE, et al. 2014. A review of the diagnosis and treatment of atlantoaxial dislocations[J]. Global Spine J, 4（3）: 197-210.

Yaniv M, Blumberg N, 2007. The discoid meniscus[J]. Journal of Childrens Orthopaedics, 1（2）: 89-96.

Yasuda H, Matsumura A, Terai H, et al. 2013. Radiographic evaluation of segmental motion of scoliotic wedging segment in degenerative lumbar scoliosis[J]. J Spinal Disord Tech, 26（7）: 379-384.

Zhao CG, He XJ, Lu B, et al. 2009. Classification of gluteal muscle contracture in children and outcome of different treatments[J]. Bmc Musculoskeletal Disorders, 10（1）: 1-7.

Zuberbier T, Bindslev-Jensen C, Canonica W, et al. 2006. EAACL/GA2LEN/EDF guideline: definition, classification and diagnosis of urticarial [J]. Allergry, 61: 316-320.